AF320074

# BIBLIOTHÈQUE

## DE

# THÉRAPEUTIQUE MÉDICALE

## ET CHIRURGICALE

PUBLIÉE SOUS LA DIRECTION DE MM.

**DUJARDIN-BEAUMETZ**
Membre de l'Académie de Médecine
Médecin de l'Hôpital Cochin
etc.

**O. TERRILLON**
Professeur agrégé à la Faculté de
Médecine de Paris
Chirurgien de la Salpêtrière

## PARTIE MÉDICALE

Art de formuler. 1 volume, par DUJARDIN-BEAUMETZ.

Thérapeutique des maladies du cœur et de l'aorte. 1 volume, par E. BARIÉ, médecin de l'hôpital Tenon.

Thérapeutique des maladies des organes respiratoires. 1 volume, par H. BARTH, médecin de l'hôpital Broussais.

Thérapeutique de la tuberculose. 1 volume, par H. BARTH, médecin de l'hôpital Broussais.

Thérapeutique des maladies de l'estomac. 1 volume, 2e *édition*, par A. MATHIEU, médecin des hôpitaux.

Thérapeutique des maladies de l'intestin, 1 volume, 2e *édition*, par A. MATHIEU.

Thérapeutique des maladies du foie. 1 volume, par L. GALLIARD, médecin des hôpitaux.

Thérapeutique des maladies de la peau. 2 volumes, par G. THIBIERGE, médecin des hôpitaux.

Thérapeutique des maladies du rein. 2 volumes, par E. GAUCHER, médecin de l'hôpital Saint-Antoine, agrégé à la Faculté, et E. GALLOIS, chef de clinique de la Faculté de Médecine.

Thérapeutique du rhumatisme et de la goutte. 1 volume, par W. ŒTTINGER, médecin des hôpitaux.

Thérapeutique de la fièvre typhoïde. 1 vol., par P. Le
Gendre, médecin des hôpitaux.

Thérapeutique des maladies vénériennes. 1 volume,
par F. Balzer, médecin de l'hôpital du Midi.

Thérapeutique du diabète. 1 volume, par L. Dreyfus-
Brisac, médecin de l'hôpital Tenon.

Thérapeutique des névroses. 1 volume, par P. Oulmont,
médecin de l'hôpital Laënnec.

Thérapeutique infantile. 2 volumes, par A. Josias, médecin de l'hôpital Trousseau.

Prophylaxie des maladies infectieuses. 2 volumes, par
A. Chantemesse, médecin des hôpitaux, agrégé à la Faculté, et M. Besançon.

Thérapeutique des maladies infectieuses. 1 volume,
par A. Chantemesse, médecin des hôpitaux, agrégé à
la Faculté, et M. Besançon.

Thérapeutique des maladies du nez, des sinus et du
pharynx nasal. 1 volume, par M. Lermoyez, médecin
des hôpitaux.

Thérapeutique des maladies du pharynx et du
larynx. 1 volume, par M. Lermoyez.

Thérapeutique des maladies de l'oreille, par M. Lermoyez. 1 vol.

---

# PARTIE CHIRURGICALE

Asepsie et Antisepsie chirurgicales. 1 volume, par
O. Terrillon et H. Chaput, chirurgien des hôpitaux.

Thérapeutique chirurgicale des maladies du crâne,
1 volume, par P. Sebileau, agrégé à la Faculté de Paris.

Thérapeutique chirurgicale des maladies du rachis.
1 volume, par P. Sebileau, agrégé à la Faculté de Paris.

Thérapeutique oculaire. 1 vol., par F. Brun, agrégé à
la Faculté, chirurgien de Bicêtre.

Thérapeutique chirurgicale des maladies de la poitrine. 1 volume, par Ch. Walther, chirurgien des hôpitaux.

**Thérapeutique chirurgicale des maladies de l'estomac et du foie.** 1 volume, par H. CHAPUT, chirurgien des hôpitaux.

**Thérapeutique chirurgicale de l'intestin et du rectum.** 1 volume, par H. CHAPUT, chirurgien des hôpitaux.

**Thérapeutique chirurgicale de l'urètre et de la prostate.** 1 volume, par J. ALBARRAN, agrégé à la Faculté de Paris.

**Thérapeutique chirurgicale de la vessie et du rein.** 1 volume, par J. ALBARRAN, agrégé à la Faculté de Paris.

**Thérapeutique obstétricale.** 1 volume, par A. AUVARD, accoucheur des hôpitaux.

**Thérapeutique gynécologique.** 1 volume, par A. AUVARD, accoucheur des hôpitaux.

**Thérapeutique chirurgicale des maladies des articulations, muscles, tendons et synoviales tendineuses.** 2 volumes avec 165 figures, par L. PICQUÉ, chirurgien des hôpitaux, et P. MAUCLAIRE, ancien prosecteur de la Faculté.

**Thérapeutique des maladies osseuses.** 1 volume, par O. TERRILLON et P. THIÉRY, chef de clinique chirurgicale.

---

## LA COLLECTION SERA COMPLÈTE EN 36 VOLUMES

Tous les volumes sont publiés dans le format in-18 jésus;
ils sont reliés en peau pleine et comportent chacun de 200 à 400 pages avec figures.

Prix de chaque volume indistinctement : **4 fr.**
Tous les ouvrages se vendent séparément.

---

### VOLUMES PARUS LE 1er AVRIL 1896 :

DUJARDIN-BEAUMETZ : Art de formuler.
H. BARTH : Organes respiratoires.
H. BARTH : Tuberculose.
A. MATHIEU : Estomac. (2e édit.)
A. MATHIEU : Intestin. (2e édit.)
L. DREYFUS-BRISAC : Diabète.
P. OULMONT : Névroses.
F. BARIÉ : Cœur et Aorte.
F. BALZER : Maladies vénériennes
P. LE GENDRE : Fièvre typhoïde.
E. GAUCHER ET P. GALLOIS : Rein. 2 vol.
G. THIBIERGE : Peau. 2 vol.
L. GAILLARD : Foie.

W. ŒTTINGER : Rhumatisme et Goutte.
M. LERMOYEZ : Fosses nasales, Sinus et Pharynx nasal. 2 vol.
TERRILLON ET CHAPUT : Asepsie et Antisepsie chirurgicales.
A. AUVARD : Thérapeutique obstétricale.
A. AUVARD : Thérapeutique gynécologique. 1 vol.
CHAPUT : Intestin, Rectum et Péritoine.
PICQUÉ ET MAUCLAIRE : Articulations, muscles, etc. 2 vol.

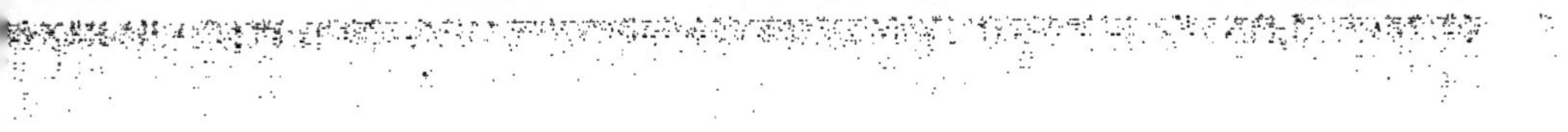

# THÉRAPEUTIQUE

# GYNÉCOLOGIQUE

# THÉRAPEUTIQUE

# GYNÉCOLOGIQUE

## Par le Docteur AUVARD

Accoucheur des Hôpitaux
Ex-Professeur adjoint à la Maternité

AVEC 88 FIGURES DANS LE TEXTE

PARIS

**OCTAVE DOIN, ÉDITEUR**

8, PLACE DE L'ODÉON, 8

—

1896

# INTRODUCTION

A l'étudiant qui me demande comment apprendre la gynécologie, je réponds :

Prenez d'abord un Traité de gynécologie, court et clair, et lisez-le d'un bout à l'autre en passant tout ce qui a trait à la thérapeutique, que vous réserverez pour plus tard.

Ceci fait, allez passer deux mois dans un service ou dans une clinique de gynécologie, examinez les malades sous une direction éclairée, et apprenez sous cette direction à faire le diagnostic. Le soir, rentré chez vous, relisez dans votre Traité les maladies qui vous ont passé sous les yeux dans la journée, et étudiez en même temps leur thérapeutique, qui alors vous intéressera : car chaque cas sera devenu pour vous vivant, et votre instinct de thérapeute se sera éveillé au contact des malades.

Après ces deux mois d'exercice vous en savez suffisamment pour aborder la clientèle, et pour ne pas être embarrassé au point de vue de la gynécologie, dans votre carrière de praticien.

Toutefois il arrivera de temps en temps que la mémoire fera défaut pour certaines choses qu'on a sues et qui ont été oubliées ; d'autre part, la science progresse constamment, et le médecin, soucieux de sa bonne réputation, doit se tenir au courant des découvertes journalières, qui perfectionnent notre art.

C'est pour répondre à ce double désideratum que j'ai écrit le livre actuel, c'est-à-dire pour aider la mémoire parfois défaillante du médecin, et pour le tenir au courant des derniers progrès scientifiques.

Ce livre, il est vrai, ne vise que la thérapeutique ; mais c'est en somme la thérapeutique que le médecin praticien a surtout besoin de connaître, car c'est elle qui fait le fond de son bagage scientifique.

La thérapeutique gynécologique se divise en six branches, à savoir :

la thérapeutique générale et l'hygiène,

les médications locales,

les opérations,

l'électricité,

le massage,
l'hydrothérapie.

Dans l'ouvrage actuel je m'occuperai de toutes ces branches de la thérapeutique gynécologique, dont j'expliquerai les principes fondamentaux dans la section II, réservée à la thérapeutique générale, puis dans chacune des autres sections, à propos de chaque maladie, j'exposerai comment en clinique il convient de conduire le traitement.

De ces diverses branches thérapeutiques, il en est une qui dans ces dernières années a subi un développement beaucoup plus considérable que les autres, c'est celle relative aux opérations. La chirurgie a pris dans la thérapeutique gynécologique une place telle, qu'elle absorbe en quelque sorte les autres branches et qu'elle domine actuellement de beaucoup tout le traitement des maladies des femmes.

C'est une véritable révolution qui vient de s'accomplir dans la gynécologie, et qui avec l'apparition de l'électricité et du massage, modes de traitement relativement nouveaux, a radicalement transformé la thérapeutique gynécologique.

Nous nous efforcerons dans notre ouvrage de ne pas trop céder à l'entraînement actuel qui va de plus en plus vers la chirurgie, et de réserver à chaque branche thérapeutique la place qu'elle mérite.

En tout cas, étant donnée la brièveté à laquelle nous obligent les limites de ce livre, nous serons obligé d'écourter considérablement ce qui a trait à la chirurgie, nous contentant de poser nettement les indications, et de décrire sommairement les opérations.

Le médecin qui voudrait apprendre dans le livre actuel la chirurgie gynécologique ferait donc fausse route. Des opérations, je lui rappellerai ce qu'il doit savoir pour expliquer l'intervention au malade intéressé, et pour aider en cas de besoin un confrère opérateur. Mais je ne suppose pas le lecteur voulant se livrer lui-même à la chirurgie gynécologique, et cet ouvrage ne le mettra à même d'exécuter aucune opération sauf le curage, l'amputation du col et la périnéoraphie, petites opérations que tout médecin doit savoir faire.

Je m'adresse donc exclusivement au médecin praticien, qui est obligé de faire de la gynécologie sans s'y adonner spécialement, et je me contente de bien préciser dans son esprit les indications thérapeutiques qu'il a pu oublier et la manière de conduire le traitement, tout en le mettant au courant des dernières conquêtes de la thérapeutique gynécologique.

En thérapeutique gynécologique, comme dans la plupart des autres branches thérapeutiques, ce n'est pas la richesse des moyens qui fait défaut, mais plutôt le choix judicieux à établir entre les divers moyens, qu'il est impossible de tous appliquer à la fois.

Un bon thérapeute n'est pas celui qui fera de longues et compliquées prescriptions, mais celui qui emploiera le meilleur moyen dans un cas donné, et qui l'emploiera avec fermeté, constance et discernement.

Il n'y a pas de plus mauvais traitement que celui qui varie tous les jours, et il n'est pas de malades plus mal soignées que celles qui sont entre les mains de plusieurs médecins d'avis différents, dont la prescription quotidienne varie au gré des consultations.

C'est pour éviter toutes ces tergiversations et pour éclairer aussi nettement que possible le médecin dans sa pratique gynécologique que j'ai choisi cette manière de faire, me bornant exclusivement à l'exposé de ma pratique et tâchant de la rendre aussi précise que possible.

Il est certain que dans cet exposé je heurterai souvent l'opinion de collègues estimés et que mon avis sera différent du leur.

En médecine comme en politique on ne peut être de toutes les opinions à la fois. Après mûre réflexion et expérience il faut se faire une opinion, et quand on y est arrivé, la défendre hardiment, en se rappelant qu'en thérapeutique la tergiversation est déplorable. Mieux vaut se tromper hardiment que de vivre dans l'hésitation.

Les bons médecins, comme les bons généraux. sont ceux qui savent aller de l'avant.

# THÉRAPEUTIQUE
# GYNÉCOLOGIQUE

---

## PREMIÈRE SECTION

---

## PATHOLOGIE GÉNÉRALE

Généralités.
  *Étiologie générale.*
  *Symptomatologie générale.*
  *Diagnostic :*
    1° Interrogatoire.
    2° Exploration du système génital :
      *a)* Inspection.
      *b)* Auscultation.
      *c)* Palper-toucher.
      *d)* Instrumentation.

La pathologie générale, c'est-à-dire l'ensemble des lois et principes qui régissent la pathologie spéciale dont nous nous occupons, ne nous arrêtera pas long-temps.

Dans chacune des branches de la pathologie générale, étiologie, symptomatologie, diagnostic, pronostic, nous n'envisagerons que les points spéciaux qui nous intéressent comme *Thérapeutes.*

En *étiologie*, il nous importe de connaître les diverses sources possibles des maladies génitales, afin de les combattre préventivement ou curativement.

On peut ramener à huit le nombre des causes de gynécopathies, à savoir :

La congestion, les microbes, les traumatismes, les troubles de la statique utérine, les malformations, les tumeurs, les maladies cutanées, les troubles fonctionnels.

La *congestion* est, pendant la vie génitale de la femme, périodique au niveau du système génital et se produit au moment de chaque époque menstruelle. Par elle-même elle peut être la source d'hémorragies internes ou externes, et aggraver les maladies existantes ; à elle seule elle est susceptible, en devenant chronique, de créer aussi un état anormal.

Les *microbes* ont à eux tout le domaine des inflammations génitales, de la *génitalite*. Signalons surtout le gonocoque, le streptocoque, le staphylocoque, le bacille tuberculeux. En soignant la génitalite nous aurons donc à appliquer tous les principes de l'antisepsie et de l'asepsie.

Le *traumatisme* peut agir par lui-même, et être source d'hémorragie, ou servir de porte d'entrée à l'infection microbienne. A côté du traumatisme-plaie, signalons le traumatisme-contusion, source possible de congestion. C'est par ce dernier mécanisme que nuisent les excès sexuels.

La *statique* génitale résulte de la normalité de l'appareil fixateur ; que cet appareil, et notamment les liens de l'utérus, se relâche et nous allons assister à la production des déviations, dont : prolapsus, l'inversion et les hernies constituent des dépendances.

La *malformation*, qu'elle soit congénitale ou acquise. crée un état pathologique plus ou moins accentué suivant sa nature.

Les *tumeurs* sont fréquentes au système génital. Presque toutes les variétés peuvent s'y développer. Signalons surtout au niveau de l'utérus le fibrome et le cancer.

Les *maladies cutanées*, eczéma, psoriasis, atteignent la vulve.

Les *troubles fonctionnels* occupent une large place dans la pathologie génitale. — A la menstruation se rattachent l'aménorrée, la ménorragie et la dysménorrée. — A la fonction sexuelle, le vaginisme et la coïtophobie. — A la génération, la stérilité.

Quelle que soit la maladie génitale que nous ayons à traiter, cherchons dans l'une de ces huit classes étiologiques, et nous trouverons la cause à incriminer et par conséquent à combattre.

Comme toutes les maladies, celles du système génital amènent des *symptômes* locaux et des généraux, trois classes de chaque :

  *a) État local :*
    1° Troubles douloureux... ....     signes subjectifs.
    2° Troubles fonctionnels.. ......     signes subjectifs.
    3° Exploration...............     signes objectifs.
  *b) État général :*
    1° Habitus ..................
    2° Température.............     signes objectifs.
    3° Nutrition................

Toutes les fois qu'on veut étudier une maladie ou une malade, ne pas oublier cette classification essentielle; elle constitue le cadre de tout état pathologique.

Le *diagnostic* de la maladie s'établit par le bilan des symptômes.

Il s'agit donc de les recueillir avec soin, ce que l'on fera :

Pour les *signes subjectifs*, par l'*interrogatoire*,

pour les *signes objectifs*, par l'*exploration*.

Quelques mots sur ce double examen.

**1° Interrogatoire.** — Troubles douloureux; troubles fonctionnels : tels sont les deux points de l'interrogatoire.

*Premier point.* — D'où souffrez-vous? — Quelle est la nature de vos douleurs? — Sont-elles continues ou intermittentes? — Sont-elles spontanées ou provoquées par la pression? — Depuis combien de temps souffrez-vous? — Comment les douleurs ont-elles commencé? — Souffrez-vous d'autres régions que du bas-ventre? etc.

*Second point* —Comment êtes-vous réglée?—Quelle est la périodicité, l'abondance, la durée des règles? — Dans l'intervalle des règles y a-t-il des pertes? — Avez-vous eu des enfants ou des fausses couches? — Donnez-moi à leur égard quelques renseignements. — Les rapports sexuels sont-ils douloureux? — Comment se fait la miction? —L'urine est-elle normale? l'a-t-on examinée? — Comment se fait la digestion? — Les garde-robes sont-elles régulières? — La respiration est-elle normale ou y a-t-il essoufflement? — Éprouvez-vous des palpitations? — Le sommeil est-il normal? etc.

Quand toute la sphère douloureuse, toute la sphère fonctionnelle ont été attentivement scrutées, nous arrivons à l'*exploration*.

Je ne parlerai pas ici de l'état général : habitus, température, nutrition, dont l'étude est la même en gynécologie qu'en médecine générale, et je passe de suite à l'exploration du système génital, qui seul nous intéresse d'une façon spéciale.

**2° Exploration du système génital.** — Laissons de côté les moyens exceptionnels d'exploration, tels que la laparotomie, l'anesthésie, l'examen micrographique et bactériologique, qui ont leur utilité en certains cas, mais qui n'entrent cependant pas dans la gynécologie courante, c'est-à-dire dans la gynécologie du médecin praticien, la seule que j'aie en vue ici. Je ne parlerai que des moyens ordinaires d'exploration, en m'efforçant de les réduire à leur plus simple expression.

La femme étant placée *en travers de son lit*, si on l'examine à son domicile, ou, si c'est au cabinet du médecin, sur le *fauteuil-spéculum*, il faut :

*a)* Inspecter le système génital ;

*b)* l'ausculter ;

*c)* le palper-toucher ;

*d)* l'instrumenter.

*a) Inspection.* — Inspectez d'abord la paroi abdominale, puis la vulve.

L'inspection de la paroi abdominale renseigne sur le volume du ventre, information précieuse s'il s'agit d'une tumeur ou d'une grossesse ; elle renseigne en outre sur l'existence de vergetures, de la pigmentation de la ligne brune, sur l'état de la cicatrice ombilicale.

L'inspection de la vulve et de l'entrée du vagin, qui est trop souvent omise, parce qu'elle déplait à nombre de femmes, est cependant indispensable : car la vulve étant le siège habituel des syphilides, des chancres mous ou de l'herpès, l'inspection seule fera découvrir ces maladies. Par elle nous connaitrons la coloration de la vulve qui a une certaine importance pour le diagnostic de la grossesse, et enfin la procidence possible de la paroi vaginale à travers l'orifice vulvo-vaginal.

*b) Auscultation.* — L'auscultation, qui doit et par décence et par commodité se faire à l'aide d'un stéthoscope, n'a d'importance qu'en cas de grossesse, ou lorsqu'il existe une tumeur dont il faut établir la nature. En effet, les battements du cœur fœtal constituent parmi les signes de certitude de la grossesse le meilleur, parce qu'il prête moins à confusion que les autres.

En dehors de ce cas spécial, l'auscultation du système génital est peu utile; son emploi sera donc relativement limité.

*c) Palper-toucher.* — Le palper-toucher, auquel on peut joindre la *percussion*, comprend trois étapes :

le palper seul,
le toucher seul,
le palper-toucher.

La *percussion* fournit d'importants renseignements en cas de tumeur, pour en déterminer les contours. Quand il y a ascite, elle permet, par les variations de sonorité dans la même région, de diagnostiquer le déplacement du liquide; enfin, un mode spécial de percussion donne la sensation de flot habituel à l'ascite et à certains kystes peu tendus.

Le *palper seul* consiste dans l'exploration, à l'aide des mains, de la paroi et de la cavité abdominale, afin d'apprécier l'épaisseur de la paroi, de diagnostiquer le contenu de la cavité, pour apprécier, par exemple, le contour d'une tumeur ; enfin, en cas de grossesse suffisamment avancée, il permet de diagnostiquer la présence et la position du fœtus.

Le *toucher seul*, qui se fait par l'introduction d'un ou deux doigts dans la cavité vaginale, renseigne sur l'état du vagin et du col utérin.

Là ne se bornent pas les informations que peut fournir le toucher : car combiné au palper, *palper-toucher*, une main pratiquant le palper abdominal pendant que l'autre fait le toucher vaginal, il peut renseigner sur tout le contenu de l'excavation pelvienne et donner, par conséquent, de précieuses notions :

sur le corps de l'utérus,
sur les trompes et ovaires,
sur les ligaments larges,
sur le rectum,
sur la vessie,

en un mot, sur tous les organes contenus dans l'excavation pelvienne.

Le *palper-toucher*, qui est la conquête la plus récente de l'exploration gynécologique, est certainement à l'heure actuelle le mode d'examen qui donne les renseignements les plus précis et les plus importants en gynécologie.

Une simple mention pour le *toucher rectal* qui, dans certains cas, surtout quand le toucher vaginal est impossible, constitue un moyen précieux d'exploration génitale.

*d) Instrumentation.* — Si nous éliminons l'endoscope et le spéculum intra-utérin, dont l'emploi pour l'examen intra-utérin est resté jusqu'à présent dans le domaine de la théorie, il ne nous reste que deux instruments nécessaires pour l'exploration gynécologique :

le spéculum,
l'hystéromètre.

Le spéculum a pour domaine la cavité vaginale et l'hystéromètre la cavité utérine.

*Spéculum.* — Les modèles de cet instrument sont nombreux. Je donne, pour ma part, la préférence exclusive à celui de Cusco ou en bec de canard.

Il faut en avoir trois grandeurs :

le *petit*, permettant l'exploration des vierges ;

le *moyen*, celui qui est d'usage habituel ;

le *grand*, pour explorer certains vagins particulièrement amples, et dans lesquels un modèle moyen se perd, débordé en quelque sorte par les replis de la paroi vaginale.

Avec ces trois spéculums de même modèle, mais de grandeurs différentes, on peut, sauf de rares exceptions, faire toutes les explorations gynécologiques.

A moins de vaginisme ou de vaginite l'application du spéculum doit être *indolore*. Le médecin, qui dans cette exploration fait souffrir la femme, est un inexpérimenté ou un maladroit. Dans le premier cas qu'il fasse son apprentissage ; dans le second, qu'il se corrige, s'il en est susceptible.

Le spéculum permet l'inspection de toute la surface vaginale et de toute la portion intra-vaginale du col utérin.

C'est surtout l'inspection du col qui est importante : car étant la seule portion visible de l'utérus, elle fournit par son volume, par sa coloration, par son aspect normal ou ulcéré, des renseignements qui éclairent et complètent le diagnostic.

*Hystéromètre.* — Moins nombreux que pour le spéculum, les modèles d'hystéromètre ne laissent pas que d'être très variés.

Une tige métallique bien lisse, et bien mousse à son extrémité, légèrement recourbée vers cette extrémité, et un peu moins grosse qu'un manche de porte-plume constitue le plus simple et partant le meilleur des hystéromètres ou cathéters utérins.

*L'hystérométrie ne doit jamais être pratiquée, quand il y a soupçon de grossesse.*

On peut la faire avec ou sans spéculum.

*Sans spéculum*, on porte la pointe de l'instrument à l'aide du doigt jusqu'à l'orifice externe de l'utérus, puis en dirigeant l'instrument d'une façon convenable on le fait pénétrer dans la cavité utérine, jusqu'à ce qu'il soit arrêté par le fond de l'utérus.

*Avec spéculum*, on présente la pointe de l'instrument à l'orifice utérin, on la fait rentrer dans la cavité cervicale, en dirigeant la concavité du cathéter en arrière, et, arrivé à l'orifice utérin, on fait faire à l'instrument demi-tour, de manière à ramener sa concavité en avant ou en haut ; ce *demi-tour* exécuté au moment de franchir l'isthme facilite le passage de ce détroit.

Si la douceur est nécessaire pour l'emploi du spéculum, elle l'est encore bien davantage pour celui de l'hystéromètre, car un cathétérisme brutal expose à des lésions intra-utérines et à la perforation de l'organe.

L'hystérométrie n'est que rarement nécessaire ; pour ma part je ne la pratique guère comme moyenne que dans un cas sur vingt (1/20) d'explorations génitales. Elle expose à des accidents immédiats (hémorragies ou syncopes) ou tardifs (salpingo-ovarite, pelvi-cellulite ou péritonite) qui doivent toujours rendre circonspect dans son emploi.

L'hystéromètre doit donc être l'instrument d'exception du gynécologue, tandis que le spéculum est et restera celui de chevet.

# DEUXIÈME SECTION

---

# THÉRAPEUTIQUE GÉNÉRALE

Généralités.
  *I. Thérapeutique générale et hygiène.*
    A. Hygiène,
      1° des systèmes.
      2° évolutive.
    B. Thérapeutique générale : des diverses médications.
  *II. Médications locales :*
      1° Le nécessaire.
      2° Médicaments.
      3° Application.
  *III. Opérations.*
  *IV. Électricité.*
      1° Franklinisation.
      2° Voltaïsation ou Galvanisation.
      3° Faradisation.
  *V. Massage.*
      1° Massage actif.
      2° Massage passif : *a*) externe (sacs de plomb), *b*) interne :
        1° bourrage du vagin, 2° pessaires.
  *VI. Hydrothérapie.*
      1° Injections.
      2° Hydrologie simple.
      3° Hydrologie thermo-minérale.

La thérapeutique générale comprend 6 chapitres :
1° la thérapeutique générale et l'hygiène, 2° les médications locales, 3° les opérations, 4° l'électricité,
5° le massage, 6° l'hydrothérapie.

Ne pouvant dans le livre abrégé que j'écris exposer
complètement ces divers chapitres, qu'on trouvera

bien détaillés dans mon *Traité de gynécologie*, je me contenterai d'énoncer ici les principes que le gynécologue doit absolument connaître. Ce chapitre ne pourra donc lui servir que d'aide-mémoire.

### 1. Thérapeutique générale et hygiène.

*A. Hygiène.* — L'hygiène joue un rôle fort important dans le traitement des maladies génitales et surtout dans la prophylaxie de ces maladies.

Chacun des systèmes de l'économie : systèmes nerveux, respiratoire, circulatoire, digestif, urinaire, musculaire, génital, a son hygiène particulière, et toutes les fois que le médecin sera consulté au point de vue gynécologique, il ne devra jamais omettre de donner les conseils nécessaires pour que la malade mène une vie conforme à l'hygiène de ces divers systèmes.

L'hygiène du vêtement réclame l'attention toute particulière du médecin, qui devra éviter le port d'un corset trop serré, et d'une façon générale l'usage de tout vêtement, qui pourrait entraver la circulation et la respiration.

Le médecin sera aussi souvent consulté sur l'opportunité d'une *ceinture abdominale*.

On en fait de différents modèles : ceinture à plaque, ceinture à coussins latéraux, ceinture ventrière, ceinture élastique.

La ceinture devient nécessaire quand après plusieurs accouchements il y a relâchement de la paroi abdominale, ou quand chez la femme obèse la paroi surchargée de graisse a besoin d'être soutenue. Dans certains cas spéciaux, entéroptose, déplacement des reins, il sera bon aussi de prescrire des ceintures spéciales corrigeant le déplacement des organes.

D'une façon générale, toutefois, on peut dire que l'usage des ceintures est exagéré. Je connais nombre de femmes qui en portent et qui pourraient parfaitement s'en passer. Au médecin à réagir contre cet abus.

Outre l'hygiène relative à chaque sytôme, le gynécologue aura aussi à s'occuper de l'hygiène évolutive de la femme, c'est-à-dire de la conduite à tenir au moment de la *puberté*, du *mariage*, de la *puerpéralité*, de la *ménopause*.

An moment de la puberté la jeune fille demande certains ménagements. Les premières règles la rendent nerveuse, irritable. Son organisme subit une transformation, qui exige un repos relatif.

Le mariage, au point de vue médical, est la mise en activité du système génital; la défloration constitue un traumatisme plus ou moins pénible, à la suite duquel un repos, assez long pour permettre la cicatrisation des déchirures hyménéales, devra être observé. Ce sont choses qu'ignorent la plupart des jeunes mariés, et que le médecin devra leur faire connaître.

Quand survient la grossesse, pendant neuf mois la femme enceinte se voit obligée de mener une vie spéciale. Puis survient l'accouchement et le postpartum avec ou sans allaitement. Tout ce chapitre de la puerpéralité appartient à l'obstétrique ; je me contente donc de le signaler ici, renvoyant pour le détail à mon *Traité d'accouchement*, ou à la *Thérapeutique obstétricale*, le jumeau du livre actuel.

Enfin la vie génitale de la femme se termine à la ménopause, vers 45 ans, quelquefois plus tôt, souvent plus tard. A cet âge, comme au moment de la puberté, la femme a besoin de ménagements ; elle éprouve des malaises variés qui la rendent nerveuse, et qui lui font craindre l'apparition de maladies diverses d'autant plus que cet âge critique a la réputation d'être fatal à nombre de femmes. Les règles s'espacent, deviennent souvent hémorragiques, ménorragies dont nous décrivons le traitement à la section IV relative à l'emménologie.

Après la ménopause les maladies génitales deviennent beaucoup plus rares, bien que plusieurs d'entre elles, notamment le cancer, surviennent volontiers à cette époque.

B. *Thérapeutique générale*. — La thérapeutique générale comprend l'étude des diverses médications que voici :

1° médication analgésique ou anesthésique ;

2° médication emménagogue ;

3° médication hémostatique ;

4° médication antidiarrhéique ;

5° médication purgative ;

6° médication tonique ;

7° médication antipyrétique ;

8° médication antiblennoragique et antisyphilitique ;

9° médication antiseptique ;

10° médication parasiticide.

Qu'il me suffise de les énoncer ici, ne pouvant, faute de place, en aborder l'étude détaillée(1).

---

(1) Se reporter pour cette étude à mon *Traité de gynécologie*, 3° édition.

## II. Médications locales.

Par médication locale on entend l'application directe de médicaments sur les surfaces accessibles du système génital.

*Pansement* est synonyme.

Pour un pansement il faut : 1° divers appareils, 2° des médicaments, 3° savoir les appliquer.

Examinons donc : 1° le nécessaire, 2° les médicaments, 3° leur application.

1° *Le nécessaire.*

1° un spéculum, soit le bec-de-canard (Cusco), soit mon spéculum auto-fixateur, petit cylindre court auquel peut s'accrocher une pince fixatrice;

2° une pince à pansement;

3° un hystéromètre;

4° un porte-coton (fig. 1);

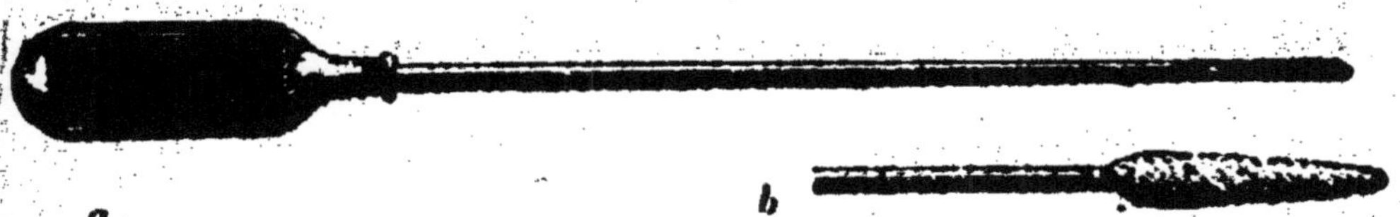


Fig. 1. — Porte-caustique.
a, libre; b, chargé de coton pour être imbibé de caustique liquide.

5° un scarificateur; la pointe d'un bistouri ordinaire suffit. Inutile d'avoir un appareil spécial;

6° une pince à griffes pour pouvoir, en certains cas, saisir et abaisser le col;

7° un chasse-poudre (fig. 2);

8° un thermo-cautère Paquelin;

9° tout le matériel nécessaire pour une injection

vaginale. (Voir à cet égard un peu plus loin le chapitre consacré à l'hydrothérapie.)

Pour appliquer les médicaments, on fait usage :

1° de topiques solides ;
2° de topiques pulvérulents ;
3° de topiques liquides ;
4° de topiques oléagineux.

A propos de chaque cas particulier, nous indique-
rons nos formules favorites.

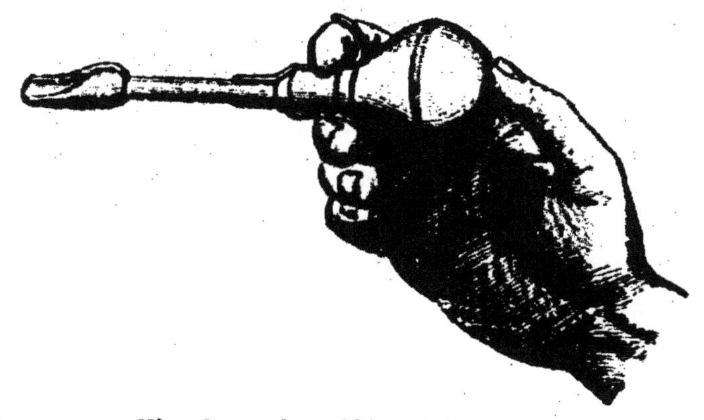

Fig. 2. — Insufflateur (AUVARD).

**2° Médicaments.**

Voici la liste des médicaments, dont on fait le plus
ordinairement usage pour les pansements gynécologiques :

1. Acide azotique. — Caustique énergique.
2. Acide borique. — Antiseptique anodin.
3. Acide chromique. — Caustique énergique.
4. Acide phénique. — Antiseptique très employé.
5. Acide salicylique. – Antiseptique peu employé.
6. Acide thymique. — Bon pour aromatiser.
7. Alun. — Bon astringent.
8. Amidon. — Poudre inerte.
9. Argent (nitrate). — Caustique très employé.

10. Aristol. — Succédané de l'iodoforme.

11. Aseptol. — Antiseptique peu employé.

12. Belladone. — Calmant peu employé.

13. Bismuth. — Poudre astringente.

14. Cocaïne. — Antiseptique local, très employé.

15. Créoline. — Antiseptique peu employé.

16. Créosote. — Caustique très employé.

17. Crésalol. — Succédané de l'iodoforme.

18. Crésylol. — Succédané de la créosote.

19. Cuivre (sulfate). — Caustique et antiseptique.

20. Dermatol. — Succédané de l'iodoforme.

21. Fer (perchlorure). — Hémostatique local.

22. Gaïacol. — Succédané de la créosote.

23. Glycérine. — Décongestionnant et véhicule.

24. Ichtyol. — Antiseptique peu employé en France.

25. Iode (teinture). — Caustique et révulsif très employé.

26. Iodoforme. — Excellent antiseptique pulvérulent.

27. Iodol. — Succédané de l'iodoforme.

28. Iodo-naphtol. — Succédané de l'iodoforme.

29. Lanoline. — Succédané de la glycérine.

30. Magnésie (carbonate). — Poudre alcaline bonne pour pansement.

31. Mercure. Bichlorure. — Excellent antiseptique.

    — Nitrate acide. — Caustique énergique.

    — Onguent. — Bon résolutif.

32. Opium. — Calmant local.

33. Potasse (permanganate). — Bon antiseptique.

34. Résorcine. — Antiseptique peu employé.

35. Salol. — Succédané de l'iodoforme.

36. Talc. — Bonne poudre inerte.

37. Tanin. — Excellent astringent.

38. **Thiol.** — Succédané de l'ichtyol.

39. **Vapeur d'eau.** — Modificateur local.

40. **Vaseline.** –  Bon véhicule pour médicaments.

41. **Zinc.** — Oxyde. Poudre indifférente.

—        **Chlorure.** -- Caustique énergique.

3° *Application :*

Quatre variétés de pansements : *a)* vulvaires, *b)* vaginaux, *c)* cervicaux, *d)* utérins.

*a)* Les pansements vulvaires consistent en lavages, cautérisations et pulvérisations, qu'on fait facilement, étant donné la superficialité de la région.

*b)* Les pansements vaginaux comprennent les lavages ou injections, les cautérisations, les pulvérisations et les tamponnements.

*c)* Les pansements cervicaux comportent les injections, les cautérisations, les scarifications, les pulvérisations et les tamponnements. Ils se font comme les pansements vaginaux à l'aide du spéculum, et, suivant le pansement, avec les divers instruments qui ont été précédemment étudiés.

*d)* Enfin les pansements utérins sont constitués par les injections, les cautérisations, les tamponnements, et parfois par l'application de crayons, destinés à fondre dans l'intérieur de la cavité utérine. Ils se font, suivant le cas, avec ou sans dilatation préalable de la cavité utérine.


### III. Opérations.


Dans ce chapitre que je réserve à l'exposé des généralités, relatives aux opérations de la gynécologie, je n'ai pas l'intention d'initier le lecteur à tout ce qu'il doit connaître s'il veut se livrer à la pratique de ces opérations.

L'esprit dans lequel je l'écris est tout autre.

Je suppose que le lecteur est un praticien obligé de faire de la gynécologie, comme des maladies de la peau, comme des voies urinaires, comme de toutes les spécialités et qu'en gynécologie il entreprendra les traitements faciles et simples, mais qu'il confiera le cas à un spécialiste, aussitôt qu'il s'agit d'un traitement difficile et notamment d'une opération.

Il fera bien un curage, une amputation du col, une périnéoraphie, mais il ne s'aventurera pas plus loin en chirurgie gynécologique.

Je lui apprendrai donc en détails le curage, l'amputation du col, la périnéoraphie, de manière à ce qu'il sache les faire, mais pour le reste de la chirurgie gynécologique, je lui dirai simplement ce qu'il doit connaître pour poser les indications des opérations, pour les expliquer à ses malades, et enfin pour pouvoir aider un opérateur, s'il est appelé à jouer le rôle d'assistant.

Voici donc exactement dans quel esprit sera conçue toute la partie chirurgicale de ce livre, et à propos des *opérations en général*, dont il est question dans ce chapitre, je vais immédiatement me conformer à ce programme.

Le but des opérations gynécologiques est variable : tantôt extirper une tumeur, tantôt enlever un organe malade, tantôt ouvrir une cavité kystique, tantôt fixer un organe déplacé.

Trois voies permettent d'arriver jusqu'aux organes génitaux profonds :

la voie abdominale,

la voie vulvaire,

la voie sacrée.

La voie sacrée est peu usitée. Les deux autres voies

sont également employées; toutefois, dans ces derniers temps, la voie vulvaire a gagné beaucoup de
terrain grâce aux récents progrès de la chirurgie
gynécologique.

La position, dans laquelle on met la malade pour
être opérée, est variable suivant la nature de l'intervention.

Laissant de côté les positions génupectorale et latérale, qui sont d'usage exceptionnel, la femme, placée
en position dorsale, c'est-à-dire étendue sur le dos,
est mise :

tantôt en position vulvaire,
tantôt en position abdominale,
tantôt en position abdomino-pelvienne (inclinée),
tantôt en position abdomino-vulvaire.

Dans la position vulvaire, les membres sont maintenus par des aides, ou, en l'absence d'aides, sont

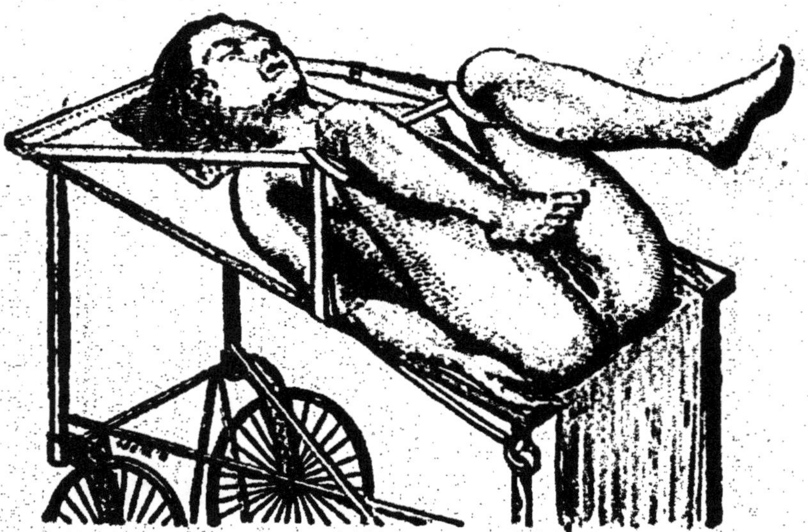

Fig. 3. — Femme en position vulvaire.
(Membres inférieurs maintenus à l'aide d'une courroie.)

avantageusement fixés à l'aide d'une bande disposée,
ainsi que l'indiquent les figures 3 et 4.

Pour les petites opérations en ville, telles que curage, amputation du col, périnéorraphie où l'on peut se passer d'aide, je me sers toujours de cette bande dont je suis très satisfait.

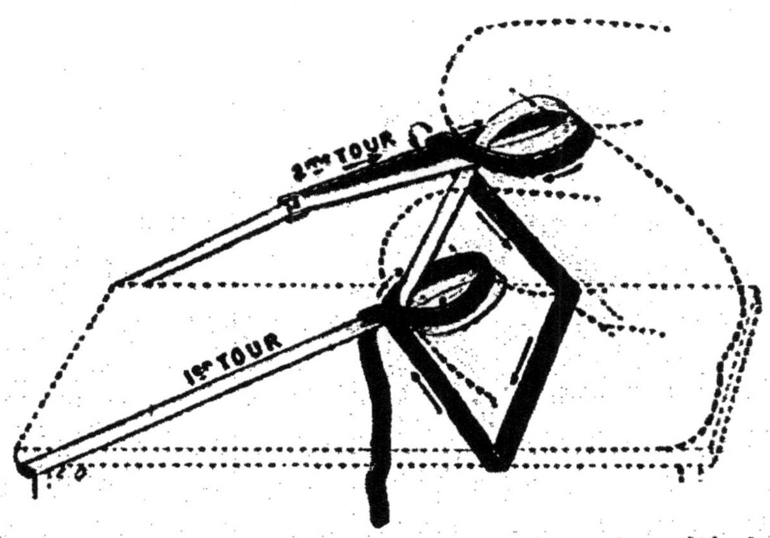


Fig. 1. — Schéma destiné à expliquer la façon dont doit être passée la courroie, pour maintenir les membres inférieurs.

La position abdomino-pelvienne, inclinée ou de Trendelenburg, nécessite une table spéciale. Elle est actuellement très employée pour la pratique de la laparotomie. Elle a l'avantage d'éloigner du petit bassin les anses intestinales, qui sont attirées vers le diaphragme par l'action de la pesanteur, et de déblayer ainsi le champ opératoire pelvien, qui se trouve absolument libre. Elle constitue un grand progrès dans la pratique de la laparotomie.

La position abdomino-vulvaire ne diffère de la position ordinaire de la laparotomie, c'est-à-dire abdominale, que par l'écartement des membres inférieurs, de manière à pouvoir agir par l'ouverture vulvo-vaginale, en même temps qu'à travers la plaie abdominale.

Pour aseptiser les instruments qu'on doit employer au moment de l'opération, on se sert de l'étuve sèche pour tout ce qui est purement métallique, et de l'étuve à vapeur, c'est-à-dire de l'autoclave, pour tout ce qui ne peut supporter l'étuve sèche, le caoutchouc par exemple et les objets de pansement.

Les éponges sont aseptisées à l'aide d'un procédé spécial (1).

En l'absence d'étuve on peut se servir, pour aseptiser les instruments, de l'ébullition, en les laissant tremper pendant une bonne demi-heure dans de l'eau bouillante.

Le flambage, qui consiste à passer l'instrument dans la flamme d'une lampe à alcool, ou à faire flamber l'alcool dont on l'a préalablement imprégné, est un moyen inférieur au précédent, mais dont on pourra faire usage comme pis-aller.

Comme *materiel à suture*, on se sert de catgut, de soie, de crin de Florence ou crin à pêcher, de fil d'argent.

Au moment de procéder à l'opération il est nécessaire de se désinfecter soigneusement les bras, avant-bras et mains.

Voici à cet égard deux procédés également bons :

*A. Procédé à la teinture d'iode* (2).

1° Baignez les mains dans un mélange à parties égales de :

 teinture d'iode,

 alcool.

(1) Voir mon *Traité de Gynéc.*, 2e éd. p. 62.
(2) Auvard. *De l'antisepsie en gyn. et en obst.*,1891, p. 31, s'y reporter pour plus amples détails sur ce sujet.

Puis savonnez jusqu'à ce que la teinte iodée ait disparu.

2° Baignez les mains dans l'alcool à 80° pour les dégraisser.

Puis nouveau savonnage.

3° Baignez les mains pendant 3 à 5 minutes dans une solution de sublimé à 1/1000.

Donc trois bains successifs : à la teinture d'iode, à l'alcool, et au sublimé.

Le premier détruit l'épithélium superficiel auquel adhèrent les microbes. — Le second enlève les substances graisseuses qui peuvent servir d'abri aux microbes. — Enfin le troisième achève le carnage microbien des deux premiers bains, c'est en quelque sorte un bain de garantie.

### B. *Procédé au permanganate de potasse.*

1° Savonnez les mains, doigts et ongles pendant cinq minutes environ.

2° Trempez-les, après les avoir essuyées, dans une solution de permanganate de potasse à 1/100; elles en sortent absolument violettes.

3° Nouveau savonnage.

4° Trempez-les dans une solution saturée de bisulfite de soude, qui enlève la couleur violacée laissée par le permanganate de potasse et leur rend leur couleur normale.

5° Nouveau savonnage.

6° Trempez-les dans de l'alcool à 80° pour les dégraisser.

7° Nouveau savonnage.

8° Laissez-les tremper, pendant 3 à 5 minutes, dans une solution de sublimé à 1/1000.

Dans l'un et l'autre procédé, les personnes qui ne supportent pas le sublimé pourront le remplacer par la *liqueur de Labarraque*, dont voici la formule :

| | |
|---|---|
| Chlorure de chaux sec............... | 1 gramme |
| Carbonate de soude cristallisé.... | 2 » |
| Eau................................ | 45 » |

Mais la solution de sublimé à 1/1000 est meilleure.

Quel que soit le procédé employé, il ne faudrait pas entreprendre une grande opération intrapéritonéale, en venant de toucher un corps très septique, car on s'exposera fort, malgré la désinfection la plus soignée, à ne pas être complètement aseptique.

Il faut être vierge de toute souillure très septique depuis 24 heures au moins, et autant que possible depuis 48 heures.

Les aides ont à cet égard la même responsabilité que l'opérateur et un aide qui viendra prêter son assistance, alors que, dans les douze heures qui précèdent, il a été auprès d'une fièvre éruptive, d'une septicémie puerpérale, il a ouvert un abcès ou pansé une surface suppurante, serait absolument répréhensible et coupable.

Pour la malade trois précautions :
1° se purger l'avant-veille de l'opération ;
2° un grand bain la veille ;
3° rester à jeun le jour même.

Les petites opérations peuvent être faites au domicile de la malade; mais pour les grandes, l'hôpital ou la maison de santé, suivant la position de fortune de la patiente, est indispensable.

Après l'opération, la femme est affligée pendant

24 à 48 heures de vomissements, suite de l'anesthésie qu'elle a dû subir. Tous les moyens, tentés pour les calmer, échouent, et en dehors de la piqûre de morphine qui amène une sédation générale, aucun moyen ne soulage sérieusement la femme. L'opérée ne prend pendant ce temps aucune trace d'alimentation solide et moins elle ingurgitera de liquides, moins les vomissements seront tenaces ; le mieux sera simplement de lui faire sucer de temps en temps un morceau de glace.

Après toute opération, quelle qu'elle soit, la fièvre ne doit pas exister, car quand elle se produit, elle indique un état pathologique, dont la signification est d'ailleurs très variable suivant les cas : tantôt fièvre de résorption ou traumatique, tantôt fièvre septique, tantôt fièvre coïncidente et dont la source est en dehors du champ opératoire.

Le nombre de pulsations cardiaques ne suit pas toujours les variations de la température et mérite d'être attentivement surveillé : car la fréquence du pouls indique un état anormal de même que la fièvre, et il est certaines formes de septicémie, qui se révèlent uniquement par la rapidité des pulsations cardiaques.

La miction est souvent entravée après les opérations gynécologiques petites ou grandes ; on y remédie soit par le cathétérisme intermittent, soit par la fixation pendant les premiers jours d'une sonde molle à demeure, avec renflement terminal permettant l'autofixation (fig. 5). Cette sonde s'introduit alors que la malade est encore endormie, à l'aide d'une pince ou d'un hystéromètre, que coiffe l'extrémité du caoutchouc.

Pour la retirer il suffit de tirer un peu fort et elle s'échappe sans peine de la vessie.

Dans les petites opérations l'alimentation peut être reprise assez rapidement. Au troisième jour on donne un laxatif, et à partir de ce moment la patiente peut recommencer à manger, proportionnant la quantité de nourriture à son appétit. Dans les grandes opérations l'alimentation ne devra être reprise que plus tard, du cinquième au septième jour, et l'appétit est d'ailleurs à cet égard le meilleur guide. Il est parfaitement inutile et même nuisible de faire manger une malade qui n'a pas faim; le seul résultat sera vraisemblablement une indigestion.

Doit-on faire] usage de la *morphine* pour calmer les opérées pendant les jours consécutifs à l'intervention? Pour ma part je n'hésite pas, sauf contre-indication spéciale, à 'en faire usage et même largement usage.

A côté de la morphine on peut également avoir recours au chloral, au sulfonal, au bromure de potassium.

Mais aucun calmant ne vaut la morphine.]

Les trois dangers des grandes opérations sont :

le choc,

l'hémorragie,

la septicémie.

Le premier sera réduit au minimum en abrégeant autant que possible la durée de l'opération, et en diminuant le traumatisme

Fig. 5. — Sonde molle en caoutchouc à renflement terminal, pour permettre l'autofixation (PEZZER).

Contre l'hémorragie on a tous les soins qu'on apporte à l'hémostase.

Enfin contre la septicémie toutes les précautions antiseptiques, qu'on observe aujourd'hui avec tant de rigueur.

Outre ces trois dangers, on a encore à redouter l'embolie, l'occlusion intestinale, et l'intoxication résultant de l'emploi de certains antiseptiques, notamment l'iodoforme.

Ces accidents ne sont pas d'ailleurs spéciaux aux opérations gynécologiques et peuvent survenir après toute autre intervention chirurgicale. La thérapeutique à leur opposer, ne présente donc ici aucune considération spéciale.

### § IV. Électricité.

L'électricité médicale comporte trois variétés : la *franklinisation*, la *voltaïsation* ou *galvanisation*, et la *faradisation*, qui toutes les trois peuvent être employées en gynécologie.

C'est un mode de traitement qui se montre efficace dans certaines maladies génitales, et que le gynécologue ne saurait laisser de côté, sous peine de se priver d'un moyen important de soulager et parfois de guérir.

Dans les grands centres, à Paris par exemple, l'électrisation peut être faite par des spécialistes ne s'occupant absolument que de cette branche thérapeutique, mais en dehors de Paris et de quatre à cinq autres villes en France, cette spécialisation ne peut guère exister et par le fait n'existe pas, de telle sorte que le médecin est obligé de faire lui-même l'électrisation ; c'est pour lui que j'écris ce chapitre, afin de le

mettre au courant de l'instrumentation la plus simple
qui lui est nécessaire, et comment il pourra arriver
à la pratiquer efficacement, sans qu'il soit obligé
d'avoir l'installation compliquée et coûteuse d'un
électricien-spécialiste.

Étudions successivement à cet égard la franklinisation, la galvanisation et la faradisation.

### a. Franklinisation.

Pour la Franklinisation ou *électricité statique*, il faut :
1° une machine génératrice de l'électricité,
2° un tabouret isolateur,
3° des excitateurs.

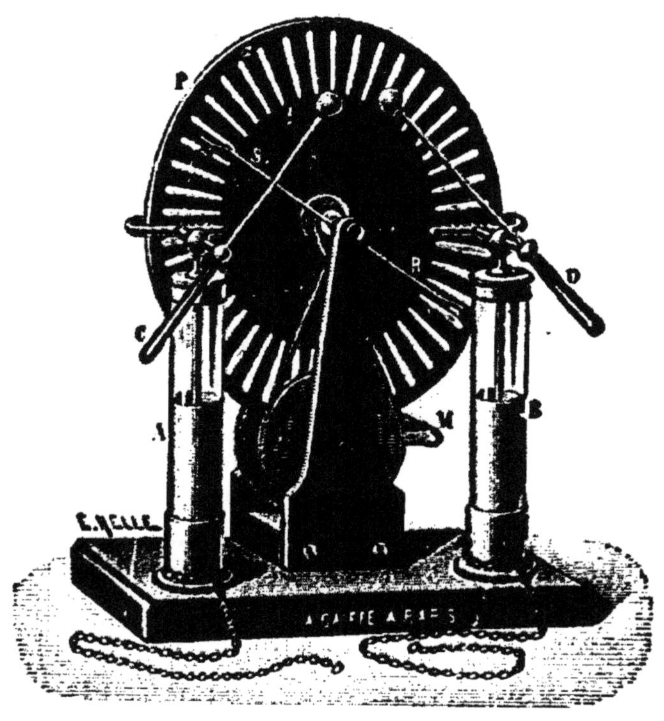

Fig. 6. — Machine électrique (WIMHURST).

La machine de Wimhurst représentée par la figure 6
est de beaucoup la plus commode, la plus simple, et

la plus facile à faire fonctionner; elle a presque partout remplacé la machine de Carré qu'on employait avant elle.

Tabouret isolateur, avec pieds en verre, sur lequel se placera la personne debout ou assise sur une chaise placée sur le tabouret.

Des excitateurs à manche en verre, et chaîne métallique établissant la communication avec le sol, avec extrémité en forme de boule ou de pointe, pour tirer du sujet électrisé des étincelles ou des aigrettes.

Pour pratiquer l'électrisation, la personne est placée sur le tabouret et reliée à la machine génératrice par une tige métallique qu'elle tient à la main. Un aide fait tourner la machine. Le médecin, avec les excitateurs, tourne autour de la personne et tire étincelle ou aigrette de la région sur laquelle il veut faire porter directement l'électrisation, ou encore il laisse isolée sur le tabouret la personne, qui est alors plongée dans un *bain électrique*.

L'électricité statique est bonne chez les neurasthéniques, les hystériques; elle calme les nerfs, c'est à peu près sa seule indication indiscutable.

### b. *Galvanisation.*

Pour pratiquer la galvanisation ou électricité à *courants continus*, les appareils indispensables sont :

Une *pile* génératrice de l'électricité;

Des *électrodes*, c'est-à-dire des appareils de substance et de forme spéciales, pour porter l'électricité au contact des tissus ;

Un galvanomètre, pour mesurer l'intensité du courant.

La pile la plus commode, en même temps que la

moins volumineuse (1) et dispendieuse, est celle de Leclanché à liquide immobilisé.

Elle se compose de 24 éléments.

Chaque élément comprend une plaque de charbon et peroxyde de manganèse agglomérés, et une tige de zinc amalgamé, les deux baignant dans la gelée d'agar-agar, qui immobilise le liquide excitateur : chlorhydrate d'ammoniaque 3/4 et chlorure de zinc 1/4.

Chaque élément pèse 200 grammes seulement; il est d'un petit volume, hermétiquement clos; il est d'une propreté absolue. Il fonctionne longtemps sans avoir besoin d'être renouvelé. Pour ce renouvellement, le plus simple est de renvoyer les éléments au fabricant qui vous en rend de neufs, moyennant un prix relativement faible (2). Cet envoi peut être fait facilement à grande distance, étant donné que l'élément est clos en même temps que sec.

La pile, par un dispositif spécial, permet d'utiliser, c'est-à-dire d'introduire dans le circuit, le nombre d'éléments qu'on désire, et par conséquent de graduer à volonté l'intensité du courant.

Elle est également munie d'un commutateur, qui permet d'interrompre brusquement le courant ou d'en changer le sens.

Le meilleur galvanomètre est l'apériodique de Gaiffe, il sera fixé sur le circuit même.

Comme *électrodes*, voyons l'*abdominale*, puis la *génitale*.

*L'électrode abdominale* se compose d'une plaque métallique au centre de laquelle on fixe une borne

(1) Elle tient dans une boîte dont les dimensions sont : 50 centimètres, 25 centimètres, 15 centimètres.
(2) Un franc par élément.

(fig. 7); elle est doublée du côté opposé d'une plaque d'amadou ou de feutre, qui est recouverte et reliée au métal, à l'aide d'une enveloppe de peau de chamois. Au moment d'en faire usage, le tout est imbibé d'eau chaude, car l'humidité est indispensable pour le passage de l'électricité. Cette plaque a avantageu-

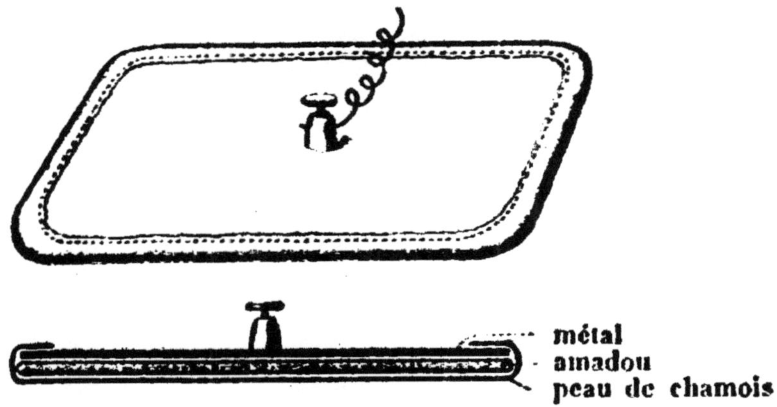


Fig. 7. — Plaque amadou, peau et métal.

sement remplacé le gâteau de terre glaise, qui n'est nécessaire que pour les hautes intensités, 200 à 300 milliampères, assez généralement abandonnées.

*L'électrode vaginale* est en platine, en charbon ou en cuivre.

En platine (fig. 8) l'électrode a absolument la forme d'un hystéromètre et permet d'électriser la cavité cervicale ou toute la cavité utérine.

En charbon (fig. 9) pour introduire soit dans le vagin, soit dans la cavité cervicale.

Enfin en cuivre, même forme que pour le platine pour permettre l'électrolyse métallo-cuprique.

Avec le platine et le charbon on agit, en produisant une escharre au niveau du pôle positif, qui est en général introduit dans la cavité génitale, et qui est le pôle décongestionnant, alors que le négatif est

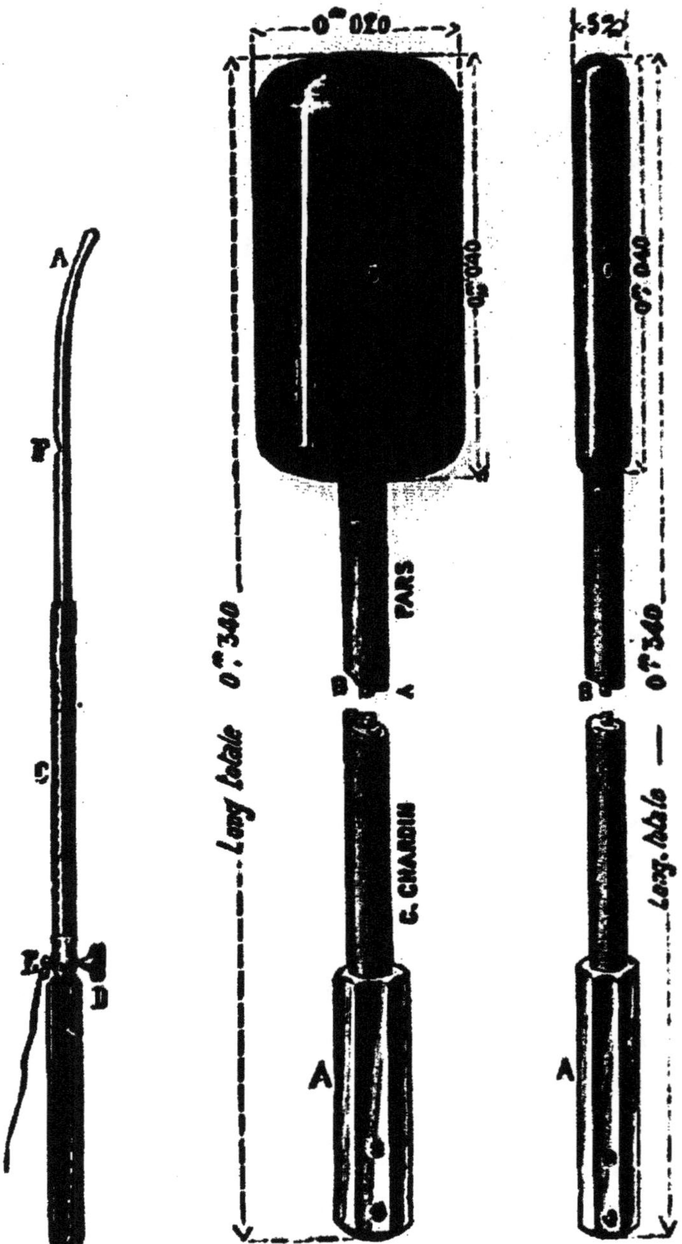


Fig. 8. — Elec-
trode en platine.

Fig. 9. — Électrodes en charbon.

appliqué sur l'abdomen. Avec le cuivre (pôle positif)
on obtient une décomposition du métal, c'est-à-dire

la formation d'un *oxychlorure de cuivre*, qui imprègne les tissus au voisinage de l'électrode, et amène l'action thérapeutique désirée, absolument comme si on imprégnait les tissus d'oxychlorure de cuivre par tout autre moyen que par l'électricité : l'électricité n'agit en pareil cas que comme véhicule de cet agent thérapeutique.

L'électrolyse cuprique (1), qui est un procédé nouveau, donne de bons résultats ; toutefois elle ne saurait remplacer dans tous les cas l'électrisation au platine et au charbon, qu'on aura encore souvent à employer, ainsi que nous le verrons dans le courant de cet ouvrage.

Les électrodes devront être introduites, *aseptiques*, dans la cavité génitale préalablement *aseptisée*.

Le platine, le charbon et le cuivre seront aseptisés à l'eau bouillante. Le platine et le cuivre peuvent encore être aseptisés à l'étuve sèche. Avant d'en faire usage, on pourra les laisser tremper quelque temps dans une solution phéniquée à 1/20, ou dans de l'éther iodoformé.

Pour procéder à une séance de galvanisation, la femme est placée sur un meuble à spéculum, le ventre libre de tout vêtement.

Après avoir aseptisé le vagin et l'utérus par une injection, on place la plaque sur l'abdomen, et on la recouvre d'une serviette sur laquelle la femme applique ses deux mains pour exercer une pression continue.

La plaque est reliée à la pile par un fil conducteur.

Dans l'intérieur des organes génitaux, on applique, soit dans le vagin, soit dans la cavité cervicale, soit

(1) Voir DANIEL, *Archives de Gynécologie*, février 1896, page 81.

dans la cavité corporéale, l'électrode dont on aura fait choix, et on la relie à la pile par un autre fil conducteur.

On fait alors passer le courant, en suivant exactement l'aiguille du galvanomètre, et en interrogeant la femme sur la douleur qu'elle éprouve.

Galvanomètre et sensibilité féminine sont les deux guides sur lesquels on se basera pour fixer le nombre des éléments qu'on doit employer.

En général on ne dépassera pas 50 milliampères; en tous cas la douleur imposée à la femme devra toujours rester tolérable.

La séance durera, suivant le but qu'on se propose, de 5 à 20 minutes. Elle sera répétée 1 à 3 fois par semaine suivant les cas, et le traitement qu'on adopte.

Les séances sont faites en général au cabinet du médecin : c'est dire qu'elles permettront à la femme d'aller et de venir, tout en nécessitant un repos relatif.

### *c. Faradisation.*

Pour pratiquer la faradisation il faut :

une pile,

un appareil d'induction avec trembleur,

des électrodes.

On réunit en général dans un même appareil la pile et l'appareil d'induction avec trembleur.

Les modèles en sont nombreux. Le plus simple est le meilleur.

Je fais usage de l'appareil de Rebeyrotte, dont la pile fonctionne avec le liquide suivant :

| | | |
|---|---|---|
| Acide chlorhydrique | 150 | grammes |
| Acide sulfurique | 150 | » |
| Bichromate de potasse | 150 | » |
| Eau | 1.000 | » |

Il y a deux bobines : l'une à gros fil, l'autre à fil fin, pour répondre aux différents buts qu'on se propose.

Les autres détails de l'appareil et de son fonctionnement ne peuvent bien se comprendre qu'avec

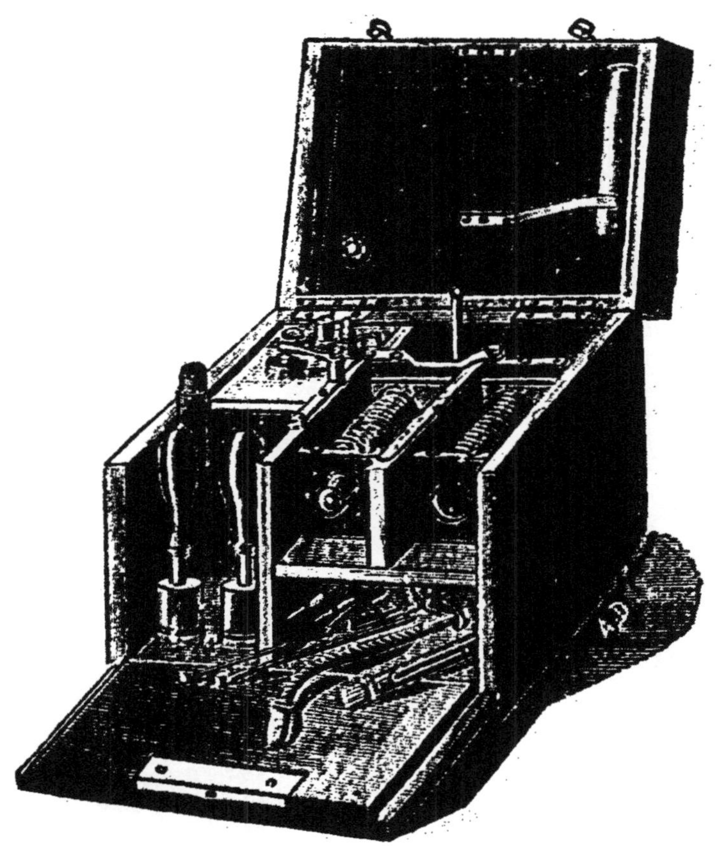

Fig. 10. — Appareil électrique à faradisation.

les pièces en main, et sont d'ailleurs fournis par le fabricant lui-même alors qu'il livre l'appareil.

Comme électrodes on fera usage d'électrodes simples ou bipolaires.

L'électrode bipolaire peut être vaginale (fig. 11) ou utérine (fig. 12. Dans l'un ou l'autre cas elle se

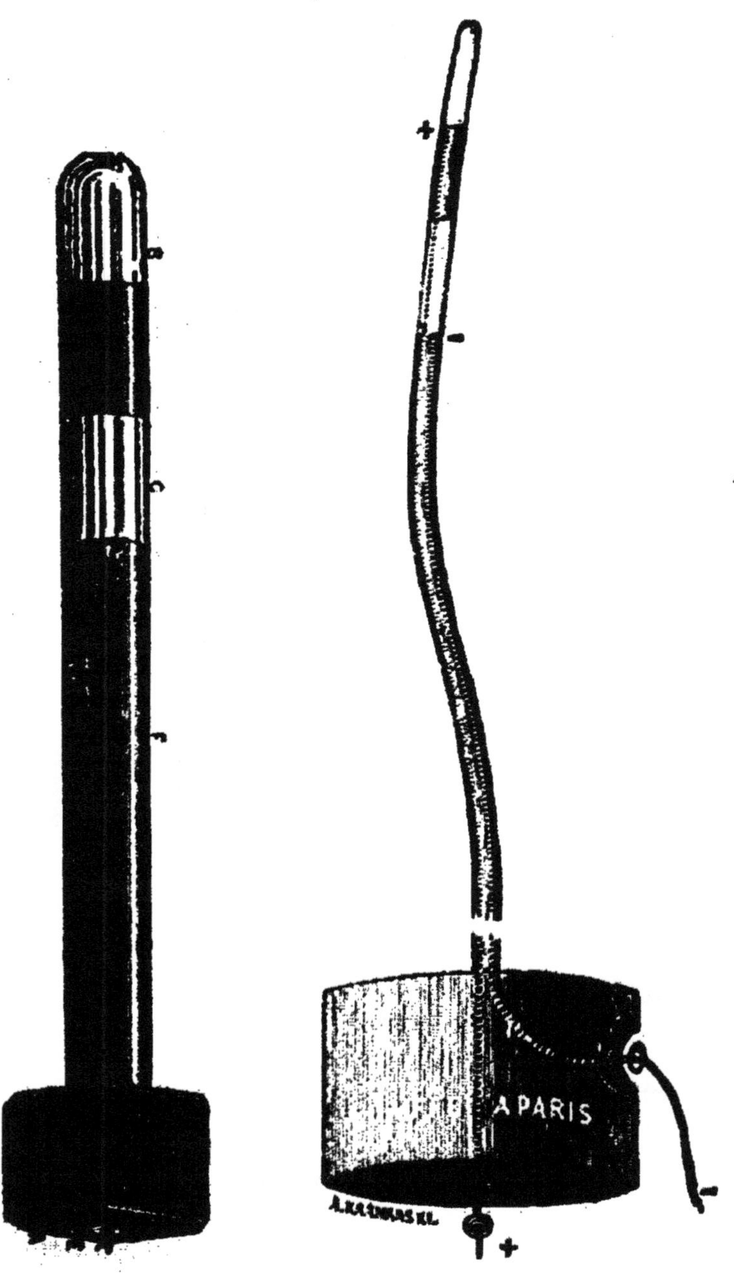

Fig. 11. — Électrode
vaginale bipolaire.

Fig. 12. — Électrode utérine
bipolaire.

composé d'une tige se terminant par deux manchons
métalliques, placés à une certaine distance l'un de

l'autre, et communiquant chacun avec un fil qui se fixe au manche de l'appareil.

Comme électrode simple on se sert du même charbon qu'on emploie pour la galvanisation (fig. 9) en mettant sur l'abdomen une plaque de métal recouverte ou non de peau de chamois; en pareil cas une petite plaque peut suffire.

Enfin quand l'électrisation doit rester extérieure on se sert des deux électrodes qu'on vend en général avec la boîte d'induction, et qui se composent de manches en bois, terminés par un charbon, ayant la forme d'un petit champignon, et recouverts de peau de chamois; on les imbibe de liquide au moment d'en faire usage.

Pour pratiquer la séance de faradisation, la femme étant placée sur le meuble à spéculum et l'intérieur des organes génitaux étant aseptisé si la faradisation doit être intra-génitale, on applique les électrodes sur la région voulue, et l'appareil étant mis en marche on fait passer le courant électrique, en réglant l'intensité à l'aide de la bobine qu'on enfonce plus ou moins, et en fixant la rapidité des interruptions par la manœuvre du trembleur, qu'un dispositif spécial permet d'arrêter au degré voulu.

La faradisation est surtout utile pour calmer les états névralgiques du système génital.

Tels sont les trois modes d'électricité, qu'on pourra employer en gynécologie; mais ce sont surtout les électricités galvanique et faradique qui seront utiles, et peut-être la galvanique plus que toute autre, de telle sorte que le médecin qui désirerait réduire au minimum son installation électrique, pourrait à la rigueur supprimer la franklinisation, et se borner à la faradisation et à la galvanisation, d'autant plus que c'est la franklinisation qui réclame le plus de place, et les appareils les plus coûteux.

## V. Massage

Massage, de μάσσειν, pétrir, englobe les frictions, pressions, ou actions mécaniques diverses, qu'on peut faire subir à un organe, à l'aide des doigts ou de tout autre intermédiaire.

Il ne sera naturellement ici question que du massage génital chez la femme.

On peut diviser le massage en deux grandes classes :

1° Le *massage actif*, celui que l'on fait à l'aide des mains, et qui constitue le massage proprement dit ;

2° Le *massage passif*, qui peut être *externe* et pratiqué à travers la paroi abdominale avec des sacs de plomb par exemple, ou interne à l'aide des pansements (bourrage du vagin) ou d'appareils spéciaux, appelés pessaires.

Nous allons examiner successivement chacune de ces variétés de massage.

### a. Massage actif (1).

Pour pratiquer le massage actif, la femme étant étendue, déshabillée, sur un plan horizontal, on introduit, comme pour le toucher, un ou deux doigts, index et médius de la main gauche, dans l'intérieur des organes génitaux, de manière à soutenir et relever l'organe qu'on devra masser, pendant que la

(1) Consulter LEDER, *Archives de Tocologie*, janvier, février, mars 1896.

main droite exerce à travers la peau de l'abdomen
des frictions sur l'organe en question.

La figure 13 montre le dispositif général de la malade et du médecin pendant la séance de massage.

La main gauche à l'intérieur ne masse pas, elle
reste fixe et se contente de soulever l'organe à mas-

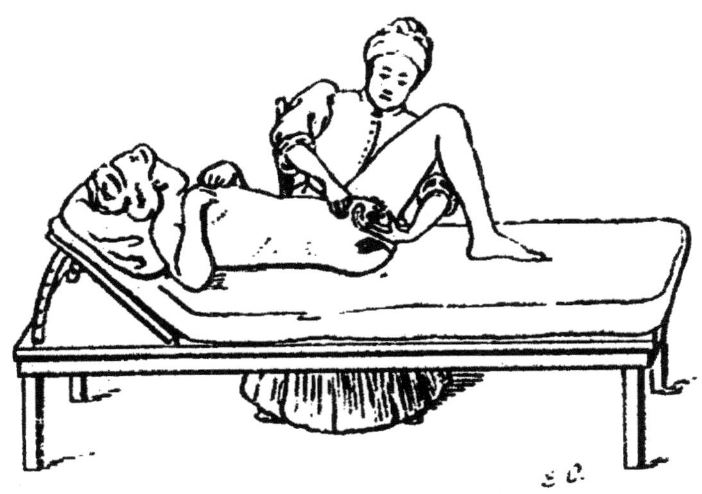

Fig. 13. — Dispositif général du massage.

ser, pour l'amener vers la main droite ou extérieure,
qui est seule la main active.

La main extérieure masse à travers la paroi
abdominale, dont elle s'entoure comme d'un gant
incomplet; la peau de l'abdomen fait corps avec
elle, de telle sorte que les frottements se passent
entre la face péritonéale de la paroi abdominale et
l'organe massé.

Ces frictions consistent tantôt en des mouvements
verticaux, tantôt en des mouvements horizontaux,
tantôt en des mouvements obliques, tantôt en des
mouvements circulaires.

Les manœuvres qui précèdent constituent la manœuvre élémentaire et fondamentale du massage; il

en est encore d'autres dont je ne parlerai pas ici, où de parti pris je veux rester élémentaire et enseigner juste ce qu'on doit savoir, quand on veut pratiquer le massage sans en faire une spécialité (1).

On peut de la sorte masser tous les organes pelviens : l'urètre, la vessie, l'utérus, corps et col, les trompes, les ovaires, les ligaments larges, les ligaments ronds. Enfin en introduisant un doigt dans le rectum on peut encore masser les produits pathologiques contenus dans le Douglas, dans la fossette rétro-ovarienne, enfin la paroi antérieure du rectum dans toute sa portion accessible.

Chaque séance de massage dure de 5 à 20 minutes, suivant la tolérance du sujet, suivant l'étendue des surfaces à masser, suivant le résultat qu'on poursuit.

Ces séances doivent être répétées tous les jours ou tous les deux jours.

Elles peuvent indifféremment être faites au domicile du médecin ou à celui de la malade.

Pour obtenir un résultat il faut une durée de traitement qui varie entre 15 jours et 2 mois.

Les séances doivent être interrompues pendant les règles; cependant chez les femmes qui ont un écoulement prolongé, il peut être repris après les premiers jours de la menstruation, alors que le flot le plus important de sang est passé.

Comment agit le massage?

En modifiant la circulation et par là même la vitalité de l'organe qu'on masse ;

En relâchant et en détachant les adhérences péri-

___

(1) Pour l'étude complète du massage, se reporter à mon *Traité de gynécologie*, 3<sup>e</sup> édition, 2<sup>e</sup> section ou *Thérapeutique générale*.

tonéales qui peuvent exister à la surface libre de cet organe ;

Enfin dans certains cas en modifiant la position de ces organes, alors qu'elle est vicieuse.

Aussi le massage sera-t-il surtout indiqué :

dans les déviations des organes génitaux,

dans les adhérences périgénitales,

dans les anciennes inflammations, en pleine chronicité.

Je l'ai surtout vu salutaire dans les cas d'adhérences anciennes, qui sont pour la femme la source de douleurs très pénibles, et contre lesquelles, en dehors du traitement chirurgical, on est à peu près désarmé.

Le massage en pareil cas est précieux.

Au bout de 4 ou 5 séances la plupart des femmes sont notablement soulagées, et beaucoup ne souffrent plus après un ou deux mois de traitement.

La principale source du soulagement, en pareil cas, paraît être le relâchement ou le détachement des adhérences.

Par exemple, quand il s'agit d'une rétroversion irréductible par adhérences, on voit, au bout d'un mois de massage, la femme ne plus souffrir, alors que la déviation n'est pas encore corrigée, mais que l'utérus est simplement devenu mobilisable, ce qui veut dire que les adhérences se sont relâchées sans que l'utérus ait réintégré sa position normale. Les adhérences étaient donc seules la source de douleurs, puisque seules à ce moment du traitement elles sont modifiées.

Le massage est contre-indiqué dans tous les états aigus ou subaigus : car tenté en pareil cas, il agit à la façon d'un simple traumatisme qui aggrave la situation.

Il est également contre-indiqué toutes les fois qu'il existe une collection purulente, et d'une façon générale une collection liquide (pus, sang ou sérosité) : car en pareil cas on ne peut espérer la guérison avec le massage, et on s'expose, par les manipulations qu'il exige, à amener la rupture de la poche liquide et aux graves conséquences de cette rupture.

En un mot il ne faudra recourir au massage que dans les cas franchement chroniques et en l'absence de toute collection liquide.

Bien indiqué et bien pratiqué, il constitue un moyen thérapeutique précieux, efficace, auquel on peut recourir sans être spécialiste dans la matière.

### b. Massage passif.

Le massage passif peut être externe (sacs de plomb sur l'abdomen) ou interne (bourrage du vagin ou pessaires).

1° *Compression plombée.* — Dans un sac de flanelle, de toile ou de peau de chamois on enferme du plomb de chasse le plus fin (cendrée). On place sur ce sac deux ligatures, l'une à l'entrée pour empêcher la sortie du plomb, l'autre sur le milieu, ainsi que l'indique la figure 14, de manière à diviser le sac en deux compartiments, bissac, qui contiennent une quantité égale de plomb. Le sac est appliqué sur l'abdomen, ainsi que l'indique la figure 14, en rapport avec les deux régions ovariennes, sur lesquelles il doit exercer la compression.

Ce bissac doit être appliqué matin et soir, au lit, pendant 2 à 3 heures.

Chez les femmes qui reposent facilement sur le dos

et qui peuvent dormir avec le sac appliqué, on peut le laisser en place pendant toute la nuit.

On commence par appliquer 300 à 500 grammes de plomb de chaque côté, et on augmente progressi-

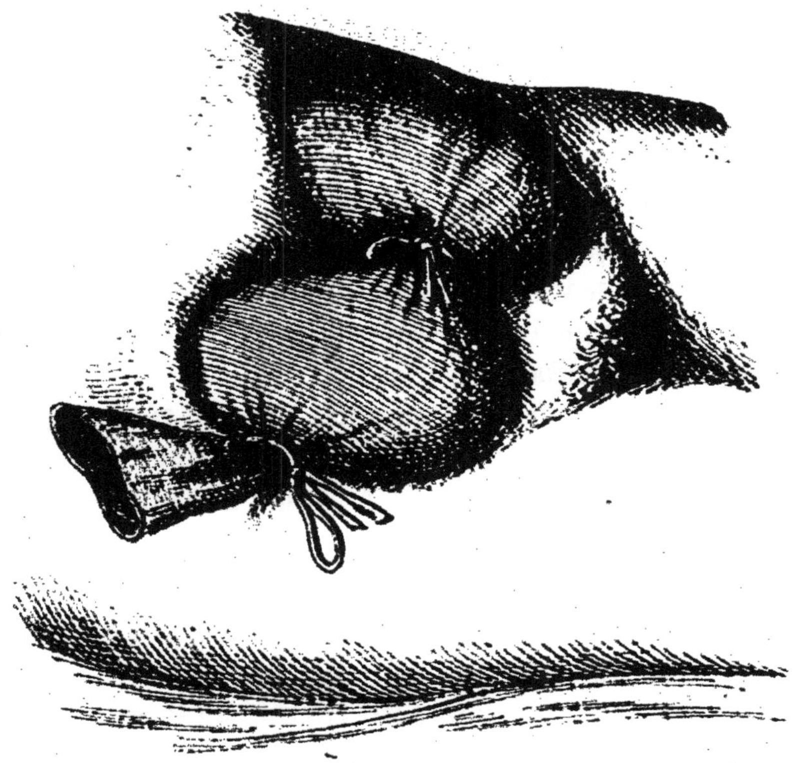

Fig. 14. — Bissac en toile ou en flanelle rempli de plomb
et appliqué sur l'abdomen.

vement de 100 à 200 grammes par jour et par côté, jusqu'à arriver à 3 kilos de chaque côté, rarement davantage.

Pendant les règles la compression sera diminuée de moitié, des 2/3, ou supprimée, suivant l'intolérance de la femme. Le critérium sera la douleur éprouvée par la patiente; il ne faut pas que la compression soit douloureuse. Aussitôt les règles terminées, on remontera en deux ou trois jours au poids existant avant le début de la menstruation.

Cette compression doit être faite pendant une durée à peu près équivalente à celle du massage manuel, c'est-à-dire de 15 jours à 2 mois.

Elle peut être pratiquée seule, ou mieux associée à un autre moyen, massage manuel, bourrage du vagin, dont elle constitue l'heureux complément.

La compression plombée m'a donné de bons résultats dans deux genres de cas :

1° Les salpingo-ovarites anciennes, et douloureuses, sans trace de collection liquide ;

2° La névralgie tubo-ovarienne, sans trace de lésion du système génital.

Comme tous les traitements, elle ne réussit pas constamment ; mais c'est un moyen que je tente toujours en pareil cas : car, à moins de contre-indication, il n'est pas dangereux, et j'ai vu plusieurs femmes complètement guéries par son emploi exclusif, alors que j'employai ce moyen isolé pour bien en juger la valeur.

Les contre-indications sont l'acuité ou la subacuité de l'inflammation, ou l'existence d'une collection liquide, en somme les mêmes que celles du massage manuel.

2° *Bourrage du vagin*. — Le bourrage du vagin, auquel les Nord-Américains donnent le nom de *Colummisation*, et que je crois avoir été le premier à appliquer en France, alors même que j'ignorais que le même moyen fût appliqué en Amérique, consiste, ainsi que son nom l'indique, à distendre le vagin avec du coton ou de la gaze, de manière à exercer une compression excentrique sur tous les tissus du voisinage ; c'est une sorte de massage prolongé intra-vaginal, très analogue, sauf le lieu, avec celui exercé à travers la paroi abdominale par les sacs de plomb.

La compression plombée et le bourrage du vagin sont donc deux moyens thérapeutiques frères, agissant l'un à l'extérieur par pesanteur, l'autre à l'intérieur par distension.

Voici comment j'exécute le bourrage :

La femme étant sur le meuble à spéculum, après avoir nettoyé le vagin à l'aide d'une injection, ou en promenant avec une pince un petit tampon de coton à sa surface de manière à le balayer, j'introduis le spéculum Cusco, celui dont j'ai l'habitude de me servir, tout autre d'ailleurs pourrait faire l'affaire ; je verse à l'entrée de l'instrument un demi-verre à liqueur environ de glycérine qui s'écoule vers le cul-de-sac postérieur ; puis, suivant que la femme par sa position sociale doit ou non être incommodée par l'odeur de l'iodoforme, j'insuffle un gramme environ de cette poudre sur la glycérine ou non ; au point de vue médical l'addition de l'iodoforme est de beaucoup préférable. Enfin j'applique (fig. 13) cinq tampons de coton hydrophile, gros chacun comme un petit abricot : un dans le cul-de-sac postérieur, un dans chacun des culs-de-sac latéraux, un dans le cul-de-sac antérieur, et un dernier en face du col au-dessous du tampon précédent ; puis je retire le spéculum en maintenant les tampons en place à l'aide d'une pince. Je m'assure ensuite avec le doigt que ces tampons sont bien restés en place, et au besoin je les repousse un peu.

En résumé : spéculum, glycérine, oui ou non iodoformée, 5 tampons, ablation spéculum.

La femme doit garder ce pansement en moyenne

deux jours jusqu'à trois d'une consultation à l'autre, c'est-à-dire que le pansement est renouvelé au cabinet du médecin, les lundi, mercredi, vendredi, ou mardi jeudi et samedi, jours habituels de consultation médicale.

Dans l'intervalle des pansements pas de précaution spéciale à prendre autre que de se garnir comme au

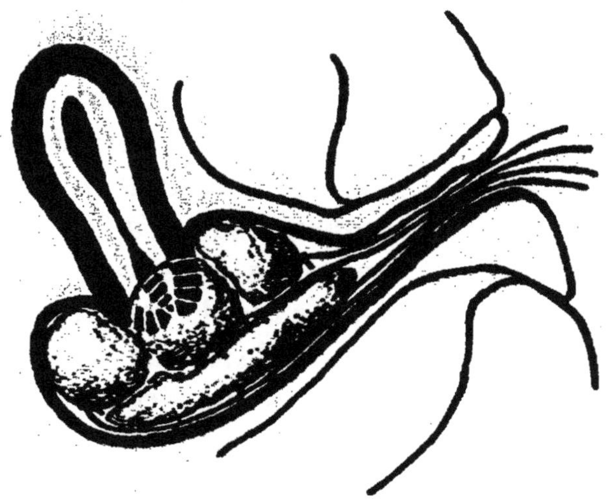

Fig. 15. — Bourrage du vagin.

moment des règles : car sous l'influence de la glycérine il se fait une sécrétion abondante, qui pourrait même effrayer la patiente, si elle n'était prévenue.

La vie conjugale est naturellement empêchée par la présence des tampons qui obstruent le vagin ; ceci n'est pas au point de vue de la guérison un des moindres bienfaits du pansement.

En général ni la défécation ni la miction ne sont gênées par le pansement ; si elles l'étaient, la femme pourrait enlever elle-même un ou plusieurs tampons de manière à faciliter cet acte naturel.

La femme peut vaquer à toutes ses occupations, quelque fatigantes qu'elles soient.

Le pansement sera retiré par le médecin lui-même au moment de faire un nouveau bourrage.

Chez la femme dont l'entrée vulvaire est lâche, il arrive qu'au moment de la défécation un ou plusieurs tampons s'échappent. Le seul inconvénient est de diminuer l'efficacité du pansement, en rendant moins complet le bourrage.

Au lieu de tampons on peut se servir d'une bande de gaze simple ou iodoformée, avec laquelle le pansement est même mieux fait; mais la bande a le désavantage de constituer un mode de pansement assez coûteux, ce qui pour l'hôpital et les cliniques mérite considération et fait en général préférer les tampons.

Les cas où l'on peut appliquer le bourrage du vagin sont à peu près les mêmes que ceux où le massage manuel est indiqué, à savoir :

dans les déviations des organes génitaux,

dans les adhérences périgénitales,

dans les anciennes inflammations, en pleine chronicité.

On l'associera avantageusement au massage manuel et à la compression plombée.

Les contre-indications seront les mêmes que celles du massage manuel :

acuité ou subacuité d'une inflammation,

présence d'une collection liquide.

Toutefois cette dernière contre-indication est très discutable : car s'il s'agit d'une collection peu volumineuse, d'un pyosalpinx, hydrosalpinx, le bourrage peut dans certains cas amener, de même que la dilatation de l'utérus, et plus simplement qu'elle, l'évacuation de la collection; bien que j'estime que dans ces cas l'intervention chirurgicale soit indispensable pour la guérison complète, le bourrage pourra parfois être essayé avec avantage et amener souvent des guérisons définitives, des améliorations très nettes, ou de longues périodes de répit dans la marche de la maladie.

3° *Pessaires.* — Par *pessaire*, on entend tantôt un médicament de forme consistante qu'on introduit dans le vagin, où il doit fondre et agir comme topique (tels les suppositoires vaginaux), tantôt un instrument destiné à maintenir l'utérus.

Donc deux variété de pessaires :

les uns *médicamenteux;*

les autres *instrumentaux.*

Laissons de côté les premiers, qui font partie de la médication locale; je me bornerai à l'étude des seconds, auxquels d'ailleurs on réserve presque exclusivement la dénomination de pessaires.

Il existe quatre variétés de pessaires instrumentaux :

1° *les vagino-abdominaux;*

2° *les vaginaux;*

3° *les utérins ou intra-utérins;*

4° *les combinés ou mixtes.*

Ces diverses appellations se définissent d'elles-mêmes.

1° *Pessaires vagino-abdominaux.* — Ces pessaires sont composés d'une pelote ou d'un anneau vaginal, fixé par des liens à une ceinture abdominale.

Il en existe de nombreux modèles; le plus simple est le meilleur, par exemple celui de Courty, représenté par la figure ci-jointe (fig. 16).

Ils sont destinés à remédier au prolapsus utérin.

2° *Pessaires vaginaux.* — Les pessaires vaginaux sont ceux qui ont le plus excité et tenté le génie inventif des gynécologues.

Chacun, dans l'espoir de passer à la postérité, a voulu attacher son nom à un nouveau modèle.

Dans ce fatras d'inventions souvent incohérentes, je ne mentionnerai que trois variétés; je pourrais

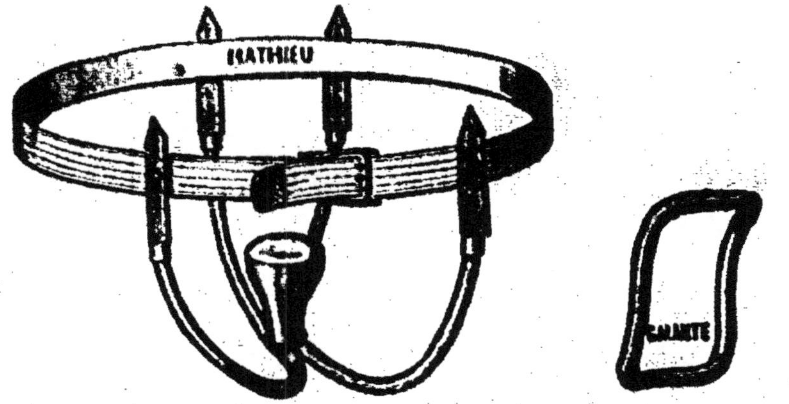


Fig. 16. — Pessaire vagino-abdominal (Courty).

Fig. 17. — Pessaire (Hodge).

même, si je ne craignais d'être exclusif, me borner à une, la dernière.

Les trois pessaires en question sont ceux de *Hodge, Schultze* et *Dumontpallier.*

Le *pessaire de Hodge* (fig. 17) rappelle un rectangle à angles mousses, qui, vu de profil, donne la courbure de la lettre S.

Il est fait en caoutchouc durci, en aluminium, en celluloïde, quelquefois en métal malléable, de manière à pouvoir être changé légèrement de forme suivant les cas.

Le *pessaire de Schultze* (fig. 18) a la forme d'un 8 de chiffre. Il se place dans le vagin, de telle sorte que le col occupe l'anneau postérieur, l'anneau antérieur distend le vagin et vient prendre point d'appui contre la symphyse pubienne.

Le *pessaire de Dumontpallier*, encore désigné sous le nom de *Meyer*, se compose d'un simple anneau élas-

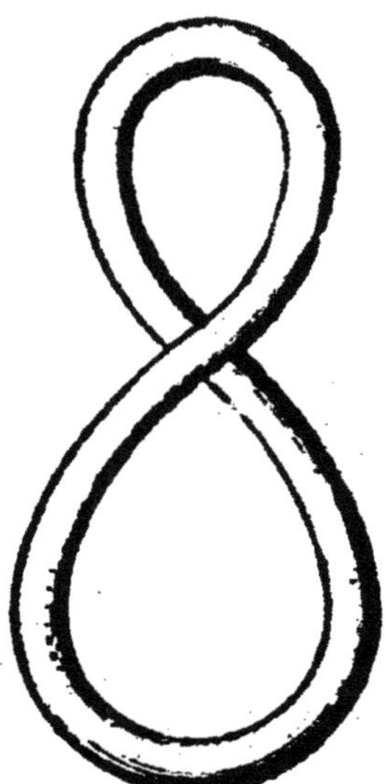

Fig. 18. — Pessaire (Schultze).

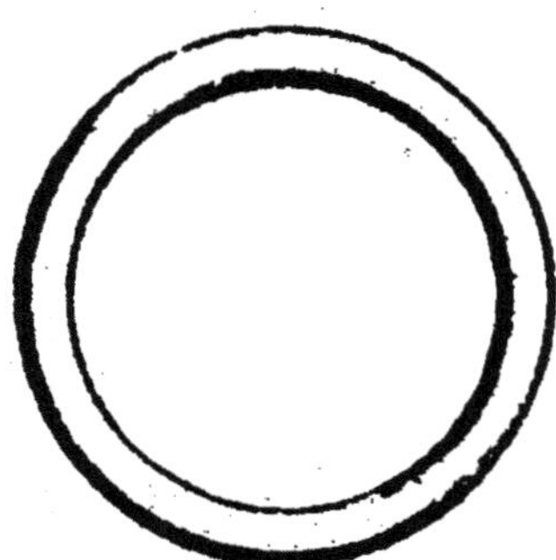

Fig. 19. — Anneau élastique.

tique, qu'on introduit dans le vagin en l'aplatissant, et qui, laissé libre, reprend sa forme arrondie.

La partie postérieure de l'anneau occupe le cul-de-sac postérieur, tandis que l'antérieure distend la partie antérieure du vagin.

Malgré les critiques qu'on lui a adressées, cet anneau élastique est susceptible de répondre comme pessaire à la plupart des besoins de la gynécologie : je l'emploie presque exclusivement.

3° *Pessaires intra-utérins.* — Les pessaires intra-utérins sont de deux sortes, les uns rigides (fig. 20) destinés à maintenir l'utérus droit, alors qu'ils sont introduits dans la cavité utérine, les autres souples, en caoutchouc, perforés d'un canal, forment une sorte de drainage utérin, facilitant l'écoulement des mucosités.

Les premiers sont avantageusement employés dans nombre de flexions utérines ou de cas d'étroitesse de

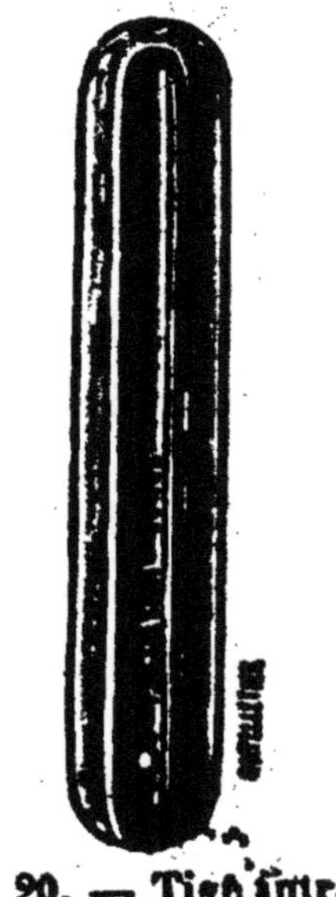

Fig. 20. — Tige intra-utérine métallique (AUVARD).

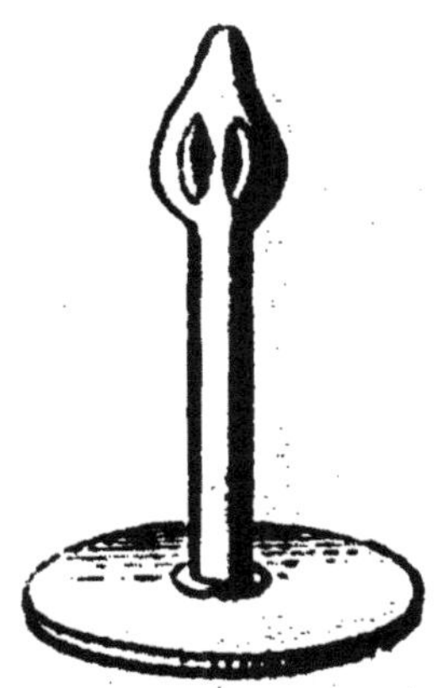

Fig. 21. — Pessaire intra-utérin, en caoutchouc mou (GREEN-HALO).

l'isthme; ils ne sont pas dangereux quand ils sont appliqués avec les précautions antiseptiques suffisantes. Les seconds sont d'une efficacité moindre: car la souplesse du caoutchouc est insuffisante à maintenir la perméabilité du canal utérin ou la rectitude de cet organe, alors qu'il est fléchi; aussi le pessaire intra-utérin souple a-t-il à peu près complètement disparu de la thérapeutique gynécologique, malgré les tentatives de réhabilitation dont il a été récemment l'objet.

4° *Pessaires mixtes ou combinés.* — Ces pessaires

composés d'une tige fixée à un anneau sont à la fois intra-utérins par la tige médiane, et vaginaux par l'anneau. Ils sont peu employés. L'étude que j'en ai faite ne m'a pas encouragé dans leur emploi.

Des différents pessaires qui viennent d'être examinés et dont il sera de nouveau question à propos des déviations utérines, on voit donc que deux méritent seulement d'être retenus :

le *vagino-abdominal de Courty*,

et surtout l'*anneau élastique de Dumontpallier*.

Les pessaires, alors qu'ils sont bien appliqués et surveillés, sont sans danger; mais il n'en est pas de même quand, avec des malades négligentes, ils sont abandonnés pendant plusieurs années dans la cavité vaginale, paraissant totalement oubliés par les femmes qui les portent.

Les accidents auxquels ces pessaires oubliés peuvent donner lieu, sont les suivants :

perforation du rectum, de la vessie, du rectum et de la vessie, d'un uretère, de l'urètre, du cul-de-sac de Douglas;

pénétration du pessaire dans le tissu cellulaire péri-vaginal, ou pénétration du pessaire vaginal dans l'utérus.

Ces divers accidents ne sauraient faire abandonner l'usage des pessaires, qui est précieux dans un grand nombre de cas; mais ils avertissent le gynécologue que l'usage de ces appareils doit être surveillé avec soin, moyennant quoi aucune complication de ce genre n'est à redouter.

## VI. Hydrothérapie.

Par hydrothérapie on doit entendre la thérapeutique des maladies par l'eau.

Au point de vue gynécologique nous avons à étudier :

1° Les injections,

2° L'hydrologie simple : bains, douches,

3° L'hydrologie thermo-minérale : Eaux minérales.

Examinons successivement ce qu'il nous est indispensable de connaître à cet égard, pour pouvoir faire de la bonne thérapeutique gynécologique.

### 1° Injections.

En gynécologie on fait usage fréquent parfois même excessif des injections vaginales et des injections rectales.

Examinons d'abord l'instrumentation nécessaire pour la pratique de ces deux variétés d'injection.

*a.* **Injection vaginale.** — D'un bloc j'élimine, pour les injections, tous les appareils à pompe, dits *systèmes américains* ou analogues; ils ne valent rien, d'abord parce que leur complication empêche leur asepsie; puis parce qu'ils injectent de l'air avec le liquide; enfin, parce qu'ils sont tous fort impropres à certains usages, notamment à l'injection thermo-mécanique; nous comprendrons pourquoi quand nous aurons vu le mode d'administration de cette injection.

J'élimine aussi les siphons, *vide-bouteilles* et autres appareils du même genre, parce qu'ils sont inférieurs aux appareils que je vais décrire, qui me semblent le mieux satisfaire tous les besoins de la thérapeutique gynécologique.

Examinons successivement :

*a.* L'appareil émetteur,

*b.* La canule,

*c.* L'appareil récepteur.

1° *Appareil émetteur.* — Il faut un réservoir contenant deux litres ou mieux encore quatre litres de liquide, en *métal émaillé*, qui est préférable au verre (trop fragile) ou au nickel (altéré par certains médicaments, le sublimé par exemple), de *forme sphérique*, c'est le plus commode à nettoyer, ou de *forme cylindrique*, c'est le plus pratique pour suspendre.

Gradué dans l'intérieur, une ligne noire par litre.

Plus l'appareil est simple, meilleur il est, car la simplicité est la mère de l'asepsie. Aussi éliminera-t-on tous les enjolivements et soi-disant perfectionnements, tels qu'addition de thermomètre, ou encore celle d'un tuyau de verre extérieur, pour indiquer le niveau du liquide dans le vase ; tout cela est fantaisie malsaine de fabricant.

L'appareil en métal émaillé est le meilleur ; toutefois pour les femmes qui désirent voyager, se déplacer, il est encombrant. Pour ces nomades, la *poche-caoutchouc* est préférable : c'est l'*injecteur nomade* par excellence ; il se roule facilement et se place sans difficulté dans un coin quelconque de malle. Sa contenance habituelle est de deux litres, on en fait de plus grands, celui de deux litres est le meilleur modèle. Un anse de ficelle permet de le suspendre aisément, et en rend l'usage commode.

2° *Canule.* — La canule est l'introducteur du liquide dans la cavité naturelle, le vagin dans le cas actuel.

La forme de la canule varie suivant le but qu'on se propose.

Pour l'injection hygiénique, c'est-à-dire le simple nettoyage du vagin, un tube rigide, bien mousse à son extrémité, d'une longueur de 15 centimètres, est le meilleur appareil (fig. 22).

Les trois substances les plus communément employées pour la fabrication de ces canules sont : le caoutchouc, le verre, le métal.

Le verre a l'inconvénient de se casser trop facilement.

Le caoutchouc soit rigide, soit demi-rigide, est, surtout quand il est demi-rigide, mieux accepté par la femme, son introduction est en effet moins pénible que celle d'un corps dur. Mais il est difficile à nettoyer, les canules en caoutchouc sont de véritables repaires de microbes, et cette considération doit les faire éliminer.

La canule métallique est donc la meilleure. Je donne la préférence à celle représentée par la figure 22.

Pour l'injection thérapeutique la canule précédente ne saurait suffire.

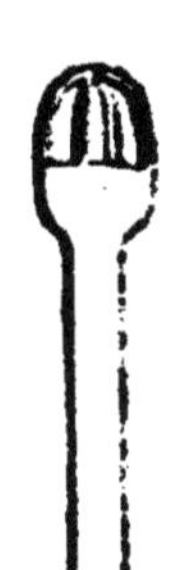

Fig. 22. — Canule vaginale métallique (Auvard).

Quel que soit en effet le but thérapeutique qu'on vise : soit contact de médicament sur la muqueuse vaginale et cervicale, — soit distension mécanique du vagin, — soit influence thermique chaude ou froide sur la paroi vaginale, l'utérus et les tissus avoisinants, — ce qu'il faut, c'est distendre le vagin, le gonfler avec le liquide injecté comme on le ferait pour un ballon de caoutchouc : car cette distension, étalant la muqueuse vaginale, l'expose au contact du médicament, et d'autre part elle agit mécaniquement sur les organes et tissus du voisinage, d'autant mieux qu'elle est plus complète ; enfin plus le vagin sera distendu, plus la température chaude ou froide du liquide qu'il contient se fera sentir dans la zone avoisinante.

Pour *bien distendre le vagin*, pour le *ballonner*, il faut une canule spéciale qui permette de régler l'entrée et la sortie de liquide, *une canule régulatrice.*

Cette canule régulatrice, faite soit en métal, soit en faïence, se compose (fig. 23) d'un *obturateur vulvaire,*

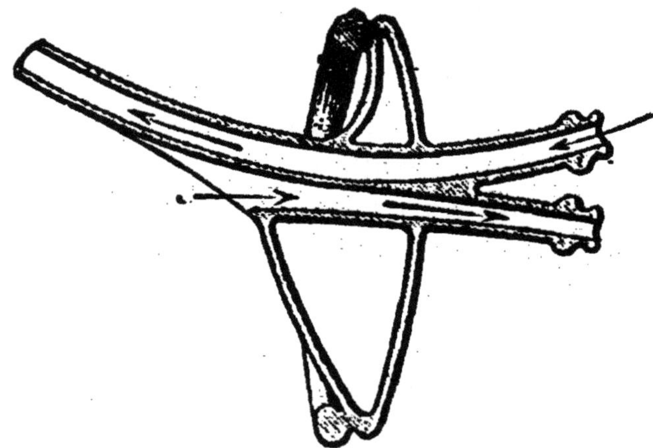

Fig. 23. — Canule vaginale régulatrice (coupe, AUVARD).

sorte de disque ovale, légèrement conique sur sa face vaginale, de manière à s'enfoncer par cette pointe dans l'orifice vulvo-vaginal. Il est traversé par deux canules, fusionnées, dont l'une est destinée à verser le liquide dans le vagin et l'autre à le ramener au dehors.

Cette sonde s'introduit dans le vagin par son bout le plus long, l'obturateur est appliqué sur la vulve et y est maintenu soit par la pression de la main, soit à l'aide d'un bandage en T, analogue à celui représenté par la figure 24.

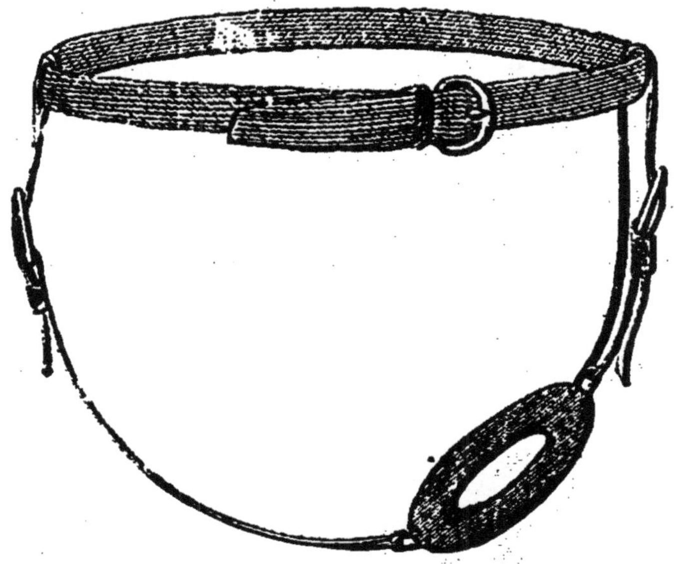

Fig. 24. — Appareil fixateur de la canule régulatrice vaginale.

La figure 25 permettra de comprendre facilement le mode d'usage de la canule régulatrice.

Sur cette figure on voit la canule en place, maintenue appliquée contre la vulve par le bandage fixateur. Les deux tubes d'arrivée et de sortie du liquide sont dessinés dans une petite portion de leur longueur.

Pour que l'injection réalise le but qu'on se propose, il faut que le liquide distende bien complètement le vagin, ainsi que le montre la figure 25. Cette distension se produira si, l'appareil étant bien appliqué contre la vulve, de manière à en obstruer exactement l'orifice, la sortie du liquide s'effectue avec moins de facilité que la pénétration. La distension du vagin sera proportionnelle à la différence qui existe entre la facilité de pénétration du liquide et la difficulté de sa sortie. Nous verrons ultérieurement, à propos du mode d'administration de l'injection, comment la femme doit régler elle-même l'entrée et la sortie du liquide pour arriver à ce résultat.

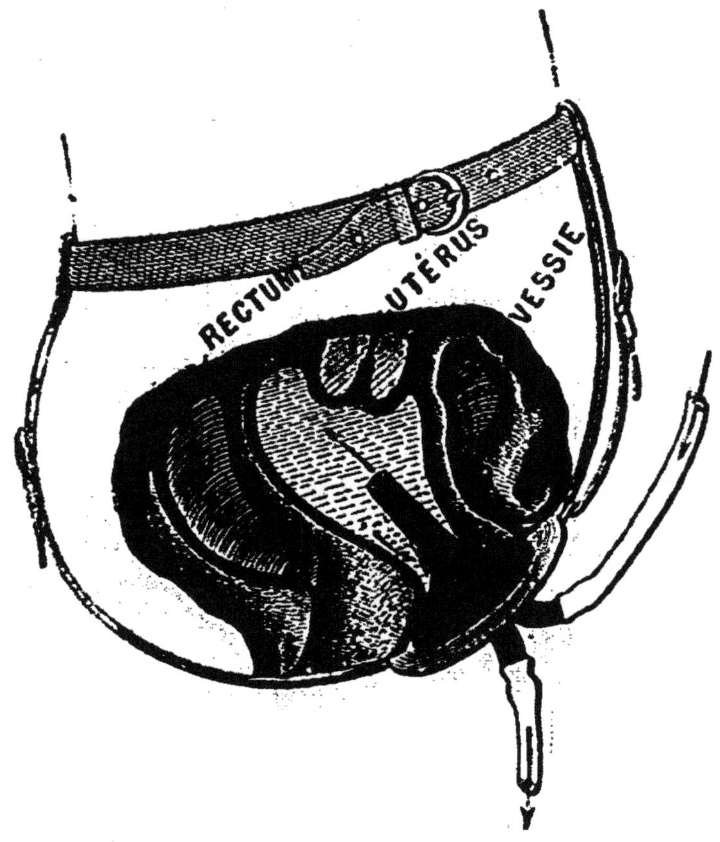



Fig. 23. — Canule vaginale régulatrice en place et maintenue par son appareil fixateur.

**3° *Appareil récepteur*.** — L'appareil récepteur du liquide injecté variera suivant que la femme prend l'injection *accroupie, assise* ou *couchée*.

*Accroupie*, la femme peut se servir d'une cuvette quelconque.

*Assise*, elle placera sous le siège un imperméable qui tombe dans un seau, de manière à y conduire le liquide. Le dispositif est d'ailleurs le même, si la femme est couchée en travers de son lit, chaque pied sur une chaise, et la tête soulevée par un ou plusieurs oreillers, *position demi-assise*, qu'on emploie volontiers pour les grands lavages des suites de couches.

*Couchée*. La femme étant couchée dans sa position naturelle, on glisse sous le siège légèrement soulevé un bassin approprié.

*b.* **Lavements.** — Examinons maintenant l'instrumentation nécessaire pour les *injections rectales* ou *lavements*.

Les *lavements thermo-mécaniques*, qui constituent seuls les injections rectales, nécessitent une instrumentation plus compliquée; ils exigent l'emploi d'une canule à double courant. Je conseille l'usage de la canule représentée par la figure 26. Les deux

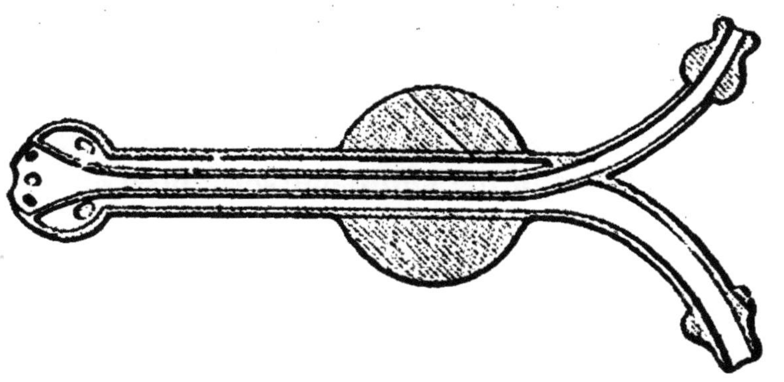

Fig. 26. — Coupe de la canule rectale régulatrice, montrant le double courant intérieur (AUVARD).

petites sphères qui sont à chaque extrémité du canal anal, maintiennent l'instrument alors qu'il est appliqué, afin qu'il ne pénètre pas trop loin ou qu'il ne sorte pas. Dans le cas où le sphincter anal ne présente pas une tonicité suffisante pour le maintenir en place, on le fixe à l'aide d'un bandage en T, analogue à celui employé pour la *canule vaginale régulatrice* (fig. 24). Cette *canule rectale régulatrice* offre la plus grande analogie avec la canule vaginale du même nom ; elle permet l'injection rectale exactement dans les mêmes conditions que l'injection vaginale ; si sa forme diffère, c'est uniquement parce que la conformation de l'anus est autre que celle de la vulve et nécessite une adaptation différente. Les appareils émetteur et récepteur de liquide pour cette injection rectale seront les mêmes que pour l'injection vaginale ; nous verrons leur fonctionnement à propos du mode d'administration.

### *Mode d'administration.*

Commençons par les injections vaginales, nous verrons après les lavements.

a. *Injections vaginales.* — L'injection hygiénique ou de propreté peut être prise *couchée* ou *accroupie.*

*Couchée* quand, par exemple, il s'agit d'une accouchée qui ne peut se lever, ou d'une malade qui ne doit pas quitter son lit ; sinon elle sera aussi efficace, *accroupie.*

*L'injection couchée* se donne de la façon suivante :

Une aide est indispensable, la femme ne pouvant quitter son lit, ni par conséquent faire le nécessaire. Deux litres de solution antiseptique étant préparés, conformes à l'ordonnance du médecin, en général solution de sublimé à 1/2000 ou d'acide phénique à 1/100, sont versés tièdes dans l'appareil émetteur, qui est suspendu, ainsi rempli, au mur le plus voisin de l'alitée, à un mètre environ au-dessus du niveau des organes génitaux. Le tuyau de l'injecteur est muni de la canule métallique (fig. 22) et fermé à l'aide d'un robinet. — On place sous le siège le bas-

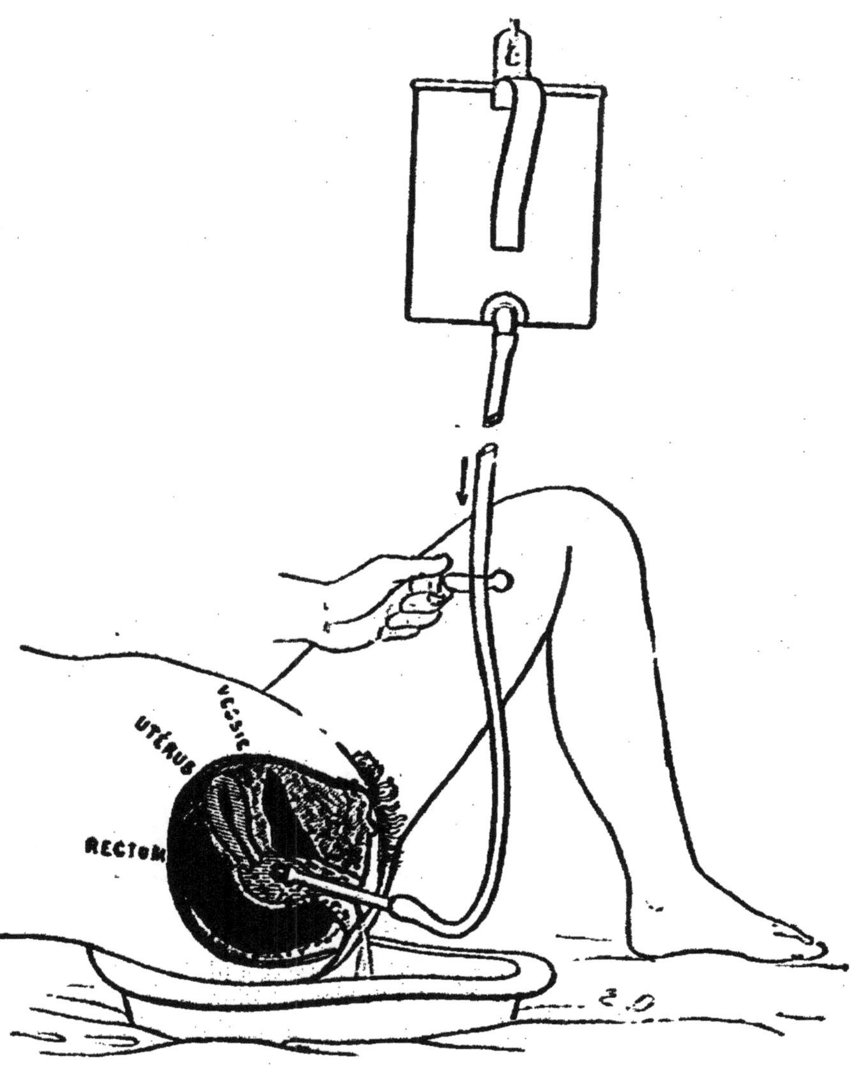



Fig. 21. — Injection couchée.

sin receveur. — La femme ou l'aide saisit alors la canule, fait, en ouvrant le robinet, couler un peu de liquide qui s'était refroidi dans le tube de caoutchouc. — Puis la canule, enduite de vaseline, est introduite dans le vagin, de la longueur du doigt environ. La canule est maintenue en place à l'aide d'une main, tandis que l'autre ouvre le robinet pour permettre l'écoulement du liquide.

Quand le liquide s'est complètement écoulé, on retire la canule, et la femme fait un léger effort expulsif pour chasser du vagin le liquide qui a pu y rester. Le bassin est enlevé de dessous le siège, et toute la région est séchée avec un linge ou du coton hydrophile. L'injection est terminée.

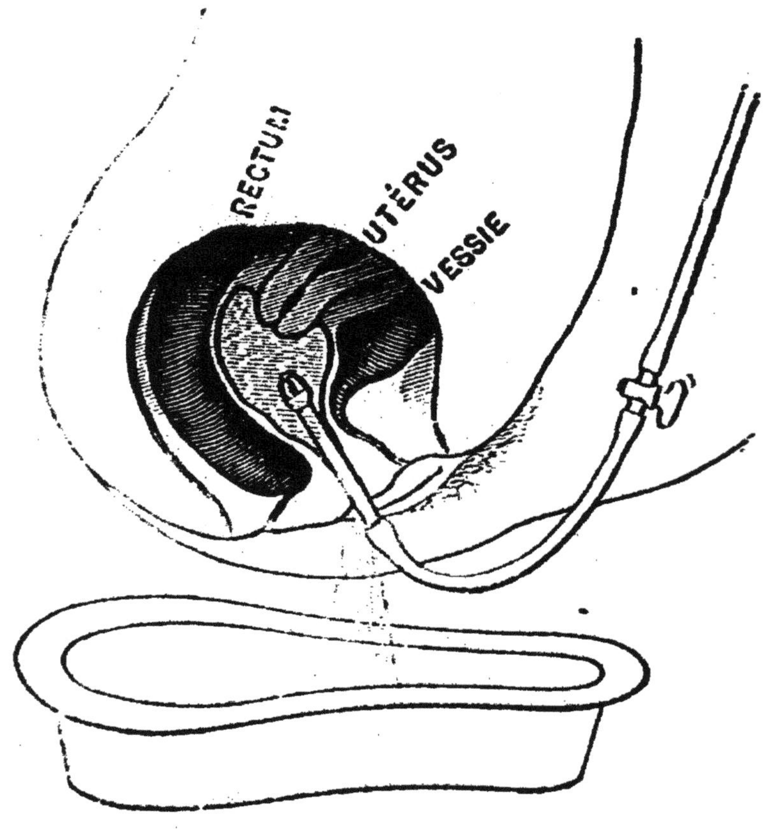



Fig. 28. — Injection accroupie.

Pour l'*injection accroupie* (fig. 28), l'injecteur étant chargé comme précédemment, le suspendre à 1ᵐ.50

environ au-dessus du sol, la femme s'accroupit au-dessus d'un bassin quelconque dont la forme a peu d'importance, puisqu'il n'y a que voisinage entre le siège et le bassin, et non contact. La canule est introduite suivant les mêmes détails que pour l'injection couchée ; elle est maintenue avec une main, pendant que l'autre main ouvre le robinet. Le liquide s'écoule pendant quelques secondes et l'injection est faite.

*Quelle que soit l'injection qu'on pratique, une toilette vulvaire préalable est toujours indispensable ; sans quoi on s'expose à faire pénétrer des germes septiques de la superficie vers la profondeur.*

*L'injection thérapeutique* doit être prise assise au bord d'un fauteuil (fig. 29). Le fauteuil est plus commode que la chaise, parce qu'il permet de prendre point d'appui sur les bras pendant la durée de l'injection, qui peut être parfois assez longue.

Sur le fauteuil (fig. 29) on place une toile cirée ou imperméable quelconque, repliée sur le meuble en arrière ou soulevée par un petit coussin, de telle sorte que le liquide ne puisse s'écouler dans cette direction ; cette toile vient tomber en avant dans un seau destiné à recueillir le liquide.

On prépare dans un broc de contenance suffisante (10 à 20 litres) ou dans plusieurs si l'irrigation comporte une plus grande quantité de liquide, la solution telle qu'elle a été prescrite avec la température désignée, en ayant soin que cette température soit de 4 à 5° supérieure à celle qu'on désire, à cause du refroidissement qui va se faire jusqu'au moment de l'utilisation du liquide.

La solution injectable étant prête, la femme introduit dans le vagin la canule régulatrice (fig. 23) et la fixe en place à l'aide du bandage approprié (fig. 24). La canule est reliée à l'injecteur par un tuyau de caoutchouc sur lequel on adapte un robinet et au seau par un autre tube analogue avec même robinet.

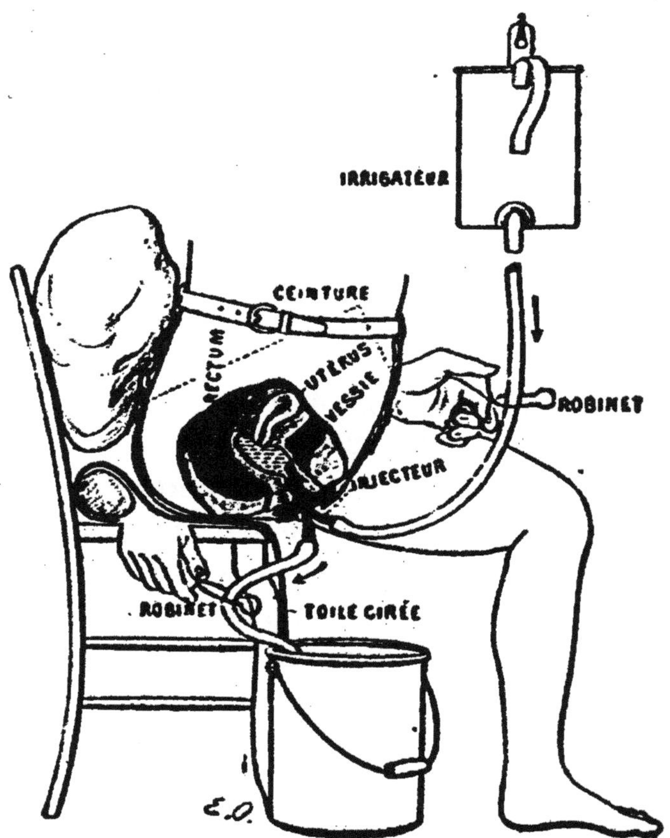


Fig. 29. — Injection assise, prise avec la canule vaginale régulatrice.

La femme verse alors le liquide préparé dans l'injecteur suspendu au mur, à 1<sup>m</sup>,50 au-dessus du niveau des organes pelviens, ou, si elle a une aide, ce qui vaut mieux mais sans être indispensable, l'injection pouvant être prise par la malade seule, elle prie cette aide de verser le liquide dans l'injecteur. Elle s'assied au bord du fauteuil et, prenant un robinet de chaque main, elle procède à l'opération.

Elle ouvre d'abord le robinet de pénétration, puis, quand elle sent une certaine tension au niveau du vagin, elle ouvre celui de sortie; puis, laissant constamment ouvert le robinet de pénétration, elle ouvre de temps en temps celui de sortie, de manière que deux litres passent par le vagin environ en une minute.

Une injection de 20 litres doit durer environ dix minutes, une de 40 litres vingt minutes.

Aussitôt que l'injecteur est vide, il doit être rempli; l'aide, n'ayant d'ailleurs d'autre occupation, maintiendra plein le réservoir à mesure que le liquide s'échappera : s'il n'y a pas d'aide, la femme arrête son injection de temps en temps pour verser le liquide dans l'injecteur; elle peut le faire sans déplacer sa canule, simplement en se levant; mais, à cet égard, l'assistance d'une personne simplifie beaucoup la manœuvre et doit être préférée, d'autant plus qu'une bonne quelconque, même d'une intelligence très rudimentaire, suffit.

Si la température du liquide est trop élevée et devient douloureuse à la patiente, elle arrête pendant quelques instants son arrivée en fermant le robinet voulu, et ne le laisse pénétrer que par petites doses.

Tels sont les principes qui guideront la femme pour prendre l'*injection assise*; de plus amples explications me semblent inutiles; ce serait tomber dans des détails superflus que le bon sens de chacun suffit à résoudre; le médecin doit tracer les grandes lignes, la malade devine le reste.

b. *Injections rectales.* — J'arrive, pour terminer, à l'administration du *lavement thermo-mécanique*, le frère en quelque sorte de l'*injection vaginale thermo-mécanique*, dont nous avons précédemment fait une étude complète.

On se servira pour ce lavement de la canule à double courant (fig. 26) dont le tube d'arrivée recevra le tuyau de l'injecteur, fixé, comme pour l'injection vaginale analogue, à 1 m. 50 au-dessus du sol, et le tube de sortie se continuera avec le tube qui tombe dans le seau récepteur.

Pour prendre ce lavement, après avoir préparé la solution injectable à la température voulue (55°), la femme introduira la canule dans le rectum, et si le sphincter ne suffit pas à la maintenir en place, elle la fixera à l'aide d'un bandage approprié, analogue à celui employé pour la canule vaginale régulatrice. Puis elle s'assied, chaque fesse sur une chaise, ainsi que l'indique la figure 30, au-dessus d'un seau qui, outre le tuyau de sortie, recevra les gouttes de liquide qui s'échapperont entre l'anus et l'*appareil.*

D'une main elle tiendra le tuyau d'arrivée au niveau de son robinet, et de l'autre le tuyau de sortie également au niveau du *robinet.*

Ainsi placée, un robinet dans chaque main, elle procède au lavement. Elle ouvre le robinet d'arrivée, jusqu'à ce qu'elle éprouve la sensation de tension qui provoque le besoin d'aller à la garde-robe; à ce moment, tout en laissant le robinet d'arrivée ouvert, elle ouvre celui de sortie, et cela, d'une façon intermittente comme pour l'injection vaginale; de telle sorte que le tuyau d'arrivée restant constamment ouvert, celui de sortie ne l'est que de temps en temps, permettant la sortie du liquide, qui de suite est remplacé par une quantité équivalente, qui pénètre par le tuyau de l'injecteur.

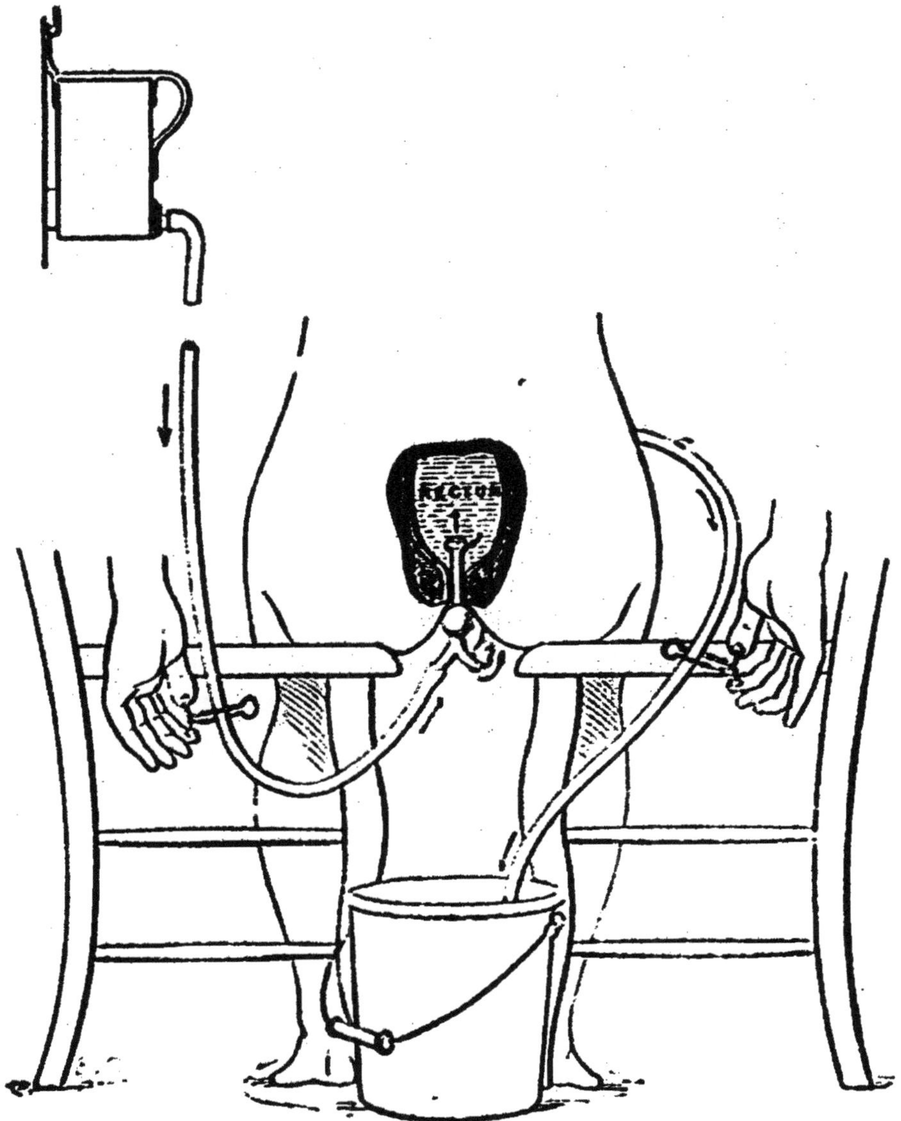



Fig. 30. — Lavement thermo-mécanique.

Il arrive dans certains cas que le besoin d'aller à la garde-robe est très intense et ne permettrait pas de continuer l'injection sans aller réellement à la selle.

En pareil cas il faut fermer un instant le robinet d'arrivée et ouvrir celui de sortie, de manière à diminuer la quantité de liquide séjournant dans le rectum. Ou l'on peut encore parer à cet inconvénient en diminuant de 10, de 20 ou 30 centimètres la hauteur du réservoir injecteur.

Pour chaque femme il y aura ainsi à proportionner la tension rectale à la sensibilité locale. A chacune suivant sa tolérance.

En tous cas, à l'aide des deux robinets, la femme est toujours maîtresse de régler cette tension, et quand elle aura bien compris le mécanisme de cette injection, elle arrivera facilement à cette régulation.

Pour la quantité de liquide, environ deux litres par minute, comme pour l'injection vaginale.

### 2° Hydrologie simple.

*Douches* et *bains* constituent les deux modes d'administration de l'hydrothérapie simple.

La *douche* consiste dans la projection plus ou moins brusque de liquide à la surface du corps, sous forme de *jet*, de *pluie* (verticale, horizontale ou en cercle), de *lame*.

Elle ne dure en général que quelques secondes (10 à 20), rarement plus d'une minute.

Elle peut être *générale* ou *locale* (lombes, hypogastre, périnée, pieds).

Le *bain* est caractérisé par le simple contact du liquide sur la peau sans projection.

La douche frappe, le bain n'exerce aucun traumatisme.

La durée en est très variable, tantôt quelques secondes comme dans l'immersion, dans les affusions (usage du tub, du drap mouillé), tantôt prolongée pendant une demi-heure, une heure et même davantage.

On a essayé dans certaines affections de faire séjourner la malade dans un bain continu.

Le bain peut être *général* (bain de mer, de rivière, piscine, baignoire) ou *local* (bain de siège, de pieds, de mains, bain vaginal) à l'aide d'un spéculum grillagé qu'on applique pendant le séjour dans la baignoire et dont, pour ma part, je ne recommande pas l'usage.

Le liquide, dans lequel est plongée partie ou totalité du corps, est *simple* ou *médicamenteux* (alcalin, sulfureux, etc.).

Le patient est dans le bain tantôt *actif* (natation), tantôt *passif* (baignoire).

Que l'eau soit administrée en douche ou en bain, elle peut être employée à différentes températures :

0 à 10° très froide,

10 à 20° froide,

20 à 30° tiède,

30 à 40° chaude,

40 à 50° très chaude.

Au-dessus de 50° le liquide ne peut plus être supporté et produit des accidents de brûlure.

La douche est en général de 10 à 20° et le bain de 30 à 40°.

L'hydrothérapie agit sur le système nerveux le plus souvent comme sédatif et calmant ; cependant sous certaines formes elle peut devenir un excitant.

Elle favorise la circulation du sang à la périphérie du corps et facilite l'action cardiaque.

Elle est pour la nutrition un excitant énergique, et doit être comptée parmi les meilleurs toniques.

Enfin les bains médicamenteux ont une action propre, en rapport avec les principes qu'ils contiennent.

L'hydrothérapie trouve des *indications* dans la plupart des affections génitales de la femme, les bains luttant heureusement contre bon nombre d'affections aiguës, et les douches locales ou générales convenant au contraire aux maladies chroniques.

C'est ainsi que les bains seront employés avec avantage dans les affections inflammatoires de la vulve (vulvite, bartholinite) ou du vagin (vaginite), et les douches froides sur le rachis et les lombes dans les cas de troubles menstruels, de congestion utérine, de métrite chronique, de pelvi-péritonite ancienne.

Toute inflammation aiguë, ou subaiguë avec tendance à rechute, *contre-indique* l'emploi des douches : on a pendant longtemps considéré l'époque des règles comme contraire à toute espèce d'hydrothérapie ; mais, sauf pour quelques natures impressionnables, cette médication pourra être, sans inconvénients, continuée à ce moment.

### 3° Hydrologie thermo-minérale.

#### *Eaux minérales.*

L'action des eaux minérales sur l'économie est très complexe.

La malade qui quitte ses occupations et la ville, trouve dans la station où elle séjourne, le grand air, le calme et la tranquilité d'esprit, souvent des distractions qui changent le cours de ses idées, enfin elle marche, fait de l'exercice. — Ces conditions sont salutaires à l'état général.

Les eaux par elles-mêmes agissent différemment suivant le mode d'administration.

Les *bains généraux ou locaux* (bains de siège, injections) réveillent les fonctions cutanées, excitent la circulation périphérique et modifient également par leur contact la vitalité des organes (vagin, col de l'utérus, en cas d'injection vaginale).

Les *bains de vapeur* et les vaporisations locales ont une action analogue et amènent en plus l'absorption par les poumons des principes divers.

Enfin l'eau minérale prise en *boisson*, outre son influence spéciale sur les fonctions digestives (stimulation de l'appétit, accélération de la digestion, cessation de la constipation, production de la diarrhée) agit par l'absorption des principes qu'elle contient.

Toutefois, contrairement à ce qu'on pourrait croire au premier abord, cette action est difficile à analyser; deux eaux, de composition à peu près semblable, sont loin d'avoir les mêmes résultats, et on ignore le véritable élément actif de certaines eaux, par exemple celles de Contrexéville, dont l'efficacité sur la gravelle urinaire est bien connue.

Aussi, en est-on arrivé à dire que les eaux minérales agissent surtout par les courants électriques qu'elles développent et dont on a pu constater la réalité; cette hypothèse, mal acceptée au premier abord, tend actuellement à être admise.

Quel que soit ce mode d'action encore vague, il est certain que les eaux minérales influent d'une façon efficace sur les maladies génitales de la femme, en modifiant et l'état général et l'état local. L'existence de cette double action, d'habitude simultanée, ne doit pas être oubliée.

Les *eaux acidulées gazeuses* (Châtel-Guyon, Condillac, etc.) améliorent surtout l'état général. Cependant les injections vaginales, avec les eaux chargées d'acide carbonique, amènent une sédation notable de la douleur dans les cas de névralgie utérine, ou de phénomènes douloureux vagues dans le petit bassin.

Les *eaux alcalines* (Vichy, Vals, Pougues, Royat, etc.) paraissent influencer heureusement la métrite chronique chez les femmes arthritiques.

Les *eaux salines* (Balaruc, Bourbonne, Bourbon-l'Archambault, Kreuznach, Marienbad, Salies-de-Béarn, Biarritz-Briscous, etc.), en général excitantes, conviennent à l'aménorrée, à certains cas de leucorrée; il faudra les éviter toutes les fois qu'il existe un état inflammatoire des organes génitaux.

Les *eaux sulfureuses* (Barèges, Cauterets Bagnères-de-Luchon, etc.), également excitantes, ont, quant à ce qui concerne les organes génitaux, les mêmes indications que les eaux salines et conviendront particulièrement aux scrofuleuses.

Enfin les *eaux ferrugineuses* (Lamalou, Schwalbach, Bussang, Orezza, etc.) ne semblent pas avoir d'action directe sur les organes génitaux, mais seront utiles chez les femmes anémiées par une longue maladie génitale et pourront heureusement seconder le traitement local, qui a amené la guérison des accidents génitaux.

## TROISIÈME SECTION

# MALFORMATIONS ET TRAUMATISMES

Généralités.
1° Bifidités.
2° Abouchements anormaux et imperforations.
3° États rudimentaires.
4° Anneaux et Brides.
5° Fistules.
    *a*) Vésico-vaginales.
    *b*) Vagino-rectales.
    *c*) Urétro-vaginales.
    *d*) Vagino-anales.
    *e*) Vésico-utérines.
    *f*) Recto-utérines.
    *g*) Urétéro-vaginales.
    *h*) Entéro-vaginales.
6° Déchirures périnéales.

Les malformations ou déformations du système génital peuvent être congénitales ou acquises.

*Congénitales*, elles dépendent d'un vice dans le développement des organes, et en pareil cas tantôt elles sont compatibles avec le fonctionnement normal de ces organes, et à plus forte raison avec la vie, tantôt au contraire incompatibles avec l'un et l'autre, à moins d'être corrigées par une opération chirurgicale.

*Acquises*, elles surviennent à la suite d'un traumatisme, d'une brûlure, d'un processus local destructif, d'une gangrène par exemple.

Sans nous préoccuper de la cause, qui n'a pour nous, en somme, qu'un intérêt théorique, nous allons examiner successivement ces diverses malformations et déformations, pour nous arrêter, à propos de chacune d'elles, au meilleur traitement à leur appliquer.

## 1° Bifidités.

Les organes génitaux féminins se forment par l'accolement et la fusion partielle des deux canaux de Muller, de telle sorte que si cette fusion ne se fait pas, il existe une bifidité soit au niveau de l'utérus, soit au niveau du vagin.

Dans ces cas de bifidité, tantôt les deux moitiés du système génital sont inégalement, tantôt également développées.

Il est rare que ces bifidités, quelle que soit leur étendue, gênent le fonctionnement du système génital ; ce ne sera donc qu'exceptionnellement que le chirurgien sera appelé à les corriger. Il ne pourra rien contre la bifidité utérine, mais en sectionnant la cloison vaginale il sera à même de supprimer celle du vagin. Qu'il me suffise de mentionner la possibilité de cette intervention, car elle sera tout à fait exceptionnelle.

## 2° Abouchements anormaux et imperforation.

a) Les abouchements anormaux sont au nombre de quatre principaux (1) :

1° fusion recto-vaginale. = imperforation de l'anus.

Voir mon *Traité de Gynécologie*, 2ᵉ édition, page 121. — Je ne parle pas de la cinquième variété, qui n'existe que chez les enfants non viables.

2° fusion vagino-rectale. = imperforation du vagin.

3° fusion vagino-vésicale. = urètre confondu avec vagin.

4° fusion vagino-recto-vésicale. = les trois organes communiquent.

Quelle que soit la variété de malformation, laquelle est d'ailleurs compatible avec la vie, on pourra y porter remède chirurgicalement en reconstituant l'orifice qui manque, et en obturant par une opération plastique la communication anormale.

b) L'imperforation peut porter sur le rectum, la vessie, ou le canal génital.

On peut remédier à l'imperforation rectale, alors que le cul-de-sac rectal est peu éloigné de la peau. On arrive alors à le trouver grâce à une incision cutanée suffisamment profonde, et à fixer le bord du rectum à la plaie cutanée, constituant de la sorte un anus artificiel. S'il est impossible de trouver le rectum, l'enfant est considéré comme non viable, et abandonné à lui-même.

L'imperforation de la vessie est incompatible avec la vie, car il est impossible chez l'homme comme chez la femme de constituer un urètre, alors qu'il fait partiellement ou totalement défaut.

Quant à l'imperforation du canal génital, elle peut porter soit sur le vagin, soit sur l'utérus. Elle passe inaperçue jusqu'au moment de la menstruation. A ce moment le sang des règles, ne pouvant s'écouler au dehors, s'accumule soit dans le vagin (hématocolpos) soit dans l'utérus (hématomètre), soit dans la trompe (hématosalpinx).

Une opération chirurgicale est seule susceptible de rétablir la perméabilité du canal génital. Qu'il s'agisse d'imperforation du vagin et de l'utérus, elle consiste à se frayer à l'aide du bistouri une voie jusqu'au niveau de la tumeur sanguine, en suivant le chemin le plus court et en se rapprochant autant que possible de celle qui devrait exister normalement. L'opération est facile quand l'hématome est superficiel ; elle peut être difficile alors qu'il est profond.

### 3° États rudimentaires.

Le développement incomplet de la vulve, du vagin ou de l'utérus, peut gêner le coït et être une cause de stérilité.

En cas de vagin trop petit on obtiendra un certain degré d'agrandissement par le bourrage du vagin (voir page 44) ou par l'application quotidienne de sacs de caoutchouc, distendant la cavité vaginale.

Contre l'atrophie de l'utérus on aura le massage et l'électricité, qui, dans le cas où elle n'est pas trop accentuée, permettront un développement suffisant, pour permettre la fécondation et la marche normale d'une grossesse.

Le massage se fait suivant le procédé habituel, exposé page 37.

Quant à l'électricité, on appliquera le pôle positif sur l'abdomen (plaque abdominale), et le pôle négatif dans le col de l'utérus (charbon introduit dans le col). Courant de 20 à 50 milliampères, plutôt de 20 à 30. Séance de dix minutes à un quart d'heure, deux à trois fois par semaine, en dehors des époques menstruelles.

Pour avoir chance de réussite, il ne faut pas que l'utérus mesure moins de 4 centimètres avant tout traitement ; au-dessous de ces dimensions, le cas peut être considéré comme irrémédiable, d'autant plus qu'il y a le plus ordinairement atrophie des trompes et des ovaires, qui suffirait à empêcher la fécondation, même si l'on pouvait remédier à l'état de l'utérus.

### 4° Anneaux et brides.

Les anneaux et brides, d'origine congénitale ou acquise, peuvent exister dans l'utérus ou dans le vagin. Ils ne réclament un traitement que lorsqu'ils existent dans le vagin.

Quand l'obstacle constitué par l'anneau et les brides est peu accentué, on peut y remédier en dilatant toute la cavité vaginale avec le bourrage (voir page 44) ou par l'application des sacs de caoutchouc encore appelés pessaires Gariel, qu'on distend de plus en plus avec de l'air ou du liquide.

Lorsque l'obstacle est très prononcé, il faut recourir à une opération : sectionner la bride ou l'anneau qui constitue l'obstacle, et par des sutures appropriées fermer la brèche qu'on aura ainsi créée, de manière à assurer l'hémostase.

La forme de l'obstacle est trop variable pour que nous puissions donner les détails de l'intervention chirurgicale dans chaque cas; nous sommes obligés de nous en tenir aux indications générales.

### 5° Fistules.

Le traitement des fistules est exclusivement chirurgical; on peut pallier en cas de fistule urinaire aux inconvénients de l'écoulement de l'urine par le port d'une poche en caoutchouc, qui permet à la femme de circuler ; on peut encore, dans certains cas de fistules fécales, obturer partiellement l'orifice de communication à l'aide d'un tampon ou d'un pessaire spécial ; mais ce ne sont là que palliatifs, le seul traitement curatif consiste à pratiquer une opération plastique destinée à fermer l'orifice anormal de communication, opération dont le détail varie dans chacun des huit cas qui peuvent se présenter et dont il va être question.

a. *Fistule vésico-vaginale* (fig. 31). — Comme traitement préparatoire on commence par bien dilater le vagin, de manière à assouplir la paroi vaginale et à rendre facilement accessible la région qui doit constituer le champ opératoire de la fistule.

La femme étant endormie et placée dans la position vulvaire habituelle, les membres inférieurs fortement relevés, de manière à bien exposer la paroi vaginale antérieure, on avivera circulairement l'orifice de la fistule en s'aidant convenablement des écarteurs et des pinces, dont il faut, en pareil cas, savoir jouer avec une habileté toute particulière.

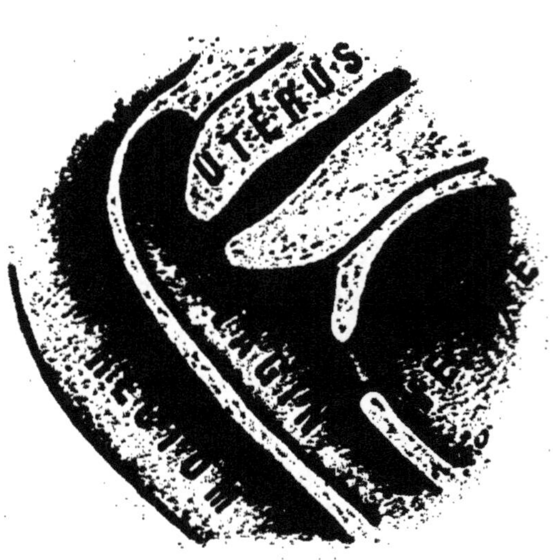


Fig. 31.

L'avivement opéré on placera des sutures au crin de Florence, car c'est le matériel à suturer le mieux supporté, en passant les fils, soit transversalement, soit antéro-postérieurement, soit obliquement suivant le sens dans lequel la souplesse des tissus et la forme de la fistule permettront l'affrontement le plus facile des lèvres de la plaie.

Les sutures terminées, on injecte dans la vessie, au moyen d'une sonde, une certaine quantité de liquide coloré, de manière à être mieux vu, pour s'assurer que l'affrontement est bien exact.

On mettra dans la vessie une sonde à demeure (fig. 5) permettant l'écoulement continu de l'urine ; on la laissera en place une quinzaine de jours ; on placera dans le vagin un peu de gaze iodoformée, de manière à soutenir la surface opérée, sans toutefois distendre la cavité vaginale pour éviter les tiraillements. Cette gaze sera laissée pendant 5 à 6 jours en place, enlevée et remplacée à ce moment.

Il ne faut enlever les fils que vers le quinzième jour, quelquefois même un peu plus tard.

b. *Fistule vagino-rectale* (fig. 32). — Dilater préalablement la cavité vaginale, comme pour opérer la fistule vésico-vaginale. Purger la malade à 3 ou 4 reprises avant l'opération, de manière à bien évacuer tout le contenu intestinal.

La malade étant endormie et placée en position vulvaire habituelle, les membres inférieurs modérément relevés, c'est-à-dire

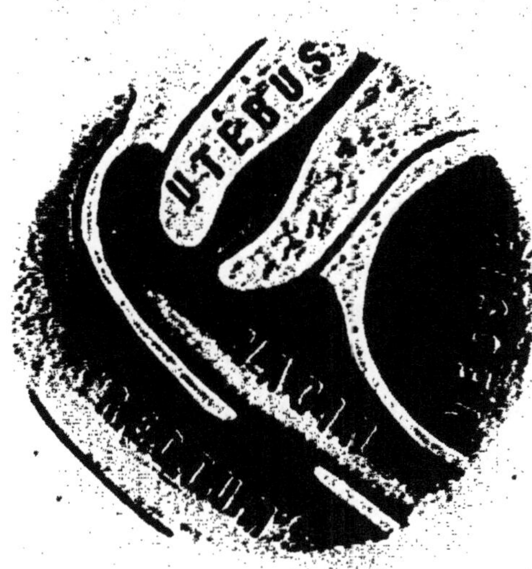


Fig. 32.

moins que pour la fistule vésico-vaginale, on lavera soigneusement le vagin au sublimé, et la cavité rectale avec une solution boriquée.

On avivera les bords de la plaie par dédoublement, c'est-à-dire en faisant pénétrer le bistouri dans l'interstice des parois rectale et vaginale.

Ce dédoublement fait dans l'étendue d'un bon centimètre, circulairement, on commence par réunir à elle-même la paroi rectale, à l'aide de sutures au catgut (suture perdue, qu'on n'aura pas besoin de retirer par la suite), puis on réunira de même la paroi vaginale à elle-même, mais au crin de Florence, en ayant soin de bien affronter l'une avec l'autre les deux surfaces avivées, de manière à ce que la réunion se produise facilement.

En terminant on fait une injection rectale, pour s'assurer que l'occlusion par la suture est bien complète; car si elle ne l'était pas, on l'achèverait en plaçant les fils nécessaires.

Tampon de gaze iodoformée dans le vagin.

Avoir soin de faire aller la malade à la garde-robe tous les deux jours en administrant un laxatif par la bouche à dose suffisante. Je ne suis pas partisan de constiper la malade pendant 7 à 8 jours : car en ce faisant il y a formation de matières fécales très dures qui, au moment de leur expulsion, auront grande chance de détruire la réunion obtenue, car à ce moment elle n'est pas suffisamment solide pour résister aux tiraillements produits par le passage des matières fécales dures et volumineuses.

On enlèvera les fils vaginaux vers le quinzième jour ou un peu plus tard. Quant aux fils rectaux, inutile de s'en occuper; étant en catgut, ils sont résorbés.

*c. Fistule urétro-vaginale* (fig. 33). — Même manière de procéder que pour la fistule vésico-vaginale. Fixation d'une sonde à demeure, mais il sera inutile de laisser l'urine s'écouler d'une façon continue ; mieux vaudra faire uriner l'opérée toutes les 4 à 6 heures, suivant la tolérance de la vessie. La sonde à demeure

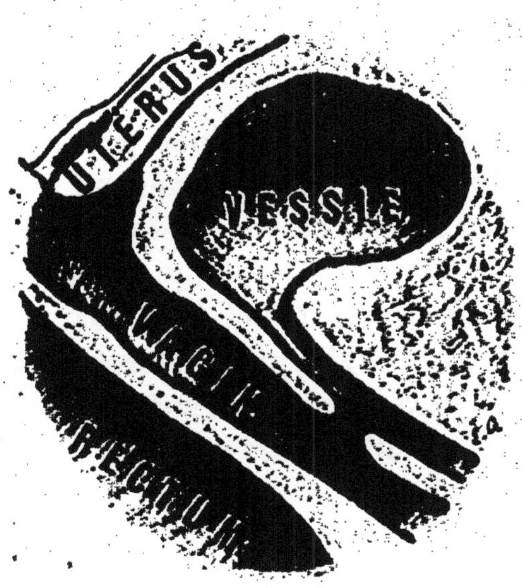


Fig. 33.

ne sera retirée qu'au moment où l'on voudra enlever les fils, vers le quinzième 'jour, on aura soin d'enlever la sonde avant les fils, de manière à ce que les sutures évitent la disjonction que pourrait produire en sortant l'extrémité renflée de la sonde.

*d. Fistule vagino-anale* (fig. 34). —S'il s'agit d'une fistulette très superficielle sous-cutanée, on la traitera comme une fistule à l'anus, par

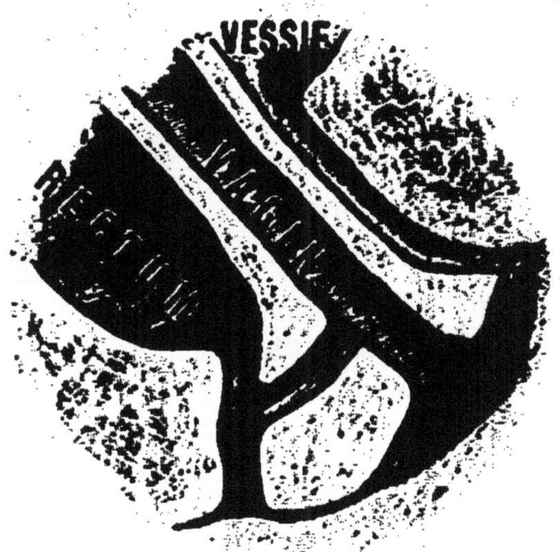


Fig. 34.

la section des tissus superficiels et cautérisation du trajet fistuleux au thermocautère. La cicatrisation se fait en surface.

Si le trajet est plus profond, on fera une périnéoraphie par la méthode de Lawson Tait (voir un peu plus loin à propos de la périnéoraphie en quoi consiste cette méthode) ; mais avant d'appliquer les sutures on enlèvera au bistouri le trajet fistuleux, du côté du rectum et du côté du vagin, puis on fermera le petit orifice, qui en résultera, à l'aide des sutures perdues au catgut. Les soins ultérieurs sont ceux que réclame toute périnéoraphie.

*e. Fistule vésico-utérine* (fig. 35). — La difficulté d'opérer en pareil cas vient de la profondeur de la région.

Quand l'utérus est facilement abaissable, on pourra, après dilatation cervicale suffisante, opérer comme s'il s'agissait d'une fistule vésico-vaginale, et en procédant exactement de même.

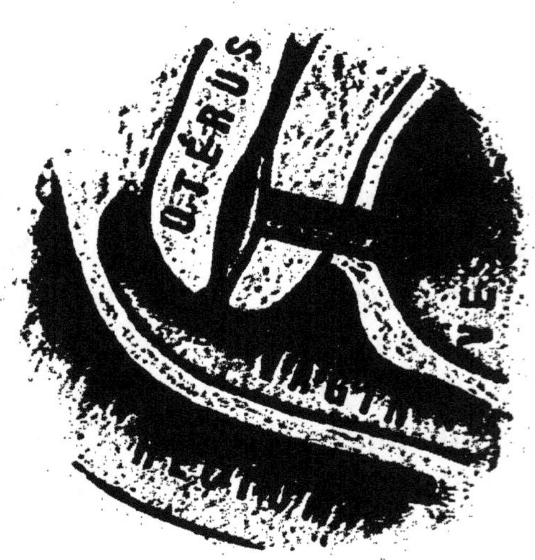



Fig. 35.

Lorsque l'abaissement utérin est difficile ou impossible, on décollera le col utérin de la vessie ; puis, quand on aura franchi les limites de l'orifice fistuleux, on avivera séparément l'orifice utérin et l'orifice vésical, et on les fermera par des sutures appropriées au crin de Florence.

*f. Fistule recto-utérine* (fig. 36.) — On procédera exactement de même que pour les fistules vésico-utérines, soit directement quand l'utérus est abaissable, soit, quand il ne l'est pas, en décollant en arrière l'insertion vaginale, de manière à fermer séparément l'orifice utérin et l'orifice intestinal,

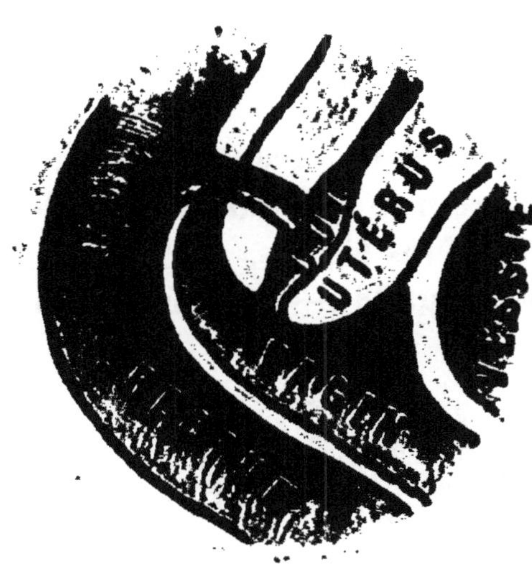


Fig. 36.

*g. Fistule urétéro-vagina'e* fig. 37. — Quand l'uretère reste en communication avec la vessie (comme l'indique la figure 37), on peut tenter la fermeture de l'orifice anormal qui fait communiquer avec le vagin, par avivement direct et sutures appropriés. Mais lorsque cette communication n'existe plus, quand, par exemple

Fig. 37.

à la suite de l'hystérectomie, l'uretère a été complètement sectionné, et que le bout supérieur vient s'ouvrir dans le vagin, où il verse l'urine, on pourra remédier à cet état pénible de l'une des manières suivantes :

Soit en pratiquant la néphrectomie du rein qui correspond à l'uretère fistuleux,

Soit en tentant l'abouchement de l'uretère dans le rectum,

Soit en fermant le vagin, et en créant une fistule vagino-rectale, de manière à ce que l'urine s'écoule par le rectum avec les matières fécales.

*h. Fistule entéro-vaginale* (fig. 38). — La guérison de ces fistules pourra être obtenue soit par avivement et sutures directes, soit par laparotomie destinée à détacher l'anse ouverte et à en obturer l'orifice (?) soit par l'occlusion du vagin après avoir fait communiquer la partie

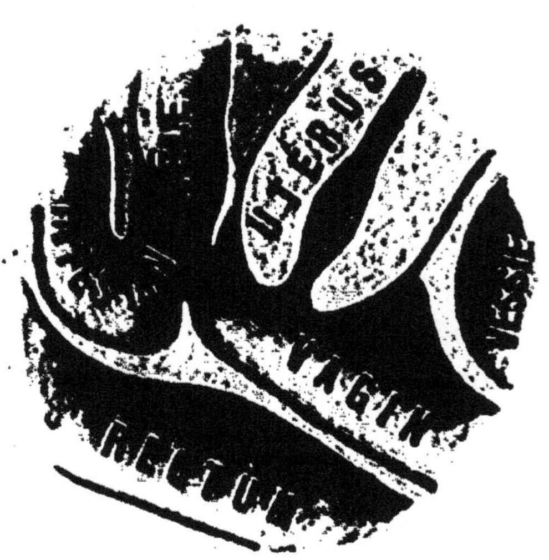


Fig. 38.

profonde du vagin avec le rectum, de manière à créer derrière l'occlusion une fistule entéro-vaginorectale.

Quelle que soit la variété de fistule, alors que, après une ou plusieurs tentatives on aura échoué à fermer le trajet urinaire ou fécal, et que par conséquent l'urine et les matières fécales continueront à s'échapper par l'orifice vulvo-vaginal, on pourra, dans certains cas, tenter l'occlusion soit du vagin s'il s'agit d'une fistule vaginale, soit du col s'il s'agit du fistule utérine. Le canal génital sera de la sorte transformé en un cul-de-sac où séjourneront soit l'urine, soit les matières fécales, d'après la nature de la fistule.

Cette occlusion est bien supportée par un certain nombre de femmes; chez d'autres elle devient la source de douleurs très vives, qui font préférer à la patiente les inconvénients mêmes de la fistule à la situation intolérable que lui crée sa nouvelle situation.

Comme, après avoir fait cette occlusion, il est possible de la rouvrir, on pourra toujours la tenter : c'est au chirurgien, de concert avec la malade, à décider la conduite qui doit être tenue dans chaque cas en particulier.

### 6° Déchirures périnéales.

La déchirure périnéale résulte ordinairement du passage d'un enfant trop volumineux, ou mal soutenu pendant sa sortie, très exceptionnellement d'un traumatisme accidentel non obstétrical.

Il existe trois variétés de déchirures périnéales : La *centrale*, alors que le fœtus s'est frayé une voie au centre du périnée entre l'anus et la vulve.

La *marginale incomplète*, alors que la déchirure, partant de la fourchette, intéresse une étendue variable du périnée, mais sans atteindre l'anus.

La *marginale complète ou compliquée*, quand l'anus est intéressé; la déchirure en pareil cas peut remonter plus ou moins loin sur la cloison recto-vaginale.

On donne le nom de *périnéoraphie* à l'opération plastique par laquelle on répare la ! bche périnéale.

La périnéoraphie peut être immédiate, secondaire ou tardive, suivant l'époque à laquelle elle est pratiquée :

*immédiate*, quand elle est faite de suite après le

traumatisme producteur, c'est-à-dire après l'accouchement ;

*secondaire*, lorsqu'elle est pratiquée de un à quinze jours après le traumatisme ;

*tardive*, alors qu'elle est faite à une période plus lointaine.

Toutes les fois qu'elle est possible, on devra faire la périnéoraphie *immédiate*, quelle que soit l'étendue du traumatisme ; les sutures seront appliquées comme dans la périnéoraphie tardive ; la seule différence est que la déchirure venant de se produire l'avivement sera inutile ; les surfaces déchirées sont naturellement avivées.

Dans la périnéoraphie *secondaire*, qui est le procédé d'exception auquel on aura recours, l'application des sutures sera également la même ; comme avivement on se contentera de gratter la surface déchirée à l'aide d'une curette, car l'épithélium cicatriciel ne s'est pas encore formé à la surface de la déchirure.

Voyons maintenant la *manière de procéder à la périnéoraphie tardive*, qui intéresse particulièrement le gynécologue, l'immédiate étant réservée à l'accoucheur.

La manière de procéder varie suivant qu'on s'adresse à une déchirure centrale, compliquée ou simple ; examinons successivement chacune de ces trois variétés.

*a. Déchirure centrale.* — Il existe un orifice au centre du périnée. Pour faire la périnéoraphie il faut sectionner la bande qui sépare cet orifice de la vulve ; la déchirure est alors transformée en déchirure simple ou compliquée, suivant que l'anus est ou non intéressé, et la manière de faire la périnéoraphie sera la même que dans l'une ou l'autre variété de déchirure.

*b. Déchirure compliquée.* Procédé de Simon-Hegar.) — La malade sera énergiquement purgée l'avant-veille de l'opération, et de nouveau purgée légère-

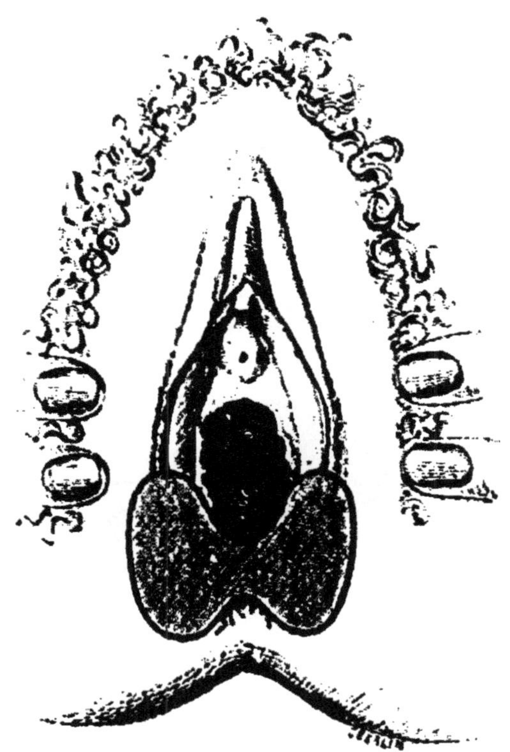

Fig. 39. — Avivement dans la déchirure complète du périnée. (SIMON HEGAR.).

ment la veille. Antisepsie de la vulve et du vagin suivant le procédé ordinaire, lavage abondant du rectum avec une solution d'acide borique à 4 0/0.

La malade étant endormie et placée en position vulvaire, une valve assez large sera appliquée à la partie supérieure de la vulve, et une plus étroite dans l'anus; l'une et l'autre seront tenues par un aide.

Irrigation continue.

L'avivement sera fait comme l'indique la figure 39 en forme de papillon; on soignera particulièrement cet avivement à l'angle supérieur de la cloison recto-vaginale déchirée.

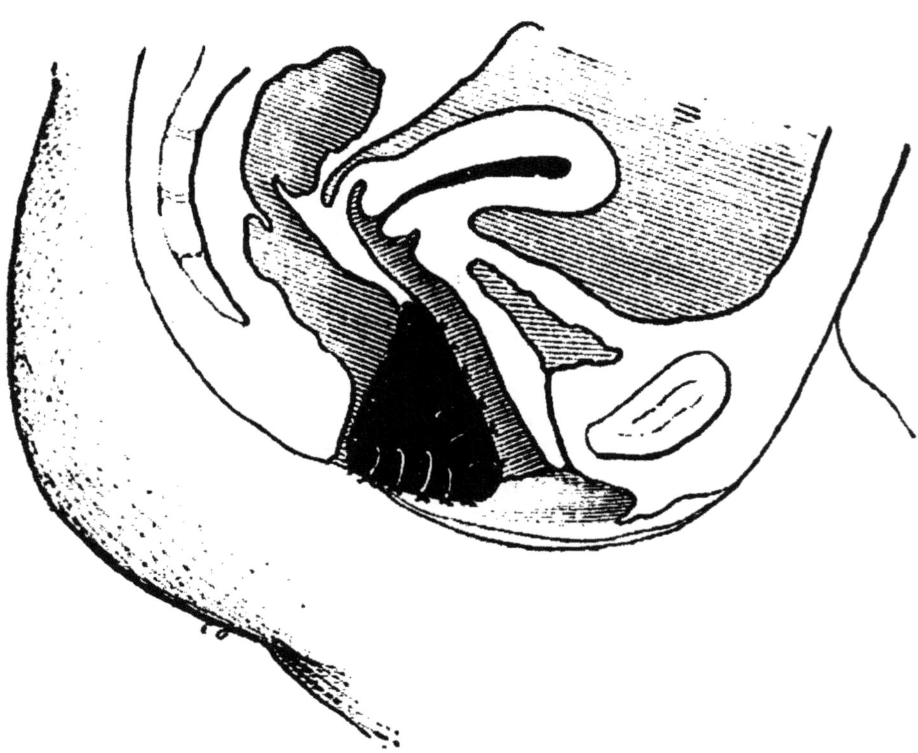

Fig. 40. — Mode d'application des sutures dans la déchirure complète du périnée.

L'avivement terminé et bien égalisé aux ciseaux, on placera les sutures à la soie et au catgut.

La figure 40 représente schématiquement la façon dont les sutures doivent être placées.

1° *Suture continue au catgut*, pour réunir d'un côté à l'autre la paroi recto-anale.

2° *Suture interrompue à la soie*, du côté du vagin,

comprenant les tissus jusqu'au niveau de la suture au catgut.

3° *Suture interrompue à la soie*, tout le long du périnée, s'enfonçant vers la partie moyenne à 3 centimètres, et les autres devenant plus superficielles à mesure qu'on s'approche de la fourchette ou de l'anus.

Pansement du vagin et du périnée à la gaze iodoformée. Introduction d'un tube en caoutchouc dans l'anus, pour permettre aux gaz de s'échapper sans effort.

Dans le cas où la déchirure remonte au-dessus de l'anus et atteint la cloison recto-vaginale, au lieu de procéder à l'avivement en dénudant la partie superficielle du lambeau, on obtiendra un meilleur résultat en opérant de la façon suivante :

1° Dédoublement au bistouri de la cloison recto-vaginale séparant ainsi la paroi vaginale de la paroi rectale.

2° Suture de la paroi rectale d'un côté à celle du côté opposé, en plaçant en contact les deux surfaces à vif. Cette suture se fait avec un surjet de catgut.

3° Suture de la paroi vaginale d'un côté à celle du côté opposé, en se conformant au même procédé que tout à l'heure, mais en employant la soie ou le crin de Florence avec points interrompus.

*Soins consécutifs* : Cathétérisme vésical 2 à 3 fois par 24 heures, quand la malade ne peut uriner seule. Alimentation exclusive au lait.

Tous les deux jours un laxatif, éviter de constiper la malade.

Le dixième jour, on enlèvera les fils périnéaux.

Le quinzième jour, les fils vaginaux, en soulevant la paroi vaginale supérieure, à l'aide d'un spéculum de Sims. A ce moment reprise de l'alimentation ordinaire.

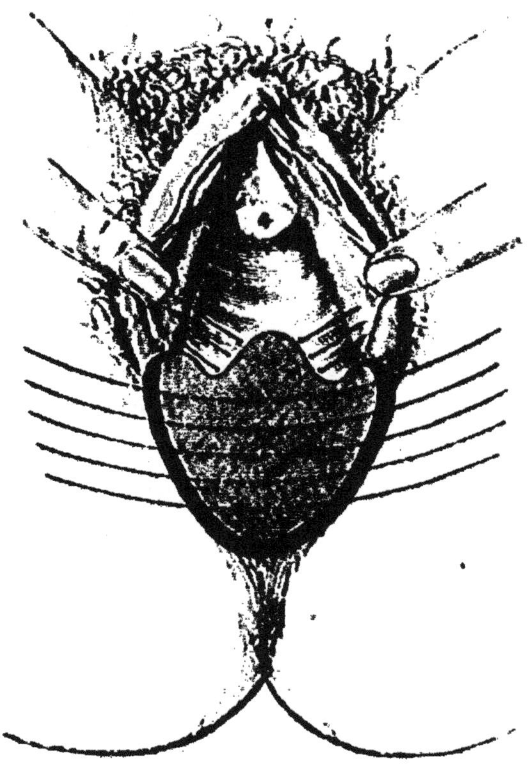

Fig. 41. — Avivement et passage des sutures dans le procédé de SIMON.

Lever le vingtième jour.

Quarantaine sexuelle au moins pendant deux mois.

*c) Déchirure simple* (procédés de Simon et de Lawson-Tait). — J'emploie à peu près indifféremment les procédés de Simon et de Lawson-Tait, préférant celui de Simon, quand la partie inférieure de l'orifice vulvaire est irrégulière, cicatricielle, et celui de

LawsonTait dans le cas contraire ou quand le plancher périnéal est peu résistant.

Les précautions *ante* et *post*-opératoires sont les mêmes que celles qui viennent d'être indiquées pour la déchirure compliquée, bien qu'ici leur importance soit moindre.

### 1° *Procédé de Simon.*

Anesthésie locale à la cocaïne ou mieux générale au chloroforme.

Irrigation continue.

Avivement en as de pique renversé comme l'indique la figure 41.

Sutures exclusivement à la soie ou au crin de Florence, les unes vaginales, les autres périnéales, comprenant toute l'épaisseur des tissus avivés, et placées ainsi que l'indique la figure 41.

Ablation des fils périnéaux du sixième au dixième jour, aussitôt que les fils commencent à couper les tissus et des fils vaginaux le quinzième.

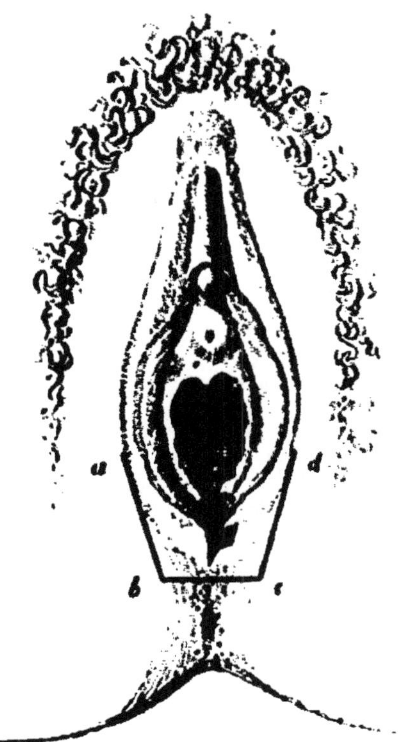


Fig. 42. — Tracé de l'avivement *a b c d* dans le procédé de Lawson-Tait.

### 2° *Procédé de Lawson-Tait.*

*Avivement* au bistouri suivant la direction indiquée par la figure 42.

Cet avivement, fait perpendiculairement à la surface périnéale, aura de 3 à 6 centimètres de profon-

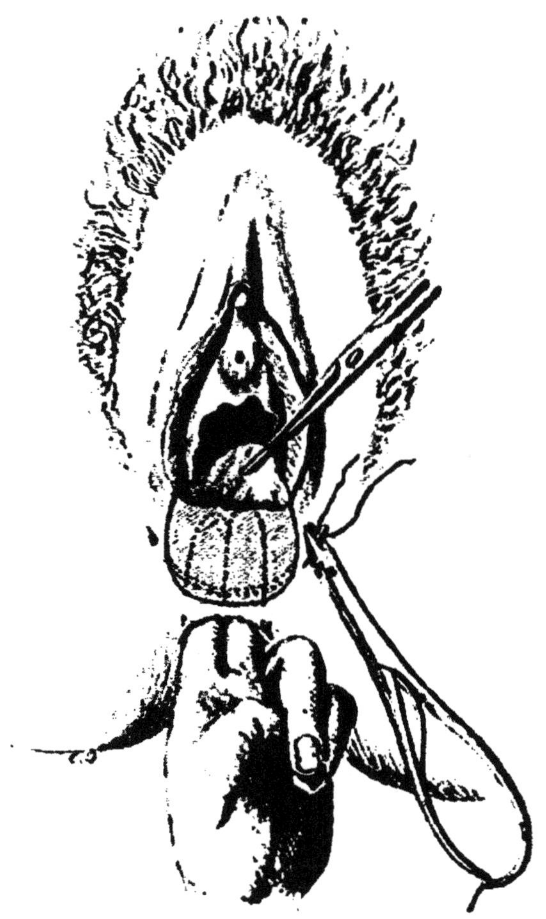

Fig. 13. — Passage des sutures dans le procédé de LAWSON-TAIT.

deur sur la ligne médiane, et ira en diminuant petit à petit jusqu'aux confins de l'incision.

*Suture* interrompue à la soie ou au crin de Florence, réunissant les tissus transversalement, allant successivement de bas en haut (fig. 13 et 14.

Une suture tous les centimètres environ.

Les tissus, comme on le voit, ont été divisés par une plaie transversale, qu'on transforme grâce aux sutures en plaie verticale.

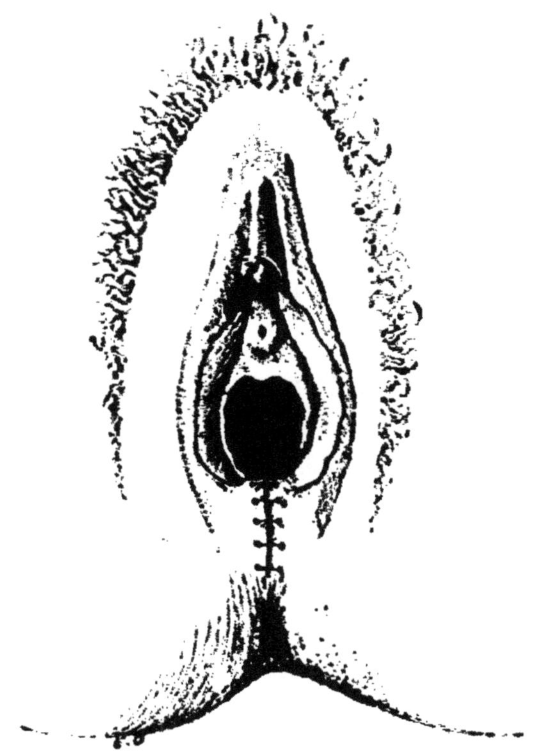

Fig. 11. — Sutures serrées dans le procédé de LAWSON-TAIT.

On augmente donc la longueur du périnée (d'anus à vulve) au détriment de sa largeur (d'un ischion à l'autre).

On enlèvera les sutures vers le dixième jour, à moins que les tissus n'aient tendance à être coupés, auquel cas on les détacherait plus tôt.

QUATRIÈME SECTION

———

# EMMÉNOLOGIE



L'emménologie embrasse tout ce qui concerne les règles, soit normales, soit pathologiques.

Occupons-nous d'abord des règles normales, et voyons quel est l'ensemble des précautions que doit prendre la femme à cette période ; nous examinerons ensuite quel doit être le traitement des règles pathologiques :

qu'elles pèchent par manque : aménorrée ;
  —   —   par excès : métrorragie ;
  —   —   par perversion : dysménorrée.

## 1. Hygiène menstruelle.

La menstruation impressionne le système nerveux d'autant plus vivement que la femme est plus délicate, plus civilisée.

Chez la paysanne, les règles sont un incident sans importance, dont on ne tient aucun compte.

Chez la femme du monde, l'impressionnabilité est vive pendant cette période, et le système nerveux demande des ménagements, sinon on s'exposera à des névralgies, migraines, à l'apparition de désordres hystériques ou neurasthéniques divers.

Le *coït* peut-il être pratiqué sans inconvénients pendant la menstruation?

On a accusé le sang des règles de déterminer l'urétrite chez l'homme; cette accusation ne saurait être justifiée, ou tout au plus peut-il s'agir d'une légère urétrite traumatique, dépendant plutôt des excès coïtaux que de l'existence même des règles.

Donc innocuité pour l'homme, mais on ne saurait en dire autant pour la femme, et bien que l'époque des règles ait été considérée par quelques auteurs comme l'analogue du rut chez les animaux, et par conséquent comme l'époque de choix pour l'accouplement, le traumatisme conjugal apportant le trouble dans ces organes congestionnés n'est pas indifférent, et si un coït isolé ne peut avoir de conséquences sérieuses, des excès seraient, au contraire, susceptibles d'amener des complications inflammatoires ou hémorragiques.

Le médecin est souvent consulté pour savoir si pendant les règles les soins de propreté génitale, les bains, les douches, l'administration de certains médicaments peuvent être continués sans inconvénients.

L'influence des injections vaginales ne saurait être défavorable, à moins de recourir aux températures extrêmes (chaud et froid). La chaleur et le froid modifient en effet la circulation utérine et peuvent agir comme hémostatiques.

L'action des bains et les douches sur la menstruation variera beaucoup avec l'impressionnabilité du
sujet.

Telle femme n'en éprouvera aucun inconvénient
au point de vue de l'écoulement sanguin ; telle autre,
au contraire, aura une brusque suspension, suivie de
coliques utérines plus ou moins vives.

L'action en un mot est analogue à celle d'une violente émotion, qui tantôt supprime brusquement le
flux menstruel, tantôt ne le modifie en aucune façon.

Cette variabilité de la tolérance féminine doit
rendre très circonspect dans les conseils qu'on est
appelé à donner aux femmes sur leur hygiène menstruelle, et justifie la conduite des médecins, qui con-
sidèrent pendant la menstruation la femme comme un
*noli me tangere*.

Une réserve analogue sera prudente pour l'administration des médicaments, et bien qu'en dehors des
agents qui impressionnent spécialement l'utérus (tels
que l'ergot et ses dérivés, la rue, la sabine, l'hamamelis virginica), la plupart des médicaments ne
semblent pas avoir d'action pernicieuse sur les règles,
mieux vaudra, à moins qu'il ne s'agisse de simples
toniques ou qu'une médication énergique ne soit indiquée, temporiser, et cesser toute thérapeutique
pendant l'écoulement sanguin.

## 2. Aménorrée.

L'aménorrée est caractérisée par la suppression
partielle ou totale des règles.

Bien que par elle-même la suppression des règles
n'ait pas d'importance et ne puisse entraîner aucune
conséquence fâcheuse, on sera quelquefois morale-

ment obligé, pour obéir à certains préjugés, d'instituer un traitement emménagogue, destiné à favoriser la réapparition du sang menstruel.

Ce traitement *symptomatique* devra être le suivant :

à l'*intérieur*, administration :

1° soit de capsules d'apiol (liquide huileux extrait du persil) de 0 gr. 20, à la dose de quatre par jour. Deux à chacun des principaux repas.

2° soit des cachets suivants :

Poudre Sabine...................... <br>
Poudre rue......................... } ãã 0 gr. 10 <br>
Poudre armoise........ ...........

pour un cachet, en faire le nombre voulu.

Deux cachets par jour, un à chacun des principaux repas.

Traitement à continuer pendant les 10 à 15 jours. qui précèdent l'époque précise des règles, et à cesser 24 ou 48 heures après l'apparition du sang :

à l'*extérieur*, l'électricité faradique appliquée dans la région lombaire, à l'hypogastre, et, si les conditions le permettent, l'hydrothérapie.

Mais le véritable traitement de l'aménorrée sera le traitement étiologique : car la suppression des règles n'a d'importance que par l'existence de la cause qui amène cette suppression.

Passons donc en revue les diverses causes d'aménorrée, et examinons simultanément le traitement à leur opposer.

Ces causes peuvent être rangées en 5 catégories :

1. Causes génitales,
2. Causes organiques non génitales,
3. Causes nerveuses,
4. Causes extérieures,

**5. Causes introuvables.**

**1° *Causes génitales*. —** La puerpéralité est une cause d'aménorrée physiologique, à laquelle on se gardera de remédier.

L'aménorrée peut être *apparente* ou *réelle*.

*Apparente*, quand le sang provenant des organes génitaux est arrêté par un obstacle qui empêche sa sortie au dehors ; la menstruation existe, mais elle est interne.

*Réelle*, quand la sécrétion sanguine ne se produit pas.

L'*aménorrée apparente* a lieu toutes les fois qu'il y a atrésie congénitale ou acquise du canal génital (vagin ou utérus), le résultat en est l'*hématocolpos* et l'*hématomètre*, affections qui ont été étudiées avec les malformations génitales.

L'*aménorrée réelle* dépend de l'état pathologique de l'*utérus*, des *trompes* ou des *ovaires*.

Les états pathologiques de l'utérus, trompes ou ovaires, susceptibles de produire l'aménorrée, sont en général ceux où ces organes sont atrophiés, car alors qu'il s'agit du processus actif, ce sont au contraire les métrorragies, qui se produisent habituellement.

Parmi ces atrophies la priorité devra être accordée à celle de l'ovaire, car cet organe, par l'ovulation à laquelle il préside et qui est le phénomène essentiel de la menstruation, peut être considéré en quelque sorte comme l'âme du système génital.

On pourra remédier à cet état atrophique du système génital, alors qu'il y a lieu de le faire à l'aide du massage et de l'électricité, qui sont en pareil cas les deux moyens à préférer.

Le massage sera fait suiva[nt] les princi es habituels

exposés page 37; quant à l'électricité, on placera dans le vagin ou le col l'électrode de charbon, et la plaque sur l'abdomen; on fera passer un courant de 20 à 50 milliampères, en orientant le pôle négatif dans l'intérieur, et le positif à l'extérieur : car il ne faut pas oublier que le pôle négatif est le pôle congestionnant.

2° *Causes organiques non génitales*. — Toute maladie de l'organisme, quelle qu'elle soit, localisée ou généralisée, est susceptible, alors qu'elle est assez grave, d'entraver ou de supprimer les règles.

Guérir cette maladie, c'est rétablir la fonction menstruelle.

3° *Causes nerveuses*. — Toute maladie du système nerveux, qu'elle s'accompagne de lésions définies, ou qu'elle consiste en de simples troubles fonctionnels comme l'hystérie et la neurasthénie, est susceptible de produire l'aménorrée.

Dans cette même catégorie on doit ranger l'aménorrée *psychique* qui résulte d'une émotion violente, d'une colère, d'une contrariété vive, de la crainte ou de l'espoir d'une grossesse ; ces *aménorrées fantômes*, ainsi dénommées parce que leur cause est imaginaire, sont fréquentes ; ordinairement passagères, elles peuvent parfois durer un certain temps.

Signaler la cause c'est indiquer le traitement dont le gynécologue réglera le détail à son gré.

4° *Causes extérieures*. — Parmi les causes extérieures susceptibles d'amener l'aménorrée, je signalerai: une brusque impression de froid ou de chaleur, — l'usage de certains médicaments, l'opium par exemple, — l'impression d'une odeur forte chez une femme impressionnable, — la vie claustrale, comme on

la mène en pension, au couvent, —les premiers traumatismes conjugaux.

Quand, après la suppression de la cause, les règles
ne reviennent pas, on pourra recourir au traitement emménagogue qui a été [précédemment indiqué.

5° *Cause introuvable.* — Il existe enfin certains cas
où la cause de l'aménorrée est introuvable, *aménorrée essentielle* ou *idiopathique*, qu'on traitera simplement par des prescriptions d'hygiène générale.

### 3. Métrorragie.

Par métrorragie on doit entendre l'hémorragie qui
a sa source au niveau de l'utérus; par extension on
englobe souvent sous cette dénomination toutes les
hémorragies qui viennent des organes génitaux profonds : utérus trompe, ovaires; d'autant plus qu'en
dehors du vagin il est difficile, quand du sang
s'échappe par l'orifice utérin, de dire s'il vient de
l'utérus lui-même, ou s'il a une origine plus éloignée,
telle que la trompe ou l'ovaire.

Le terme de métrorragie ne doit pas être confondu
avec celui de *ménorragie*, qui indique une simple exagération de l'écoulement menstruel.

Toute ménorragie est un métrorragie, mais toute
métrorragie n'est pas une ménorragie.

Nous aurons ici à examiner :

*a)* Le traitement de l'hémorragie en elle-même, de
manière à arrêter l'écoulement de liquide nuisible à
la santé, parfois même dangereux pour l'existence :
*traitement symptomatique.*

*b)* Le traitement de la cause qui produit cette hémorragie, et dont la suppression peut seule amener la guérison de la femme : *traitement étiologique*.

### a. Traitement symptomatique.

Quand l'hémorragie est de faible abondance, on aura recours à l'un des moyens suivants :

L'ergot et ses dérivés ;

La digitale ;

L'hamamelis virginica en teinture, 20 à 30 gouttes,

L'hydrastis canadensis en teinture, 20 à 30 gouttes,

L'eau de Léchelle, composée d'une série nombreuse de plantes, a joui autrefois d'une certaine vogue. Dose *ad libitum* par cuillerées à soupe.

Dans plusieurs cas rebelles, *Demitriew* et *Strizorow* ont réussi à arrêter l'hémorragie par une injection sous-cutanée d'atropine, à la dose de un milligramme de sulfate d'atropine par injection; injection répétée deux fois par jour.

Lorsque, au contraire, l'hémorragie est abondante, il conviendra de procéder ainsi qu'il suit :

S'il s'agit d'un traumatisme vulvo-vaginal, on cherchera à découvrir la source du sang et à l'arrêter à l'aide de sutures, ligatures, pinces à forcipressure.

Si la source est utérine, le meilleur et plus sûr moyen est le tamponnement utérin ou vaginal. Le tamponnement utérin se pratiquera quand la cavité utérine sera facilement accessible; sinon on se contentera du tamponnement vaginal.

La *technique du tamponnement* est la suivante : on se sert d'une bande de gaze iodoformée spécialement préparée à cet usage, ou d'une bande de gaze simple préalablement désinfectée dans l'eau bouillante ou trempée dans une solution antiseptique.

La femme est placée en travers du lit, en position vulvaire, un spéculum bivalve appliqué.

Si le tamponnement doit être intra-utérin, le col est saisi à l'aide d'une pince de Museux, abaissé dans la direction de la vulve et maintenu par un aide.

L'extrémité de la bande est saisie avec une longue pince à pansement, ou placée sur une tige mousse et portée jusqu'au fond de la cavité utérine; l'instrument retiré, on poussera une nouvelle partie de la gaze jusqu'à ce que la cavité utérine soit comblée.

Il sera bon de compléter le tamponnement utérin par un tamponnement vaginal.

Le *tamponnement vaginal* s'exécute de la même manière : la femme étant dans la position vulvaire et le spéculum appliqué, on introduit avec le doigt la bande de gaze progressivement déroulée; on comble la cavité vaginale, en ayant soin de la distendre aussi complètement que possible. Le spéculum est retiré petit à petit, à mesure que la cavité vaginale est remplie par la gaze.

Le tamponnement utérin ou vaginal sera laissé douze heures en place, vingt-quatre heures au maximum ; pendant ce temps, la miction devra être surveillée, et la malade sondée en cas de besoin.

Si la gaze faisait défaut, on emploierait pour le tamponnement des bandes de toile fine taillées dans de vieux draps, dans des serviettes ou des mouchoirs, ainsi qu'on peut s'en procurer dans toute maison ; avant de les introduire, on les tremperait dans une solution antiseptique.

Il ne saurait être question des hémorragies de la puerpéralité : grossesse, accouchement postpartum, qui sont du domaine de l'obstétrique et pour lesquelles je renvoie à l'ouvrage similaire de celui-ci : la *Thérapeutique obstétricale*.

### b. — Traitement étiologique.

Comme pour l'aménorrée 5 classes étiologiques :
1° causes génitales, puerpérale et apuerpérale,
2° causes organiques non génitales ;
3° causes nerveuses ;
4° causes extérieures ;
5° cause introuvable.

**1° *Causes génitales*.** — Laissant de côté les causes puerpérales, qu'on trouvera exposées dans la *Thérapeutique obstétricale*, l'hémorragie génitale peut prendre source au niveau de la vulve, du vagin, de l'utérus, des trompes et des ovaires.

*Vulve et vagin*. — Ulcération tuberculeuse et cancéreuse ; rupture de varice.

*Col utérin*. — Ulcération du col simple ou éphithéliomateuse, saignant spontanément ou à la suite d'un traumatisme (coït, toucher, spéculum).

*Corps utérin*. — Les trois causes hémorragipares maîtresses sont : le cancer, le fibrome, la métrite. Alors qu'il y aura lieu d'incriminer l'utérus, il faudra toujours avoir en vue cette trinité étiologique.

*Trompes*. — Toutes les maladies inflammatoires des trompes, et toutes les tumeurs qui, par leur présence, irritent cet organe, sont susceptibles d'amener une hémorragie, dont la source est tantôt au niveau de la trompe, tantôt de l'utérus ; il y a dans ce second cas influence du voisinage.

*Ovaires*. — De même que pour les trompes, toutes les maladies inflammatoires de l'ovaire, et la plupart des tumeurs de cet organe sont susceptibles d'amener des hémorragies, qui ont pour point de départ tantôt l'utérus, tantôt l'ovaire lui-même, ou ces trois sources réunies.

Au moment de la puberté et de la ménopause, il peut survenir des métrorragies parfois très abondantes, que j'ai désignées sous le nom de *crépusculaires* et qui sont dues aux troubles fonctionnels, causés par l'avènement ou la cessation de la menstruation.

En dehors de cette dernière catégorie de causes qui ne réclame qu'un traitement symptomatique, le traitement sera essentiellement étiologique, et je renvoie à cet égard aux différents chapitres de cet ouvrage où la thérapeutique de chacune de ces causes est exposée.

2° *Causes organiques non génitales.* — Les diverses maladies de l'organisme peuvent conduire à la métrorragie : soit en gênant la circulation générale, soit par leur nature infectieuse en altérant le sang.

Traiter la maladie causale par une thérapeutique appropriée.

Une simple mention ici pour l'*hémophilie*, dont la nature est encore mal connue.

3° *Causes nerveuses.* — Les troubles vaso-moteurs génitaux peuvent cependant avoir une origine purement nerveuse, ainsi qu'on le voit dans la métrorragie de cause psychique.

Telle femme, par exemple, à la suite d'une vive émotion, une frayeur, a une métrorragie, de même que telle autre présente une cessation de l'écoulement menstruel; l'action émotive est absolument capricieuse, suivant les sujets.

La même différence existe d'ailleurs pour les variations de coloration faciale, l'émotion faisant rougir certaines personnes et pâlir les autres.

L'action de vives préoccupations est analogue.

A ces névropathes procurer la tranquillité morale, qui pour elles est le meilleur hémostatique.

4° *Causes extérieures*. — Tout traumatisme, à quelque point de la surface génitale qu'il s'adresse, est susceptible de produire une hémorragie, dont l'importance sera proportionnelle à la blessure même.

Le coït, quand il est excessif, ou quand, par la disproportion des organes masculins et féminins, ou la brutalité du mâle, il devient pathologique, est susceptible de produire des hémorragies vulvaires, vaginales ou utérines.

Toute excitation intense, exagérée, résultant soit de l'union sexuelle, soit de la masturbation, peut amener des hémorragies, car elle congestionne toute la sphère génitale ; l'hémorragie n'est en pareil cas que la manifestation extérieure de la congestion.

Toute cause extérieure, susceptible de modifier les conditions normales de la circulation, peut être une cause de métrorragie.

C'est ainsi qu'agissent les vêtements trop serrés et notamment le corset qui étrangle chez les femmes coquettes l'abdomen à sa partie supérieure, et empêche le retour du sang vers le cœur.

Les variations d'altitude auraient une influence indéniable sur la production des hémorragies génitales ; c'est ainsi que les femmes habituées à vivre dans la plaine, quand elles vont habiter la montagne, auraient une exagération notable dans l'écoulement menstruel.

On a encore accusé d'influence métrorragique les bains chauds, l'usage de chaufferettes, l'abus de boissons spiritueuses.

**5° *Cause introuvable.*** — Enfin, il est certains cas où l'examen le plus attentif ne révèle aucune cause ; la métrorragie est dite *essentielle* ou *idiopathique.* Comme pour l'aménorrée, on ne doit admettre cette catégorie d'hémorragies que provisoirement ; c'est une classe d'attente.

En pareil cas on se contentera, faute de cause à combattre, d'appliquer le traitement symptomatique.

### 4. Dysménorrée.

A l'état physiologique la menstruation, comme toutes les fonctions de l'économie, sauf l'accouchement, est indolore ; quand elle devient douloureuse, elle constitue un état pathologique qu'on désigne sous le nom de dysménorrée.

La dysménorrée s'accompagne le plus souvent de l'expulsion de membranes qui s'échappent avec le sang, et qui proviennent de l'exfoliation de la muqueuse utérine; on a voulu faire de la présence de ces membranes, qui est d'ailleurs presque constante, mais à des degrés divers, une forme spéciale de dysménorrée, qu'on a désignée sous le nom de *pseudo-membraneuse.* Je n'admets pas cette forme spéciale, dont l'entité ne repose sur aucune base sérieuse, et je ne reconnais à la dysménorrée que deux classes distinctes :

la dysménorrée nerveuse,
la dysménorrée génitale.

Dans la première l'appareil génital est sain, seul le système nerveux est trop sensible, de telle sorte que l'acte menstruel, qui est indolore pour le système nerveux normal, devient douloureux pour ce système dont la résistance est diminuée.

Dans la seconde il y a un état pathologique du système génital, de telle sorte que les règles par la congestion qu'elles amènent, exagèrent cette maladie, ainsi que les douleurs qui en sont la conséquence.

On conçoit facilement que la thérapeutique sera totalement différente dans l'une ou l'autre variété de dysménorrée.

*a. Dysménorrée nerveuse.* — On conclura à l'existence de cette forme, quand l'examen direct de l'appareil génital ne révèle aucun état pathologique, ou, chez la jeune fille, alors que l'hymen rend l'examen direct impossible, quand l'écoulement par son absence ou sa transparence, alors qu'il existe, indique qu'il n'y a pas d'endométrite, seule maladie dont il puisse à peu près être question chez la vierge, au moins dans le jeune âge.

Dans cette forme de dysménorrée, on emploiera comme palliatifs, au moment même des crises douloureuses :

les opiacés (morphine, opium);

le chloral ;

le viburnum prunifolium (teinture à 1/2), de 20 à 150 gouttes par vingt-quatre heures. L'action de ce médicament est très efficace sur certains organismes et n'a pas, comme les opiacés, l'inconvénient de l'accoutumance et de la constipation.

Le traitement *curatif* sera général et local.

Général : Hydrothérapie ;
　　　　Bromure de potassium ;
　　　　Régime tonique et reconstituant.

Local. . : *Électricité faradique*, de préférence en appliquant un pôle sur les lombes, et l'autre à l'hypogastre ;
　　　　*Massage* de l'utérus et des annexes.

Enfin, quand tout traitement échoue et que les douleurs sont assez intenses pour rendre la vie insupportable et donnent parfois des idées de suicide, le gynécologue sera autorisé à conseiller et à pratiquer la castration ; mais cette thérapeutique radicale devra être réservée à des cas très exceptionnels.

*b. Dysménorrée génitale.* — On diagnostiquera l'existence de cette forme, quand à l'examen d'une femme qui se plaint de règles douloureuses, on constate les signes d'une maladie génitale, ou quand chez une jeune fille, dont l'examen direct est impossible, l'écoulement purulent ou muco-purulent indique l'existence non douteuse d'une endométrite.

Les affections utérines semblent agir de deux façons : les unes en altérant le tissu même de l'organe, muscle ou muqueuse ; les autres en rétrécissant le canal génital et en empêchant la sortie du sang.

Dans le premier cas, si la contraction utérine est douloureuse, c'est que l'organe même est malade.

Dans le second, l'utérus, par l'énergie de sa contraction, est obligé de lutter contre l'obstacle qui s'oppose à la sortie du sang, ou des pseudo-membranes, sorte d'accouchement sanguin ou pseudo-membraneux.

L'endométrite, la métrite, les corps fibreux, sont les sources habituelles de la première variété : l'étroitesse et le rétrécissement des orifices utérins, les déviations utérines, les polypes fibreux ou muqueux, la cause la plus fréquente de la seconde.

De même que les affections utérines, les maladies de la trompe, tout en constituant un élément étiologique bien moins important, sont susceptibles de produire la dysménorrée.

La salpingite catarrale ou parenchymateuse joue, dans la production des douleurs menstruelles, un certain rôle, soit par l'excitation qu'elle produit par action réflexe du côté de l'utérus, soit par les contractions douloureuses dont elle peut être le siège (coliques salpingiennes).

De même que pour l'aménorrée, l'ovaire joue un rôle actif dans la production de la dysménorrée ; aussi certains auteurs ont-ils proposé de faire une classe spéciale des dysménorrées d'origine ovarienne.

Toute lésion de l'ovaire, inflammation, tumeur, déplacement, toute cause de compression ou de gêne circulatoire, le varicocèle tubo-ovarien, agissent par action réflexe sur l'utérus en causant la menstruation douloureuse.

Dans toute dysménorrée il faut donc explorer avec le plus grand soin les ovaires, car la cause des accidents remonte souvent à eux.

Toute maladie du paramétrium (phlegmon, tumeur, foyer hémorragique ou purulent, etc.), qui comprime et déplace les organes génitaux, peut être cause de dysménorrée.

Pour les maladies génitales ou plutôt malformations je ferai une place à part à l'étroitesse du canal utérin, existant en général soit au niveau de l'isthme, soit de l'orifice externe de l'utérus.

Cette étroitesse a deux conséquences :

la dysménorrée,

la stérilité.

Dans le premier cas elle gêne l'écoulement de la sécrétion utérine au dehors, et dans le second elle empêche la pénétration du sperme dans la cavité corporéale ; donc gêne au flux dans le premier cas et au reflux dans le second.

A propos de la stérilité nous verrons le traitement qu'il convient d'opposer à cette étroitesse, qui pour l'isthme réclame la fixation d'une tige dilatatrice et pour l'orifice externe l'exécution d'une opération plastique appropriée.

Toutes les autres maladies du système génital, dont il vient d'être question, et que nous avons mentionnées dans l'étiologie de la dysménorrée, seront traitées d'après les règles habituelles ; pour l'exposé de ce traitement on se reportera aux divers chapitres de cet ouvrage, réservés à l'étude thérapeutique de chacune d'elles.

---

# STÉRILITÉ

Généralités.
1° Fécondation artificielle.
2° Traitement des causes anatomiques.
   *a)* Vulve.
   *b)* Vagin.
   *c)* Utérus.
   *d)* Trompes.
   *e)* Ovaires.
   *f)* Périgénitalia.
   *g)* Ovule.
3° Traitement des causes fonctionnelles.
   *a)* Erreurs de coït.
   *b)* Impuissance.
   *c)* Aberrations génésiques.
4° Traitement des causes vagues et générales.
   *a)* Maladies générales.
   *b)* Maladies localisées.
   *c)* Surmenage génital.
   *d)* Age.
   *e)* Constitution. — Tempérament, etc.
   *f)* Alimentation, médicaments, etc.

Deux cellules : l'une mâle, le spermatozoïde ; l'autre femelle, l'ovule, se rencontrent dans le système génital féminin, ordinairement dans le tiers externe de la trompe. Ces deux cellules se fusionnent ; celle qui en résulte et qui par son développement ultérieur deviendra l'œuf, se fixe dans l'utérus, donnant lieu aux phénomènes de la grossesse.

La cellule femelle est fournie par l'ovaire; la cellule mâle par le testicule, et portée dans l'organisme féminin à l'aide de l'union sexuelle.

La *fécondation naturelle* résulte donc de la rencontre physiologique de ces deux cellules après coït.

### 4.— Fécondation artificielle.

Par *fécondation artificielle* on désigne une petite opération destinée à suppléer à un coït se faisant anormalement. Ces indications sont :

du côté du mari :

1° rétrécissement ou malformation rendant l'éjaculation baveuse,

2° impuissance absolue ou relative, ou éjaculation incomplète, anormale ;

du côté de la femme :

1° déviation ou déplacement utérin, contre lesquels tout traitement a échoué.

2° paresse ou condition spéciale de l'utérus, qui au moment du coït ne retient pas le sperme : cette cause pourra être supposée, quand la femme, après l'union sexuelle, a la vulve souillée d'une quantité abondante de liquide.

Cette opération consiste à puiser dans le fond du vagin à l'aide d'une petite seringue appropriée une partie du sperme, qui y a été déposé quelques instants avant, à la suite d'un coït normal, et à injecter ce sperme, séance tenante, dans l'intérieur de la cavité utérine, absolument comme si on pratiquait une injection intra-utérine (1).

(1) Pour le manuel de cette opération et pour plus amples détails sur ce qui concerne la stérilité, se reporter à mon livre : *De la stérilité chez la femme*. Paris, 1896.

Toutes les fois que, pour une cause quelconque, la fécondation naturelle ne peut s'accomplir, on dit qu'il y a stérilité.

La stérilité peut donc être d'origine masculine ou féminine.

Nous ne nous occuperons ici que de la stérilité d'origine féminine, et suivant, dans l'étude des causes qui peuvent la produire, l'ordre qui a été indiqué au sommaire, nous verrons à propos de chacune d'elles le traitement qu'il convient d'utiliser afin de permettre la conception.

### 2. — Traitement des causes anatomiques.

#### a. — Vulve.

*Malformations.* — Quand il y a malformation de la vulve empêchant le coït ; soit par la dilatation de l'orifice vulvo-vaginal, soit par une opération, on rendra à cet organe ses dimensions normales. Toutefois il ne faut pas ignorer que par exception la fécondation est possible sans introduction du membre viril au moment du coït.

*Vulvite et éruptions.* — La vulvite, l'herpès, le chancre mou, la syphilis, l'eczéma, le lupus, ne causent en général la stérilité qu'autant qu'ils empêchent l'introduction pénienne ; si le coït s'effectue normalement, le plus souvent la conception aura lieu, sauf avec la syphilis où l'influence de la maladie soit sur les ovaires, soit sur l'état général, devient la cause de la stérilité. Appliquer à la cause un traitement approprié.

*Tumeurs.* — Les tumeurs vulvaires (végétations, œdème, hernies, kystes, éléphantiasis, cancer) ne sont également causes de stérilité que quand elles constituent un impédimentum au coït.

### b. — Vagin.

*Malformations.* — La bifidité n'est pas une cause de stérilité, car chaque vagin se termine en général par un utérus normal et permettant la conception.

L'obstruction complète entraîne naturellement la stérilité; mais il n'en est pas de même de l'obstruction incomplète, qui, bien que gênant la conception dans la majorité des cas, permet cependant quelquefois à la grossesse de se produire.

Le traitement des malformations vulvaires ou vaginales consistera à établir, soit par la simple dilatation, soit par une opération, la perméabilité vulvo-vaginale, et à faciliter ainsi au pénis l'accès du col utérin.

*Vaginite.* — La vaginite peut être une cause de stérilité, en empêchant l'union sexuelle et en exagérant l'acidité vaginale ; mais cette influence n'est que passagère comme la maladie elle-même.

*Tumeurs.* — Les tumeurs du vagin, kystes, polypes, cancer, mettent obstacle à la fécondation, car elles arrêtent le pénis dans sa pénétration ; l'obstacle n'est que relatif et permet souvent la conception.

### c. — Utérus.

*Métrite et endométrite.* — La femme dont l'utérus est enflammé conçoit difficilement. Quand elle conçoit, l'avortement est fréquent. Cependant de temps à autre on voit, contre toute attente, une femme atteinte de métrite ancienne, avec gros col en ectropion, devenir enceinte ; ces faits imposent une grande réserve au pronostic.

La métro-endométrite est susceptible d'amener la stérilité par un triple mécanisme :

Tantôt l'écoulement muco-purulent encombre l'utérus et empêche l'ascension des spermatozoïdes, bouchon naturel opposé à la conception.

Tantôt la surface utérine, blindée par du mucus en excès, est inhospitalière à l'ovule fécondé qui glisse sans se fixer.

Tantôt enfin, acidifiant le milieu, l'inflammation tue le spermatozoïde, qui ne peut vivre qu'en atmosphère alcaline.

Traiter la métro-endométrite par les moyens ordinaires, parmi lesquels le curage est le meilleur.

*Déviations utérines.* — Flexion, version, prolapsus, constituent les trois variétés principales de déviations utérines.

Dans l'antéversion, on a conseillé de ne permettre le coït que six heures après une miction, la distension de la vessie devant redresser l'utérus ;

Dans la rétroversion, on a conseillé de constiper la femme de manière à relever l'utérus par la distension rectale,

Et enfin, dans le cas de latéroversion, de faire pratiquer le coït, la femme étant couchée sur le côté voulu pour corriger la déviation utérine.

J'ignore si ces moyens constituent un remède efficace à cette cause de stérilité ; on pourra toujours les essayer vu leur bénignité. En cas d'insuccès, le redressement à l'aide d'un pessaire ou d'une opération appropriée, au besoin la fécondation artificielle, pourraient être tentés.

*Ectopie utérine.* — L'ectopie de l'utérus est con-

stituée par un déplacement de l'organe parallèlement
à lui-même, déplacement amené par la rétraction des
ligaments ou de brides cicatricielles.

Rendre à l'utérus sa liberté et sa position normales
par le massage constitue le meilleur mode de traitement.

*Malformations.* — La bifidité utérine est en général compatible avec la conception ; il n'en est pas de
même de l'atrophie congénitale ou acquise.

L'utérus est alors rudimentaire, impropre au développement de l'œuf fécondé.

Le remède consistera à favoriser le développement des organes génitaux par des excitants
locaux, parmi lesquels l'électricité faradique occupe la première place.

*Sténose et atrésie du canal utérin.*
— Pour que la fécondation se
fasse, il faut, ainsi qu'il a été
dit, que les spermatozoïdes re-
montent le canal génital de l'o-
rifice externe de l'utérus jusqu'à
la partie externe de la trompe ;
qu'un rétrécissement survienne,
à l'orifice externe de l'utérus, à
l'isthme, à l'orifice utérin de la
trompe, et la stérilité en résultera.

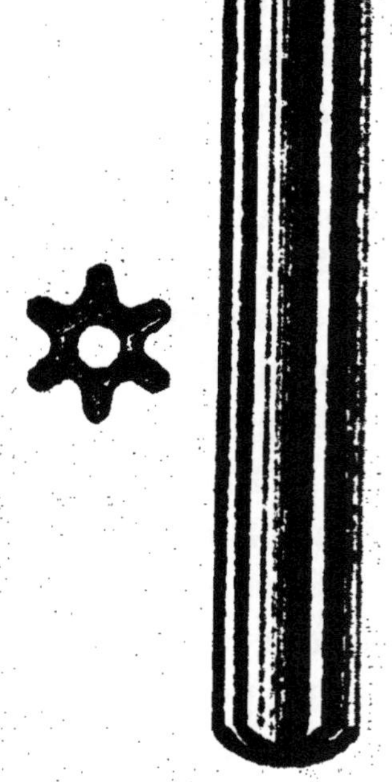

Fig. 15. — Tige intra-
utérine (Auvard).

On ne peut rien contre la sténose de l'orifice tubo-utérin, dont
le diagnostic est d'ailleurs impossible.

Contre l'étroitesse de l'isthme on agira par la
fixation d'une tige métallique, qu'on pourra lais-

ser pendant plusieurs semaines en place (fig. 15).

Une opération plastique sera seule efficace contre la sténose de l'orifice externe et consistera, après avoir dilaté à la laminaire (fig. 17) l'orifice externe du col (fig. 16), à opérer une double résection ainsi

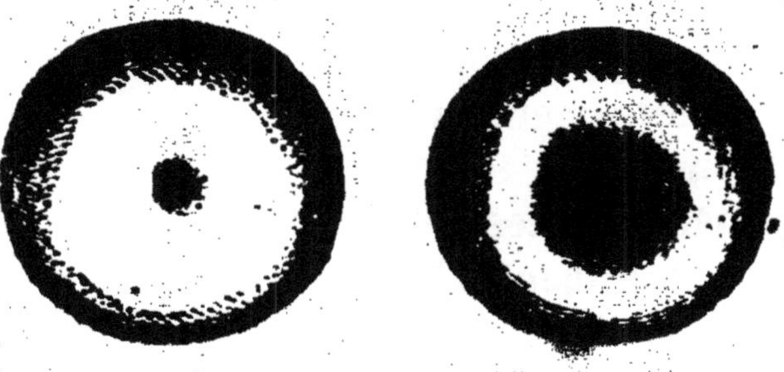

Fig. 16. — Orifice rétréci.   Fig. 17. — Orifice dilaté.

que l'indique la figure 18, et cette résection pratiquée, à appliquer des sutures comme le montre la figure 49, afin de maintenir la béance de l'orifice externe.

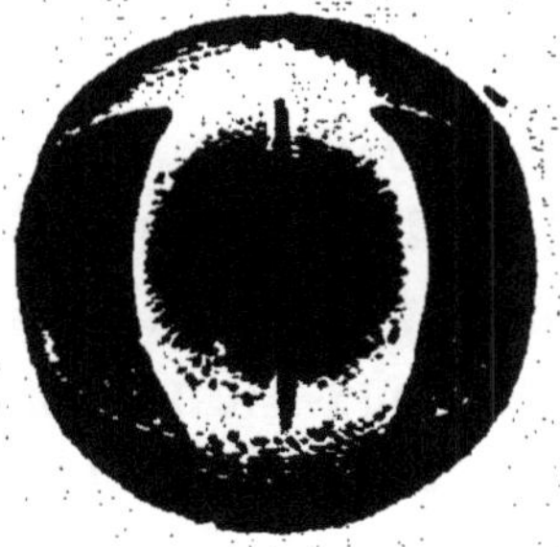

Fig. 18.— Résection bilatérale du col.

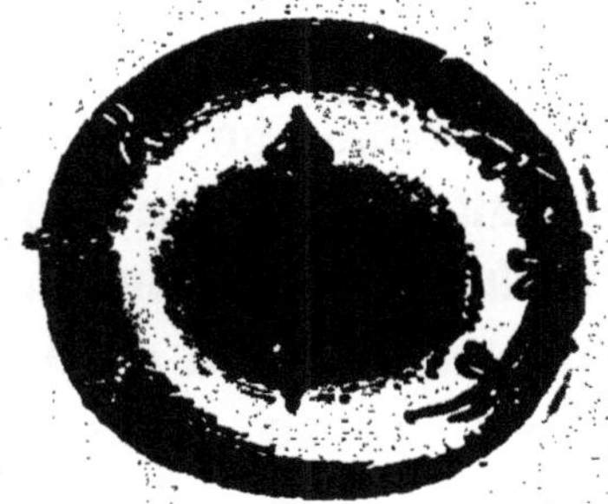

Fig. 49.— Sutures après résection.

*Déformations du col.* — La physiologie du col dans la fécondation nous est encore mal connue; il serait donc téméraire de dire comment ses viciations de forme peuvent amener la stérilité.

Toutefois, ce que la théorie ne nous explique pas

encore, nous est ici démontré par la clinique ; nous savons, en effet, que les femmes conçoivent difficilement alors que le col présente une des déformations suivantes :

col en éteignoir,

col en toupie,

col en trompe d'éléphant.

Col en porte-manteau.

Col tapiroïde.

On remédiera à ces déformations par une opération plastique, restituant à l'organe sa forme normale.

*Tumeurs utérines.* — Les deux principales tumeurs de l'utérus sont : le fibrôme et le cancer.

Le *fibrôme* n'est qu'une cause relative de stérilité ; nombre de femmes, en effet, deviennent enceintes malgré l'existence de ces tumeurs, et une dystocie plus ou moins grave en est souvent la conséquence.

C'est le siège même de la tumeur beaucoup plus que son volume, qui créera une prédisposition à la stérilité.

Le fibrôme ne sera susceptible d'une thérapeutique au point de vue de la stérilité que lorsqu'il est facile à extirper sans endommager l'utérus, quand il s'agit par exemple d'un polype sous-muqueux relié par un mince pédicule. On procédera alors à l'extirpation, ainsi qu'il sera dit au traitement des fibrômes. Dans tous les autres cas, on s'abstiendra de traitement, à cause même des dangers de l'accouchement avec l'existence de ces tumeurs.

Le cancer soit du corps, soit du col, permet quelquefois la conception. Mais en pareil cas nous n'avons jamais à instituer un traitement pour la favoriser, car la grossesse n'est pas une éventualité à souhaiter pour une cancéreuse.

*Écoulements utérins.* — Les écoulements utérins dépendent de l'endométrite; leur influence sur la stérilité et leur traitement ne diffèrent donc pas de ce qui a été dit précédemment à propos de cette maladie.

## d. — Trompes.

*Salpingites.* — Une trompe kystique, par là même obturée, est impropre à la reproduction, et la femme, dont les deux trompes sont kystiques, est forcément stérile.

Dans certains cas de salpingite kystique, *Martin* a proposé de remédier à la stérilité en rétablissant, après laparotomie, le pavillon de la trompe obturée. Son procédé consiste, à inciser la trompe à son extrémité, à pénétrer dans la cavité tubaire, et à l'aide d'une suture continue au catgut à maintenir béante l'ouverture artificielle créée par ce procédé opératoire.

En dehors de ces cas, dont l'efficacité thérapeutique n'est pas encore prouvée, la thérapeutique ne peut rien pour permettre la fécondation en dehors du traitement ordinaire de la salpingite.

*Déviations des trompes.* — La déviation des trompes se produit dans des circonstances très diverses : déplacement des ovaires, tumeurs des trompes ou du voisinage, déviation utérine, inflammation péri-utérine. Ces déviations se rencontrent chez certaines femmes stériles; mais il est difficile de fixer leur importance pathogène.

*Malformations des trompes.* — Le rôle de ces malformations est mal connu, et comme il ne peut être déterminé sur le vivant à moins d'une laparotomie, la thérapeutique de la stérilité n'y perd aucun avantage.

*Tumeurs des trompes.* — Ces tumeurs, qui seront étudiées à un autre chapitre, sont susceptibles de produire la stérilité à la condition :

que la tumeur soit bilatérale;

que le canal tubaire soit obturé.

La laparotomie seule, si elle permet d'enlever la tumeur tout en respectant la trompe, pourra guérir la femme de la stérilité.

### c. — Ovaires.

*Ovarite.* — L'ovarite altère les vésicules de De Graaf et l'ovule qui y est contenu; elle prédispose donc à la stérilité, moins sûrement toutefois que l'orchi-épididymite chez l'homme; on voit en effet des femmes concevoir malgré une double ovarite, tandis que la stérilité est la règle après la double inflammation des testicules.

*Déplacement des ovaires.* — L'ovaire, grâce à sa situation et à son mode de fixation, est très sujet à se déplacer.

Les déplacements sont rares en avant, fréquents en arrière dans la direction du cul-de-sac de Douglas.

Le pavillon de la trompe suit le plus souvent l'ovaire dans ses déplacements, relié à lui par le ligament tubo-ovarien.

Aussi la physiologie de l'ovaire semble-t-elle peu entravée par ces changements de position, à la condition qu'il n'existe pas d'état pathologique concomitant. Il est rare que la stérilité dépende d'un simple déplacement de l'ovaire. Dans ce cas on pourra remédier au déplacement par le bourrage du vagin.

*Malformation des ovaires.* — L'absence des ovaires entraîne forcément la stérilité; l'atrophie congénitale ou acquise permettra ou non la conception, suivant qu'elle est plus ou moins accentuée. La connaissance de cette cause est d'ailleurs de faible intérêt pratique, étant donnée l'impuissance de la thérapeutique en pareil cas.

*Tumeurs des ovaires.* — Le cancer, le sarcome et la tuberculose de l'ovaire sont rarement compatibles avec la conception, il n'en est pas de même avec les kystes de l'ovaire au début; ces kystes laissent ordinairement une partie de l'ovaire intacte et capable de fonctionner, de telle sorte que, même avec un kyste bilatéral, on voit parfois la femme devenir enceinte.

Dans certaines tumeurs de l'ovaire, par exemple les tumeurs scléro-kystiques, dont le développement reste relativement faible, on pourra, alors qu'on pratique l'ovariotomie, ne réséquer que partiellement l'ovaire malade, afin d'en laisser une portion encore susceptible de fonctionner.

La possibilité de la fécondation après ces ablations partielles de l'ovaire est prouvée par des observations où, soit volontairement, soit involontairement, une partie seulement de cet organe a été enlevée.

### f. — Périgénitalia.

*Pelvipéritonite.* — La pelvipéritonite agit par les adhérences qu'elle laisse à sa suite, et contre lesquelles le massage sera d'une grande efficacité.

*Tumeurs périgénitales.* — Ces tumeurs qui gênent

le jeu normal des organes génitaux seront traitées par l'ablation chirurgicale.

### g. — Ovule.

Certaines femmes sont stériles, parce qu'avec des règles d'apparence normale la ponte ovulaire fait défaut. On peut soupçonner cette cause, mais non la prouver. Si on la soupçonnait, l'électrisation des ovaires pourrait être d'un effet salutaire.

### 3. — Traitement des causes fonctionnelles.

### a. — Erreur de coït.

Volontairement, ou involontairement par erreur, le pénis s'égare dans le rectum et y verse la liqueur séminale.

On a cité des cas où la verge a pu s'engager dans un urètre dilaté et éjaculer dans la vessie.

Toutes les fois que le sperme n'est pas éjaculé dans le vagin, ou au moins à l'orifice vulvo-vaginal, la fécondation est impossible, si toutefois il n'y a pas vice de conformation des organes génitaux.

Indiquer l'erreur, c'est en tracer le remède.

### b. — Impuissance.

L'impuissance peut être :
    d'origine morale (coïtophobie, frigidité).
    d'origine physique (vaginisme).

La frigidité et la coïtophobie permettent le coït malgré l'indifférence ou la répulsion qu'éprouve la femme pour cet acte physiologique : ce ne sera donc là qu'une cause relative de stérilité ; mais la véritable cause en pareil cas sera le vaginisme qui rend le coït impossible et qui réclame par conséquent un traitement actif.

Suivant que le vaginisme dépend de l'hyperesthésie vulvaire, ou de la contracture des muscles *custodes vaginæ*, on a distingué :

le vaginisme hyperesthésique,

le vaginisme contractural,

le vaginisme contracturo-hyperesthésique.

Le vaginisme est facile à diagnostiquer ; on peut certifier son existence toutes les fois que, avec une conformation normale des organes génitaux, le doigt ne peut pénétrer dans le vagin, ou si cette pénétration se fait avec difficulté.

L'hyperesthésie se reconnaîtra à la sensibilité douloureuse du contact, et la contracture, à l'étroitesse même du calibre vaginal.

Un examen attentif permettra enfin de reconnaître la présence de fissures, d'une hyperesthésie localisée à une caroncule hyménéale.

Le vaginisme est reconnu, sa variété dépistée, il importe d'en instituer le *traitement*.

On commencera par recourir aux moyens doux qui suffisent souvent ; en cas d'échec on aura recours aux moyens violents

1° *Moyens doux.* — Cérat, douceur et savoir-faire sont venus à bout de beaucoup de vulves récalcitrantes. Au médecin à savoir, par de sages conseils, expliquer les détails parfois scabreux de ce trépied thérapeutique.

Les grands bains, l'hydrothérapie, l'administration du bromure de potassium, pourront heureusement préparer la femme à arriver avec des nerfs calmes au sacrifice sexuel.

S'il existe une fissure, une vulvo-vaginite, une inflammation de l'utérus, on la guérira par des moyens appropriés.

Contre l'hyperesthésie, l'électricité faradique, les suppositoires à la cocaïne seront parfois d'un heureux secours.

Contre la contracture, la dilatation progressive avec des bougies de Hégar donne souvent de bons résultats.

On a conseillé l'anesthésie par le chloroforme ou l'éther pour permettre l'accomplissement du coït sous son influence; quand les circonstances obligent à ces ressources extrêmes, mieux vaut recourir aux moyens violents.

*2° Moyens violents.* — La femme étant anesthésiée, on peut :

soit dilater,

soit inciser

l'orifice vulvo-vaginal.

*Dilatation.* — La dilatation sera faite à l'aide des pouces introduits dans le vagin, et écartés énergiquement l'un de l'autre jusqu'à la rencontre des branches ischio-pubiennes, ou à l'aide de bougies de Hégar.

*Incision.* — Sims conseillait de pratiquer deux incisions sur la partie postérieure de la vulve à un travers de doigt de la ligne médiane, débridement analogue à celui qu'on fait au moment du passage de la tête fœtale pour éviter la déchirure du périnée; cette incision doit avoir 2 centimètres de profondeur environ; elle est pansée en surface, en faisant un tamponnement vagino-vulvaire à la gaze iodoformée, pansement à la fois hémostatique antiseptique et dilatateur. Ce pansement peut être laissé trois jours en place.

*Opération dilatatrice.* — Je donne la préférence à une opération (1) qui consiste à décoller en arrière la paroi vaginale dans l'étendue de quelques centimètres, à inciser au-dessous verticalement le périnée pour élargir l'entrée vulvo-vaginale, puis à rabattre sur cette brèche le lambeau vaginal précédemment détaché, qu'on fixe en place à l'aide du nombre de sutures nécessaires.

### 4. — Traitements des causes vagues et générales.

Par causes vagues, on entend celles qui, d'après un certain nombre d'observations, semblent susceptibles de produire la stérilité, bien que leur action ne soit pas péremptoirement démontrée, ou que leur influence pathogénique soit peu explicable.

*Maladies générales.* — Les maladies aiguës n'ont qu'une influence momentanée et par conséquent sans importance; il n'en est pas de même des maladies chroniques, parmi lesquelles il importe de faire une place spéciale à la syphilis et à la tuberculose, qui entraînent souvent la stérilité, soit par l'atteinte de la santé générale, soit en altérant la glande génitale, testicule ou ovaire.

*Maladies du système nerveux.* — Les maladies du système nerveux agissent de préférence sur l'homme et amènent l'impuissance; chez la femme, l'hystérie, névrose la plus fréquente, ne semble pas prédisposer à la stérilité.

*Hygiène et alimentation.* — Dire qu'une bonne hygiène éloigne la stérilité est une banalité, mais aussi

(1) Décrite en détails dans mon livre sur la *Stérilité*, 1896, page 251.

une vérité. — L'hygiène comprend naturellement le vêtement, l'alimentation, l'exercice, une sage régularisation de la vie. Il ne faut donc pas oublier de donner les conseils d'hygiène aux époux, qui désirent une conception.

*Gémellité.* — Dans l'espèce bovine, quand la gestation est double et que les produits sont de sexe différent, la femelle est, en général, inféconde (Saint-Cyr). — L'observation ne nous révèle rien de semblable dans l'espèce humaine, où la gémellité semble au contraire héréditaire.

*Consanguinité, hérédité.* — L'union entre consanguins prédispose, d'après les uns, à la stérilité, d'après les autres, au contraire, à la fécondité. Il est actuellement impossible de se prononcer à cet égard. L'hérédité semble jouer un certain rôle comme cause de stérilité relative, c'est-à-dire que, dans quelques familles, on voit volontiers des sœurs rester stériles ou avoir peu d'enfants.

*Age.* — Pour la femme, la faculté procréatrice commence et finit avec la menstruation. Toutefois, on peut voir, par exception, des femmes devenir enceintes après la ménopause, la ponte ovulaire persistant un certain temps après la cessation de l'écoulement sanguin.

*Volonté.* — Autrefois, on croyait le viol infécond, la femme ne pouvait concevoir que consentante à l'union sexuelle; le coït physique ne suffisait pas pour la conception, il fallait en quelque sorte un coït moral. Opinion fausse, le viol est parfaitement fécond; certaines femmes peuvent concevoir dans l'état somnambulique et même en état de mort apparente.

*Stérilité énigme.* — Mari et femme, mariés depuis

dix ans, vivent dans l'union sexuelle la plus parfaite, et néanmoins n'ont pas d'enfant. Le mari se montre infidèle, et immédiatement devient père avec la femme séduite. L'épouse suit le même exemple avec un amant, et la voici également enceinte. Pourquoi? *Enigme.* Ces diverses causes doivent être connues, malheureusement la plupart échappent à toute thérapeutique.

## SIXIÈME SECTION

---

# GÉNITALITE.

Généralités.
A. *Traitement des accidents aigus.*
  I. — Du traitement en général.
  II. — Du traitement en particulier.
    1° Vulvo-vaginite.
    2° Métrite.
    3° Salpingo-ovarite.
    4° Pelvi-cellulite et péritonite.
B. *Traitement des accidents chroniques.*
    1° Vulvo-vaginite.
    2° Endométrite.
    3° Métrite.
    4° Salpingo-ovarite.
    5° Pelvi-cellulite et péritonite.
    6° Suppurations pelviennes.

L'inflammation du système génital, que j'englobe sous le nom de *génitalite*, comprend :

L'inflammation de la vulve. — Vulvite.

L'inflammation du vagin. — Vaginite.

L'inflammation de l'utérus. — Métrite.

L'inflammation des trompes. — Salpingite.

L'inflammation des ovaires. — Ovarite.

L'inflammation du péritoine. — Pelvi-péritonite.

L'inflammation du tissu cellulaire. — Pelvi-cellulite.

L'aspect clinique et le traitement de ces diverses

inflammations diffère essentiellement, suivant que leur forme est aiguë ou chronique.

Tantôt elles se bornent à la phase aiguë; tantôt à la phase chronique ; tantôt, après avoir été aiguës, elles deviennent chroniques.

Quelle que soit la marche qu'elles suivent, au point de vue du traitement il est indispensable d'examiner séparément et dans deux chapitres distincts :

Le traitement des accidents aigus.

Le traitement des accidents chroniques.

### A. Traitement des accidents aigus.

Quelle que soit la variété d'inflammation qui existe : vulvite, vaginite, métrite, salpingo-ovarite, cellulo-péritonite, alors que les accidents sont aigus, il y a toute une série de moyens dont l'ensemble con - stitue la thérapeutique antiphlogistique et qui restent les mêmes, malgré les variantes de l'état patholo-gique.

Nous allons commencer par exposer ces divers moyens, qui s'appliquent indifféremment à toute va-riété de génitalite aiguë, quelle que soit sa localisa-tion.

Puis, quand nous serons familiarisés avec ce traite-ment antiphlogistique, commun à tous les cas, nous examinerons à propos de chaque inflammation la règle spéciale de traitement que peut réclamer cha-que localisation inflammatoire en particulier.

Bref, nous aurons, à propos des inflammations aiguës du système génital, à exposer :

1° le traitement en général,

2° le traitement en particulier.

Commençons par le traitement en général.

## *I. — Traitement en général des accidents aigus.*

Voici les neuf points du traitement antiphlogistique :

1. Lit — 2. Bains — 3. Alimentation — 4. Saignée — 5. Glace — 6. Révulsifs — 7. Antithermiques — 8. Calmants — 9. Laxatifs.

1° Le séjour au *lit* doit en général être complet ; on n'a d'ailleurs pas de peine à l'obtenir, car la femme se sent sérieusement malade.

2° *Bains.* — Les grands bains seront tantôt bi-quotidiens, tantôt quotidiens, tantôt plus espacés, d'une demi-heure à une heure et demie. Ils devront être pris dans la chambre à coucher ou dans une pièce voisine, de manière à éviter le transport de la malade à une grande distance. La température du bain variera suivant l'intensité de la fièvre entre 30 et 36°. Il sera d'autant plus bas que la fièvre sera plus élevée.

3° *Alimentation.* — L'alimentation variera suivant la fièvre et la tolérance de l'estomac. Dans les cas bénins, l'alimentation ordinaire, en éliminant tout ce qui est lourd, sera permise ; dans les cas graves, au contraire, on n'aura recours qu'aux liquides, lait, bouillon, champagne, grogs. Entre ces deux extrêmes il y a toute une série d'intermédiaires, où la nourriture sera proportionnée à l'état même de la malade, sans qu'il soit possible ou nécessaire d'établir ici cette échelle progressive.

4° *Saignée.* — Au début d'accidents franchement inflammatoires une déplétion sanguine constituera un excellent moyen thérapeutique. Toutefois on n'aura recours que rarement à la saignée générale, et on la réservera aux pléthoriques avérées ; c'est presque toujours à la saignée locale qu'on s'adressera, soit sous forme de sangsues, soit sous forme de ventouses scarifiées qu'on applique sur le bas-ventre, à la région qui correspond à l'organe enflammé, six sangsues ou douze ventouses scarifiées. Cette déplétion sanguine n'est réellement utile et salutaire que pendant les huit premiers jours de la maladie; ultérieurement elle sera avantageusement remplacée par la glace ou les révulsifs.

3° *Glace.* — L'application de glace sur le bas-ventre, alors qu'on peut se procurer cet agent de réfrigération, constitue un des meilleurs moyens antiphlogistiques. On l'appliquera de la façon suivante : dans un sac de caoutchouc spécial à cet usage, ou dans une vessie naturelle demandée au boucher voisin, on enferme de la glace pilée en petits morceaux, et on la mélange d'un peu de gros sel de cuisine; ce sac est appliqué sur le bas-ventre, avec interposition d'une flanelle pliée en deux. Cette flanelle est indispensable, sans quoi on aurait congélation de la peau et formation d'escarres. Le contenu du sac doit être changé, aussitôt que la glace est complètement fondue : car il ne faut jamais qu'il se réchauffe; ce changement aura lieu toutes les 2 h. 1/2 en été et toutes les 3 heures en hiver, nuit et jour la même chose. La continuité du froid sans interruption est indispensable pour l'heureuse action de ce moyen. Il devra être prolongé pendant toute la période douloureuse de la maladie; il constitue un des meilleurs calmants de cette douleur, due à la congestion pelvienne qu'il empêche.

Quand il est impossible de se procurer de la glace, on la remplacera par l'application en permanence de compresses recouvrant tout le ventre, et imbibées d'une solution saturée de chlorhydrate d'ammoniaque. La malade aura ce liquide à côté d'elle, et toutes les heures trempera de nouveau lacompresse dans le liquide, et, une fois appliquée, la recouvrira d'un imperméable, maintenu lui-même par une ceinture appropriée. Ce moyen sera de beaucoup inférieur à l'usage de la glace.

6° *Révulsifs.* — Les révulsifs ne sont indiqués qu'à une période plus éloignée de la maladie, parexemple vers le quinzième jour. On a commencé par la déplétion sanguine locale, continuée par la glace; les révulsifs sont indiqués alors qu'on cesse la glace. Les deux révulsifs d'emploi habituel sont : les *vésicatoires* et les *pointes de feu.*

Comme vésicatoire on emploiera soit la préparation cantharidienne classique, soit chez les personnes dont les reins sont malades, ou la vessie sensible à la cantharide, les vésicatoires liquides, dont l'emploi est aujourd'hui assez répandu.

Quant aux pointes de feu, le thermocautère Paquelin en rend l'exécution très facile. Elles devront être légères, pratiquées au nombre d'une cinquantaine environ sur la paroi abdominale. On peut les renouveler tous les 4 à 5 jours.

On préférera le vésicatoire aux pointes de feu, quand l'élément douleur est relativement plus prononcé que l'élément inflammatoire, et les vésicatoires dans le cas contraire, c'est-à-dire quand les douleurs étant faibles ou nulles, on est en présence d'une masse inflammatoire, dont on désire la résorption.

Donc :

> Élément douloureux prédominant : pointes de feu.
> Élément inflammatoire prédominant : vésicatoires.

7° *Antithermiques.* — Les antithermiques sont indiqués toutes les fois que la température reste élevée au-dessus de 38°. En dehors du bain dont il a été précédemment question, les trois antithermiques auxquels on aura habituellement recours sont :

la quinine (sulfate ou chlorhydrate),

l'antipyrine,

l'alcoolature de racine d'aconit.

Je n'insiste pas sur le détail de la prescription de ces médicaments, qui ne présente ici rien de particulier.

8° *Calmants.* — Comme calmants en dehors de la glace, qui constitue localement le meilleur sédatif de la douleur, et qui suffit, en général, pour rendre à la malade son mal très tolérable, on a recours aux préparations opiacées ou chloralées.

La piqûre de morphine sera réservée à des cas exceptionnels, pour calmer une crise aiguë ; on évitera surtout son emploi régulier pour ne pas tomber dans la morphinomanie.

Le chloral en lavements, ou par la bouche, sous forme de sirop, sera souvent d'un heureux secours.

Pour permettre le sommeil, on emploiera de préférence le sulfonal ou le bromure de potassium.

9° *Laxatifs.* — Ce n'est pas seulement pour remédier à la constipation, qu'amène le séjour au lit, qu'il faudra faire usage de laxatifs, mais aussi pour agir sur la maladie génitale, par la révulsion intestinale que produit cette classe de médicaments.

On aura recours à la fois aux laxatifs buccaux et aux lavements.

Laxatifs buccaux : magnésie calcinée, rhubarbe, cascara sagrada, aloès, évonymine, graine de lin, eau minérale naturelle, etc.

Lavements simples à la glycérine, à l'huile ou au sel.

Tels sont les détails de traitement antiphlogistique, qu'on aura à appliquer dans toute génitalite aiguë ; examinons maintenant les variantes de la thérapeutique, suivant les variétés d'inflammation.

## *II. — Traitement en particulier des accidents aigus.*

1° *Vulvo-vaginite.* — Pendant la période aiguë de la vulvo-vaginite, on se contentera du traitement antiphlogistique, consistant surtout en grands bains, qu'on donnera au nombre d'un et deux par jour, deux si possible, d'une durée d'une demi-heure à une heure, quelquefois davantage si la malade les tolère bien. On pourra se dispenser de faire une saignée locale ; cependant, quand les phénomènes aigus sont violents, elle sera plutôt salutaire. En général, les antithermiques sont inutiles, car la maladie n'est pas fébrile.

Quelques thérapeutes ont préconisé dans cette période aiguë l'emploi de topiques, ou de cautérisations au nitrate d'argent, en insensibilisant préalablement les parties à l'aide de cocaïne, afin de rendre la pénétration dans le vagin possible. Il se peut qu'on obtienne quelquefois de bons résultats de cette thérapeutique locale, mais, d'une façon générale, mieux vaudra s'en abstenir. *Dans cette période aiguë, moins on touchera aux organes génitaux, mieux cela vaudra.* Calmez l'inflammation par le traitement antiphlogistique, et quand la période aiguë est passée, vous appliquerez alors avec avantage le traitement local, qui convient à la période subaiguë ou chronique, et dont il sera ultérieurement question.

Le traitement local n'est applicable d'emblée qu'aux formes, qui ne passent pas par cette première période d'acuité.

2° *Métrite.* — Dans l'inflammation aiguë de l'utérus, tout l'organe est pris en bloc, et il est impossible de distinguer, en pareil cas, l'endométrite, la métrite du corps et du col : c'est une inflammation généralisée ou en bloc de tout l'utérus.

On l'observe de préférence pendant le postpartum, ou encore à la suite de la blennoragie.

Le traitement antiphlogistique, précédemment exposé, devra être appliqué ici dans toute sa rigueur. On s'abstiendra de toute thérapeutique directe sur l'utérus, sauf, par exemple, le lavage utérin et le curage, qui peuvent être nécessaires pendant le postpartum, pour enlever les débris retenus dans l'utérus. Je renvoie à cet égard à la *Thérapeutique obstétricale*, article Septicémie.

En dehors de ces opérations, le traitement local ne convient qu'après la période aiguë, alors que la période chronique est constituée.

3° *Salpingo-ovarite.* — Même traitement antiphlogistique que pour la métrite aiguë, en l'appliquant dans toute sa rigueur.

Dans une seule circonstance, on sortira de cet exclusivisme thérapeutique : c'est alors qu'il y a formation soit au niveau de la trompe, soit de l'ovaire d'une collection liquide, c'est-à-dire d'un abcès.

En pareil cas, en effet, il faut à tout prix évacuer le pus, sans quoi il pourrait y avoir ouverture spontanée dans le péritoine et développement rapide d'une péritonite mortelle.

Que faire, si on constate la formation de cet abcès ?

Deux thérapeutiques chirurgicales sont en présence:

1° Soit ouvrir simplement la collection purulente par la région la plus accessible, en général du côté du vagin.

2° Soit employer un procédé plus radical : — ou la laparotomie avec ablation des annexes malades, — ou l'extirpation par la voie vaginale de l'utérus et des annexes malades.

D'une façon générale, dans ces cas aigus, mieux vaudra, autant que possible, s'abstenir de toute grande intervention et limiter au minimum le traumatisme. Car, étant donnée l'acuité des accidents, la virulence du liquide pathologique est extrême, et on court grand danger, en pratiquant une intervention importante, d'infecter le péritoine et d'amener des accidents mortels.

Le principe, en pareil cas, est de calmer les accidents aigus par l'intervention chirurgicale la plus timide possible, et d'attendre la période chronique pour recourir aux grands traumatismes, dont le danger se trouve alors très atténué.

Donc, s'il se forme un abcès, on fera en sorte de l'ouvrir par une simple ponction ou incision, dans la région où il est le plus facilement accessible, et on ne se résoudra à une plus grave intervention que si cet abcès n'est pas accessible, ou si on échoue dans la tentative pour l'ouvrir, ou si après l'avoir ouvert les accidents continuent, indiquant la formation d'autres abcès ou l'évacuation difficile du pus.

En résumé, dans toute salpingo-ovarite aiguë, on appliquera strictement le traitement antiphlogistique en suivant la marche des accidents locaux, à l'aide de l'exploration digitale. S'il n'y a pas suppuration, on se bornera à cette thérapeutique antiphlogistique. Si, au contraire, il y a suppuration, on ouvrira cet abcès par le moyen le plus simple possible, et on ne se résoudra qu'exceptionnellement à un traitement chirurgical plus radical.

4° *Pelvi-cellulite et péritonite.* — Le traitement de la pelvi-cellulite, et de la pelvi-péritonite, à l'état aigu, est exactement celui qui vient d'être exposé à propos de la salpingo-ovarite.

Toute la question du traitement, en pareil cas, se résume à ceci : *Y a-t-il ou non collection purulente?*

S'il n'y a pas collection purulente, on se bornera au traitement antiphlogistique.

S'il y a collection purulente, il faudra l'évacuer chirurgicalement, et toujours par le moyen le plus simple, entraînant le moindre trauma.

En traitant de l'inflammation chronique, nous verrons que les principes thérapeutiques sont tout à fait différents, car, en présence des accidents aigus, la présence du liquide virulent doit inspirer la prudence et la réserve, qui n'est plus nécessaire pendant la période chronique, où il faut, au contraire, par une intervention hardie, mettre fin aux accidents locaux.

### B. Traitement des accidents chroniques.

Nous examinerons à part ce traitement :

1° dans la vulvo-vaginite ;

2° dans l'endométrite ;

3° dans la métrite ;

4° dans la salpingo-ovarite ;

5° dans la pelvi-cellulite et péritonite ;

6° dans les suppurations pelviennes.

Le traitement de la vulvo-vaginite blennoragique

consiste en : bains, — injections, — suppositoires, — cautérisations, — tampons médicamenteux.

1° *Bains.* — Les bains sont le seul traitement qu'on puisse appliquer pendant la période aiguë, alors que l'accès du vagin est fermé par l'intensité même de l'inflammation.

Les bains sont ou simples ou mélangés d'amidon, de son. Ils seront donnés tous les jours pendant une heure environ.

La vulve sera lavée trois à quatre fois par jour avec une solution légèrement antiseptique (acide phénique à $\frac{1}{200}$, de sublimé à $\frac{1}{5,000}$), garder le repos aussi complet que possible.

2° *Injections.* — Aussitôt que les symptômes inflammatoires se sont calmés, et que le vagin est devenu accessible, tout en continuant les grands bains, on fera prendre à la femme une injection matin et soir, de quatre litres environ, avec une des solutions suivantes :

| | |
|---|---|
| Soit alun ou tanin............ | 1 cuillerée à soupe par litre. |
| Soit coaltar saponiné........ | émulsion au 1/5. |
| Soit sulfate de cuivre........ | 20 grammes par litre. |
| Soit permanganate de potasse. | 1 gramme par litre. |

On s'accorde actuellement à reconnaître que le permanganat de potasse est l'antiseptique qui combat le plus heureusement le gonococcus; c'est donc à lui qu'on devra accorder la préférence pour les injections antiblennorragiques.

3° *Suppositoires.* — Après chaque injection on fera placer dans le vagin un des suppositoires suivants :

| | |
|---|---|
| Tanin.......................... | 3 grammes. |
| Glycérine...................... | 0.30 |
| Beurre de cacao............... | q. s. |

pour un suppositoire.

La femme doit rester étendue pendant les deux premières heures qui suivent l'application du suppositoire, sans quoi il serait expulsé du vagin à mesure qu'il fondrait, sans produire l'action topique désirée.

4° *Cautérisations.* — Dans la vaginite blennoragique, aussitôt que l'introduction du spéculum devient possible, on se trouvera bien de cautériser toute la surface vaginale avec une solution de nitrate d'argent au $\frac{1}{30}$, de la façon suivante :

Le spéculum (cylindrique, ou bec-de-canard) étant introduit, on verse dans l'instrument la valeur d'une cuillerée à café d'une solution de nitrate d'argent au $\frac{1}{30}$, et, avec un petit tampon de coton fixé au bout d'une pince, on badigeonne toute la surface du vagin, en retirant petit à petit le spéculum.

Cette cautérisation doit être répétée 2 à 3 fois, à 4 jours d'intervalle environ l'un de l'autre.

5° *Tampons.* — Le traitement qui précède, avec bains, injections et suppositoires, peut suffire à la guérison; cependant les applications de tampons seront suivies d'une cure plus rapide, et devront être préférées, quand la femme est en situation de se faire panser par un médecin.

Quant à l'application des tampons par la patiente même, je la crois peu pratique, malgré les appareils plus ou moins ingénieux, qui ont été inventés dans ce but.

Les tampons seront imbibés de glycérolé de tanin ou de glycérolé d'iodoforme; ils seront appliqués aussi gros que possible, du volume d'une noix à celui d'une mandarine, car, outre l'influence des médicaments dont ils sont chargés, ils agissent très heureusement, en isolant l'une de l'autre les parois vaginales. L'isolement sera d'autant plus complet que le tampon sera plus gros.

Quand l'inflammation semble terminée, il faut avoir soin d'explorer toute la surface vaginale, chercher les *repaires* fréquents de la blennoragie, de manière à ne respecter aucun territoire où le gonocoque puisse pulluler.

Pour les glandes malades il sera nécessaire de les inciser après anesthésie locale préalable, de manière à cautériser leur intérieur. Quant aux glandes de Bartholin, il sera plus sûr d'en faire l'extirpation totale, si on la juge nécessaire.

## 2° Endométrite.

Le traitement de l'endométrite est *général* et *local.*

*Général :* Reconstituants ; régime alcalin aux arthritiques ; huile de foie de morue, iodure de fer, arsenic aux scrofuleux ; traitement mercuriel ou mixte aux syphilitiques. En un mot, mettre l'organisme dans les meilleures conditions pour rendre plus efficace le traitement local.

*Local :* Je n'envisage ici que le cas où le col est normal ; les ulcérations du col, vraies ou fausses, seront examinées, avec la métrite généralisée, au paragraphe suivant.

La médication intra-utérine compte trois méthodes principales :

*a)* L'antisepsie intra-utérine ;

*b)* Les cautérisations avec des crayons au chlorure de zinc ;

*c)* Le curage ;

*d)* Le drainage.

a) L'*antisepsie intra-utérine* peut être faite de différentes façons : avec des injections, l'application de poudres, de pâtes, de caustiques solides agissant légèrement (nitrate d'argent).

Je décrirai les deux méthodes qui m'ont donné les meilleurs résultats, à savoir: l'application de crayons et la cautérisation avec un porte-caustique liquide.

Les *crayons* peuvent être faits avec l'une des formules suivantes (Perairo) :

Crayons d'iodoforme :

| | |
|---|---|
| Iodoforme...................... | 20 grammes |
| Gomme arabique............. | |
| Glycérine pure................ | āā 2 |
| Amidon pur.................... | |

pour dix crayons. Le volume doit être celui d'un crayon de nitrate d'argent ordinaire.

Crayons de sublimé :

| | |
|---|---|
| Sublimé........................ | 1 gr. 40 |
| Poudre de talc................ | 0 gr. 20 |
| Gomme adragante............ | 1 gramme, |
| Eau........................... | |
| Glycérine..................... | āā q. s. |

Pour cinquante crayons.

Après injection antiseptique dans le vagin, le crayon est saisi avec une longue pince à pansement à une faible distance de son extrémité, qu'on fait pénétrer dans l'orifice externe; avec une seconde pince, on fixe le crayon un peu plus loin, et en le saisissant puis en le poussant alternativement avec l'une et l'autre pince, on le fait pénétrer jusqu'au fond de l'utérus.

Avant de retirer la dernière pince, il faut appliquer sur le col un tampon de coton hydrophile appuyant sur l'extrémité du crayon; si on ne prend cette précaution, le crayon s'échappera de la cavité utérine, repoussé par la contraction musculaire.

Dans le cas où, l'utérus étant en antédéviation, le col et la cavité utérine sont difficilement accessibles, on se trouvera bien d'attirer la lèvre antérieure à l'aide d'une pince à crochets. Cette petite manœuvre, dont le seul ennui est d'être, chez certaines femmes, légèrement douloureuse, facilite beaucoup l'application du crayon en redressant la courbe du canal utérin.

Le crayon fond en quelques heures.

Il a pour inconvénient à peu près unique, mais parfois très pénible pour la femme de causer des coliques utérines.

Le pansement doit être renouvelé deux fois par semaine.

*La cautérisation à l'aide d'un porte-caustique liquide* ne se fera bien complètement qu'après dilatation préalable de la cavité utérine.

Cependant cette préparation est inutile avec certains utérus dont la cavité est très facilement perméable.

Cette dilatation préalable s'obtient à l'aide de laminaires.

Une tige de laminaire, ayant trempé au moins 12 heures dans la solution suivante :

| | |
|---|---|
| Ether sulfurique.................... | 90 grammes. |
| Iodoforme ......................... | 10    — |
| Chlorhydrate de cocaïne........... | 1    — |

afin d'être à la fois aseptique et jusqu'à un certain point, grâce à la cocaïne, anesthésique, sera, après désinfection du vagin, introduite dans la cavité utérine en suivant le même manuel opératoire que celui indiqué tout à l'heure pour le crayon.

Dans les utérus facilement accessibles, c'est-à-dire

à canal assez large, dilatés par l'endométrite, ne présentant pas de flexion, plutôt un certain degré de rétroversion, la tige de laminaire s'introduit sans difficulté, mais, quand il y a antédéviation et que l'isthme est étroit, il n'en est plus de même; en pareil cas il est indispensable d'abaisser le col, sans quoi l'application de la laminaire sera difficile, voire même impossible.

Faites alors usage d'une valve, attirez le col avec une pince à crochets et appliquez ensuite, en faisant maintenir le col, la laminaire qui pénètre ainsi avec une facilité relative.

Pour maintenir la laminaire en place, il suffit en général d'appliquer un large tampon, recouvrant la surface du col et formant en quelque sorte un oreiller sur lequel reposent et le col et l'extrémité de la laminaire.

La tige de laminaire sera laissée de douze à quatorze heures en place, soit appliquée le soir à 6 heures pour une cautérisation qui devra être faite le lendemain matin à 8 heures.

Elle peut d'ailleurs séjourner jusqu'à vingt-quatre heures sans inconvénients sérieux.

La cautérisation sera faite de la façon suivante : la laminaire étant retirée, injection vaginale, antiseptique, application d'un spéculum bivalve ou cylindrique assez court, abaissement léger de l'utérus en saisissant la lèvre antérieure avec une pince à crochets; introduction, dans la cavité utérine, du porte-caustique (fig. 1, page 14) dont l'extrémité est entourée de ouate et trempée dans de la créosote de hêtre pure.

L'extrémité du porte-caustique est promenée sur toute la surface utérine.

La ouate, qui entoure l'instrument, sera changée à deux ou trois reprises différentes, imbibée du même liquide et réintroduite dans l'utérus.

Pour terminer, on appliquera sur le col un tampon imprégné de glycérine iodoformée.


Afin d'obtenir avec la cautérisation des résultats aussi complets que possible, je procède de la façon suivante :

Après antisepsie du système génital, j'applique une laminaire.

Au bout de vingt-quatre heures, j'enlève cette laminaire, je procède à une cautérisation et réapplique séance tenante une nouvelle laminaire.

Après vingt-quatre nouvelles heures, même cautérisation et réapplication d'une laminaire.

En général, j'applique environ 3 ou 4 laminaires successives, suivies par conséquent de 3 ou 4 cautérisations.

Après la dernière cautérisation, je place simplement un tampon de gaze iodoformée dans le vagin et, après vingt-quatre heures, la femme peut se lever et vaquer à ses occupations.

Pendant toute la durée du traitement, il est nécessaire qu'elle garde le lit.


b) *La cautérisation avec un crayon au chlorure de zinc* a été, dans ces derniers temps, vivement préconisée par *Dumontpallier*.

Le crayon a la même composition que la pâte de Canquoin, à savoir :

Chlorure de zinc...................... 1 partie.
Farine de seigle...................... 2 —

Le crayon doit être souple et avoir environ 6 millimètres de diamètre.

Il est appliqué dans l'utérus d'après le manuel opératoire indiqué précédemment pour le crayon iodoformé.

Il cause quelquefois, pendant les premières heures de son application, une douleur assez vive, qu'il faut calmer par une injection sous-cutanée de morphine.

Mais, la plupart du temps, il est bien supporté, à la condition que la malade reste étendue dans son lit pendant tout le temps de son application.

Il fond en dix à douze heures, après lesquelles on peut retirer le tampon qu'on avait appliqué dans le vagin.

La muqueuse utérine complètement escarrifiée est expulsée, tantôt en bloc, tantôt par fragments, du quatrième au dixième jour après l'application.

A ce moment il se produit quelques coliques utérines rappelant une fausse couche peu avancée.

A la suite de cette expulsion il est nécessaire de pratiquer pendant un à deux mois, avec des sondes molles, le cathétérisme de l'utérus, afin d'éviter le rétrécissement de l'orifice interne.

c) Le *curage* est devenu une opération courante dont les détails varient légèrement avec chaque gynécologue.

Voici la méthode que j'emploie habituellement :

Je fais usage d'une curette perforée, permettant

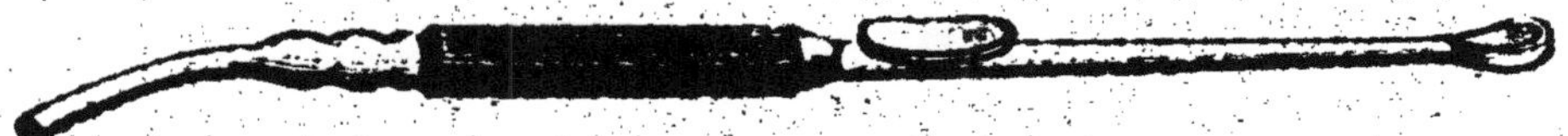

Fig. 50. — Curette irrigatrice (Auvard).

d'irriguer la cavité utérine, tout en raclant sa surface (fig. 50), et de plus d'une curette plus tranchante

pour compléter l'action de la précédente (fig. 51).
La malade étant anesthésiée, après antisepsie de

Fig. 51. — Curette tranchante (Sims).

la vulve et du vagin, et rétraction du périnée à l'aide
d'une valve appropriée, j'abaisse le col utérin.

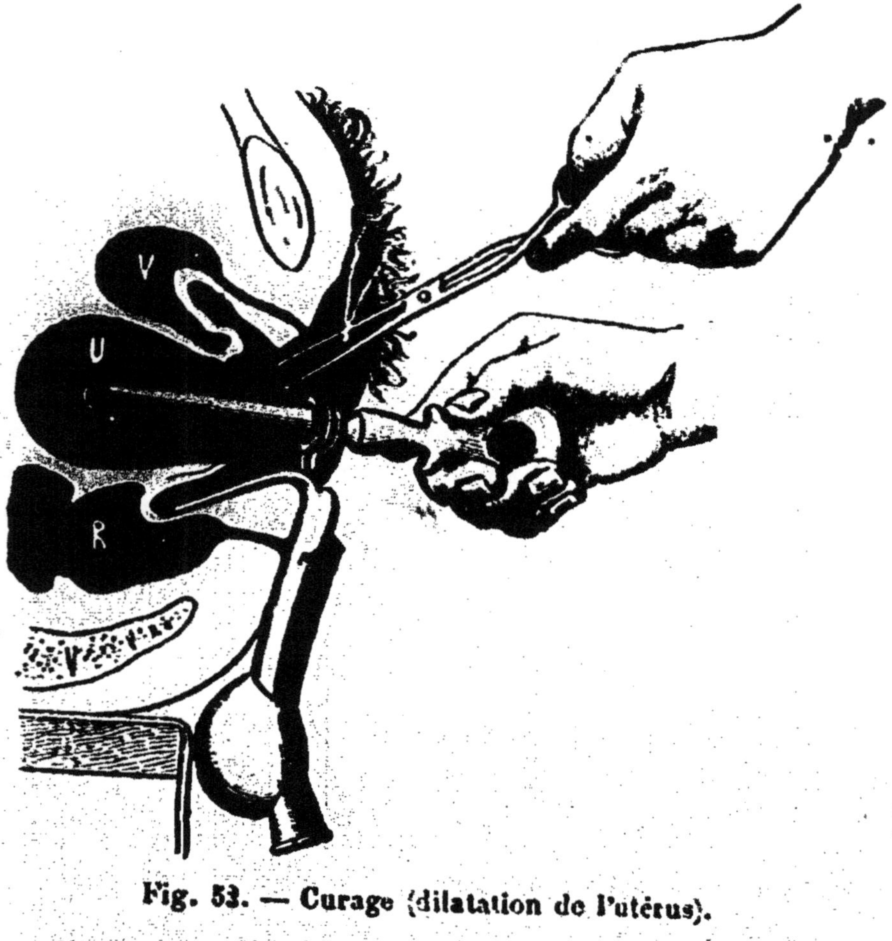

Fig. 53. — Curage (dilatation de l'utérus).

J'introduis l'hystéromètre pour apprécier l'étendue
et la direction de la cavité utérine, et je dilate le canal cervical avec un dilatateur mécanique à deux

branches, ou encore avec un dilatateur cylindrique à
bougies s'emboîtant les unes sur les autres (fig. 53).

Ce dilatateur complète l'action de la laminaire
appliquée la veille.

La dilatation opérée, j'introduis la curette, et tout

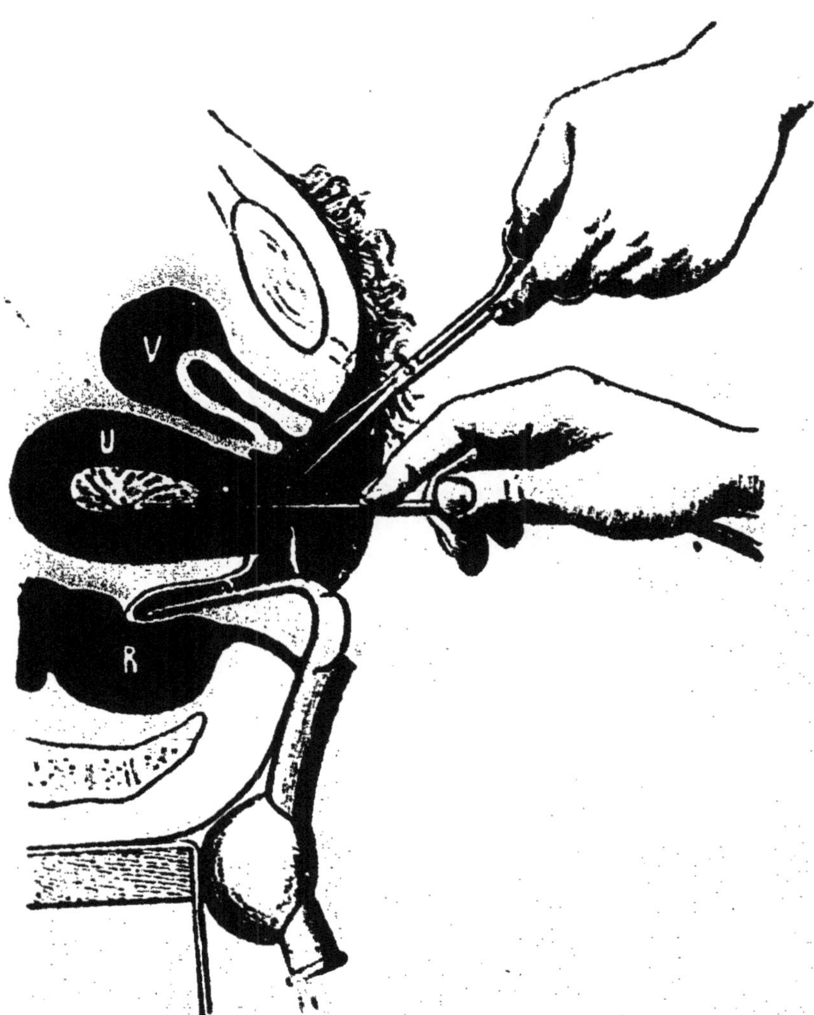


Fig. 53. — Curage. Emploi de la curette irrigatrice.

en faisant couler une solution phéniquée faible au
1/100 dans l'utérus, je racle par son intermédiaire

successivement tous les points de la cavité utérine ; après la cavité du corps, celle du col.

Dans le cas où la muqueuse cervicale est particulièrement malade, il y a lieu de compléter le curage par l'emploi d'une curette plus tranchante comme celle indiquée par la figure 51 ; de manière à atteindre

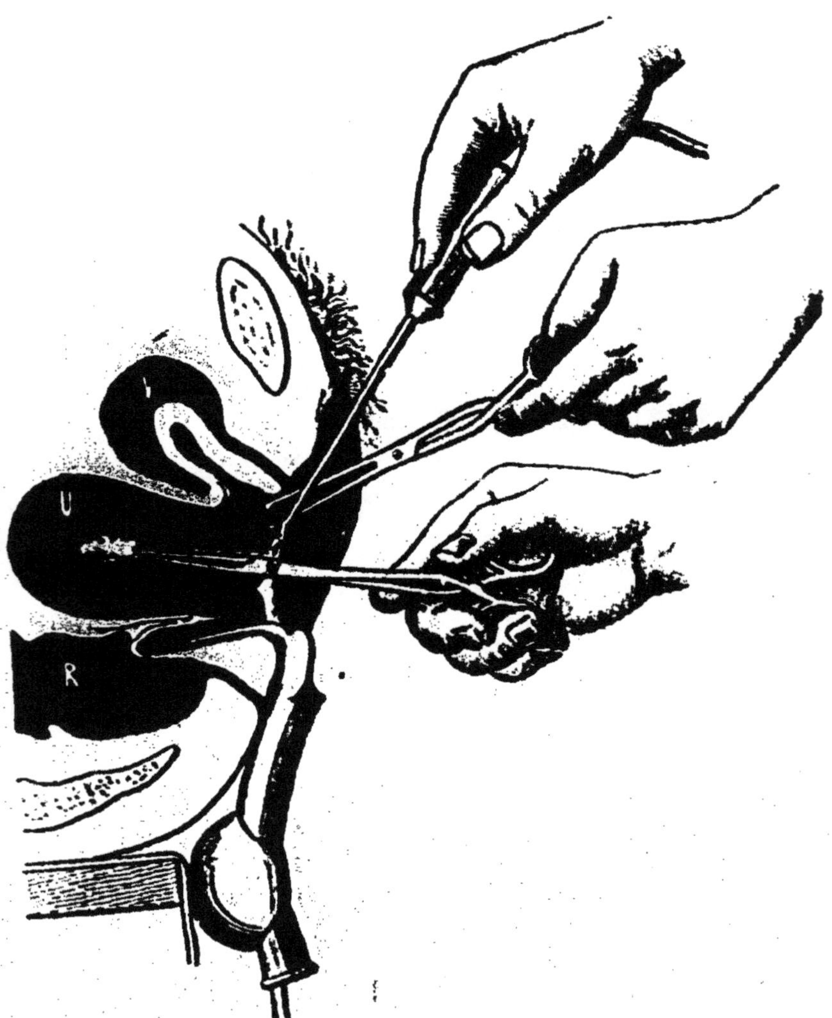


Fig. 51. — Curage. Cautérisation à la suite du curage

avec l'instrument la profondeur de la muqueuse. Le curage terminé, j'introduis une pince munie de coton hydrophile (fig. 54) imbibé de créosote pure, et je la promène sur toute la surface de l'utérus, corps et col.

La cautérisation terminée, injection dans la cavité utérine avec la curette irrigatrice, mais sans exercer de frottement.

Si après cette intervention le sang arrive en abondance, ce qui est exceptionnel, je fais un tamponnement intra-utérin à la gaze iodoformée, qui arrête de suite l'hémorragie.

Cette précaution est bien rarement nécessaire, et je me contente habituellement d'un tamponnement vaginal avec une bande de gaze iodoformée ou salolée, bande qui est retirée au bout de vingt-quatre heures.

La malade reste une semaine au lit; après quoi elle peut se lever et reprendre ses occupations habituelles.

Les injections vaginales sont inutiles, à moins qu'il n'y ait écoulement sanguin pendant les jours consécutifs. Il faut, autant que possible, éviter l'usage de ces injections quand il n'est pas indiqué; beaucoup de femmes et de gynécologues en font un véritable abus.

*d)* Le *drainage* de la cavité utérine a pour but de faciliter l'écoulement des sécrétions pathologiques prenant naissance dans la cavité cervicale ou corporéale.

Son action thérapeutique présente une certaine analogie avec le drainage des cavités purulentes ordinaires, alors qu'on veut en obtenir la guérison.

Préconisé d'abord par *E. Schwarz*, il a depuis été employé par plusieurs gynécologues.

*Schwarz* place dans l'intérieur de l'utérus un pinceau de fils de verre qu'il laisse à demeure.

*Walton* et *Doléris* ont préconisé également le drainage pour évacuer les collections tubaires.

*Lefour*, reconnaissant les avantages du drainage, a proposé de le faire avec des tiges d'aluminium présentant sur leur longueur quatre cannelures. (Cette tige est analogue à celle représentée par la figure 55 qui représente une modification que j'ai fait subir à la tige de Lefour, en portant de quatre à six le nombre des cannelures, et en augmentant son diamètre.)

La longueur totale de la tige est de 5 centimètres environ; elle est appliquée soit après le curage, soit après la simple dilatation utérine à l'aide de la laminaire.

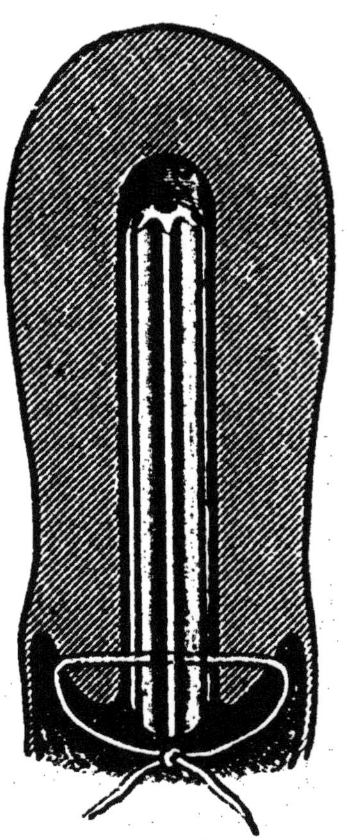

Fig. 55. — Tige Auvard dans l'utérus.

L'appareil porte à l'une de ses extrémités un trou qui permet de le fixer à l'une des lèvres du col par l'intermédiaire d'un crin de Florence; il peut être laissé plusieurs semaines en place, et n'empêche pas la malade de se livrer à ses occupations habituelles.

W. *Gil-Wylie* a récemment préconisé, dans le traitement de l'endométrite chronique, le procédé suivant de drainage.

Après avoir dilaté le canal utérin, on pratique un curage de l'utérus, on essuie la cavité utérine avec de l'acide phénique, puis on y introduit un tube en caoutchouc suffisamment gros et on termine par l'application d'un tampon vaginal de gaze iodoformée, afin de prévenir la rétroversion de l'utérus et le glissement du drain.

La gaze iodoformée est retirée au bout de vingt-quatre à quarante-huit heures et remplacée par un tampon à la glycérine boriquée, que l'on renouvelle tous les deux jours.

Au bout de huit à dix jours, on retire le drain de la cavité utérine.

Par ce moyen, on réussit, d'après Wylie, à guérir 9 cas sur 10 d'endométrite chronique avec dysménorrée.

Enfin, M. *Bonnaire* a récemment préconisé un procédé analogue de drainage utérin.

Il emploie des drains en caoutchouc ayant une paroi aussi épaisse que possible (2 millimètres au moins) et perforés de trous petits et nombreux ; la longueur du drain doit être de 8 centimètres environ.

Après avoir, à l'aide d'une série de laminaires, dilaté l'utérus à un degré suffisant pour admettre l'index, l'auteur se conforme au manuel suivant, dont je lui emprunte la description :

« Pour mettre le drain en place, on saisit l'extrémité qui doit occuper le fond de l'utérus entre les deux mors d'une pince en forme de pince à polypes, mais susceptible de se désarticuler à la façon d'un forceps. Les mors de l'instrument réduisent le volume du tube de caoutchouc en l'aplatissant, l'introduction devient ainsi plus aisée. Il suffit de fixer le col à l'aide d'une pince jetée sur la lèvre antérieure et de glisser le tube à plat, par de petits mouvements de torsion, jusqu'à ce qu'il soit arrivé au fond.

« Pour éviter l'issue du drain au moment du retrait de la pince, on désarticule cette dernière et on retire isolément les deux branches.

« Le drain mis en place doit être fixé par un tampon de gaze iodoformée ; on doit prendre soin d'envelopper dans le tissu antiseptique l'extrémité qui fait saillie hors du col, tant pour assurer le maintien exact de cette dernière que pour empêcher un contact trop intime du tube de caoutchouc avec la cloison recto-vaginale, ce qui entraînerait du ténesme rectal. »

Tels sont les *quatre principaux traitements* qu'on peut opposer à l'endométrite ; un mot d'appréciation sur chacun d'eux est nécessaire pour arriver à déterminer leurs indications.

Le crayon de chlorure de zinc constitue une méthode simple et peu dangereuse quant aux accidents immédiats, mais par son action énergique il détruit toute la muqueuse utérine qui est remplacée par du tissu fibreux, d'où perte pour l'organe de sa fonction physiologique ; suppression plus ou moins prolongée de l'écoulement menstruel, règles douloureuses quand elles reviennent, conception impossible ou rare. — On a signalé à la suite de ces cautérisations le rétrécissement et même l'oblitération de l'orifice interne de l'utérus ou de l'orifice utérin des trompes amenant l'hématomètre ou l'hématosalpinx et nécessitant par conséquent à leur suite de sérieuses interventions. — Pour ces diverses raisons le crayon au chlorure de zinc est abandonné, d'autant plus que les trois autres méthodes ne présentent aucun des graves inconvénients dont il est passible.

Le choix reste à faire entre les *pansements antiseptiques*, le *drainage* et le *curage*.

Le curage, pratiqué par une main exercée et avec toutes les règles de l'antisepsie, est sans dangers ; il ne détruit que momentanément la muqueuse, qui ne tarde pas à se reformer.

Il réussit dans la grande majorité des cas à guérir l'endométrite, à la condition d'être fait bien complètement.

Il constitue, il est vrai, une opération nécessitant le plus souvent l'emploi du chloroforme ; c'est le principal reproche que lui font les malades et quelques médecins. Mais l'avulsion d'une dent n'est-elle pas aussi une opération, de même que l'ouverture d'un panaris ? hésite-t-on cependant un seul instant à pratiquer cette intervention quand elle est nécessaire ? Il doit en être et il en sera probablement de même pour le curage, quand il sera mieux connu.

Cette thérapeutique est sans contredit la meilleure et la plus sûre, et c'est à elle que j'ai de préférence recours.

Le drainage est, à mon avis, un bon complément du curage dans les cas d'endométrite chronique avec écoulement glairo-purulent, endométrite rebelle à la plupart des traitements ; mais il ne me semble guère nécessaire et utile que dans ces cas spéciaux, le curage suffisant à la guérison dans les autres cas.

Parmi les différents modes de drainage, c'est à la tige intra-utérine de Lefour que je donne la préférence comme constituant le moyen le plus simple et le plus inoffensif.

Quant au drainage appliqué sans curage préalable, j'estime que ses indications sont relativement limitées : car avant de drainer la cavité utérine, il importe d'en modifier énergiquement la surface, comme on peut le faire à l'aide d'un curage soigné.

Chez les malades qu'effraie l'intervention chirurgicale ou dans les cas d'endométrite légère on pourra recourir aux *pansements antiseptiques*, soit cautérisation à la créosote après dilatation préalable à la laminaire, soit application de crayons antiseptiques complétée ou non par le drainage.

Ces médications sont en général sans danger ; cependant l'application de la laminaire est très douloureuse chez certaines femmes et cause pendant douze heures des malaises prononcés.

Les crayons aussi amènent parfois des coliques utérines, qui persistent pendant quelques heures après leur application, de telle sorte que la femme, pour éviter les ennuis de l'opération du curage, souffre en réalité bien davantage avec ces petits moyens dont l'efficacité est beaucoup moins grande, qu'il faut répéter plusieurs fois, qui nécessitent souvent (au moins quant aux crayons) un traitement prolongé, et qui assurent beaucoup moins bien la guérison.

Les complications sont rares après leur emploi ; cependant de loin en loin on note des accidents d'inflammation péri-utérine, qu'on n'observe pas à la suite des curages bien faits,

*Donc curage, méthode de choix, avec ou sans drainage consécutif suivant les cas ; ne recourir aux pansements antiseptiques et au simple drainage que comme pis aller ou dans certains cas très légers.*

### 3° Métrite.

Quand il ne s'agit plus seulement d'endométrite, mais bien de métrite, c'est-à-dire lorsque le processus inflammatoire ne reste plus limité à la muqueuse utérine, mais a envahi tout le parenchyme de l'organe, le traitement de l'endométrite ne serait plus suffisant et une thérapeutique plus complète, plus énergique, devient indispensable.

Bien que le meilleur traitement, le seul susceptible de donner de bons résultats, soit le traitement chirurgical, il y a différents moyens dits médicaux qui peuvent améliorer beaucoup l'état de l'utérus, et que nous allons d'abord décrire sous le nom de *traitement médical*, puis nous aborderons ensuite le *traitement chirurgical*.

a) *Traitement médical.* — *Repos au lit.* Le séjour au lit n'est pas indispensable, mais les résultats fournis par les autres moyens seront d'autant plus efficaces que le repos sera plus complet.

*Laxatifs et toniques. Hydrothérapie.*

*Révulsifs abdominaux :* soit des vésicatoires répétés si la femme garde le lit, sinon des pointes de feu une ou deux fois par semaine sur la paroi abdominale.

*Injections vaginales* quotidiennes, soit chaudes à la température de 45 à 50°, soit froides 10 à 20°, avec une solution boriquée à 3 0/0 ou phéniquée à 1/100, ou sublimée à 1/4000.

La femme devra prendre ces injections le corps étant dans la position horizontale, et le reflux hors de la vulve étant modéré par l'apposition de la main ou mieux en faisant usage de la canule vaginale régulatrice (fig. 23).

*Pansements,* qui seront faits deux fois par semaine, en dehors de l'époque des règles, et qui constituent la base du traitement.

Ces pansements consisteront : 1° en scarifications,

2° cautérisations à la créosote, 3° application d'un crayon antiseptique dans l'utérus, 4° placement d'un tampon recouvert de poudre d'acique borique et de tanin.

Les scarifications, pour être réellement efficaces, devront atteindre toute la muqueuse malade, et être exécutées par conséquent dans la cavité cervicale, ainsi que sur l'ectropion. On se servira pour les pratiquer d'un bistouri ordinaire, les instruments spéciaux préconisés à cet effet constituent un luxe inutile.

La scarification a un double but : — décongestionner le col et par là même tout l'utérus, grâce à la saignée qu'elle opère; — ouvrir toutes les glandes malades de manière à pénétrer jusqu'aux culs-de-sac les plus profonds, où il faut aller dénicher les centres de pullulation microbienne, causes de l'inflammation cervicale.

Aussitôt la scarification terminée, injection antiseptique, suivie de l'application sur la région scarifiée d'un petit tampon d'ouate imbibé de solution créosotée au 1/3 ou pure; on renouvellera ce pansement trois fois dans l'intervalle de quelques secondes, de manière à bien cautériser la surface scarifiée.

Saupoudrer tout le col avec un mélange à parties égales d'acide borique et de tanin.

Appliquer un tampon de coton hydrophile.

Faire enlever le tampon au bout de vingt-quatre heures et reprendre les injections vaginales à partir de ce moment.

Ce pansement peut être appliqué au domicile de la patiente ou dans le cabinet du médecin; dans ce dernier cas, la malade, avant de s'en aller, fera bien de se reposer pendant quelques instants.

Ce traitement, pour assurer la guérison, demande

à être prolongé pendant deux à trois mois, quelquefois davantage ; la durée du traitement varie d'ailleurs avec l'étendue et la profondeur des lésions.

Il suffit à la guérison des cas légers, mais dans la métrite rebelle il n'amène ordinairement qu'une amélioration sans assurer la guérison complète.

b) *Traitement chirurgical*. — Le traitement chirurgical consiste à faire :

1° Le *curage*, comme pour l'endométrite simple ;

2° La *réparation* du col.

Les deux se pratiquent dans la même séance opératoire.

Je n'insiste pas sur le curage, dont le manuel opératoire a déjà été décrit et je passe de suite à la *réparation du col*.

Le col est tantôt déchiré, tantôt enflammé, tantôt l'un et l'autre à la fois.

Le col déchiré laisse la cavité cervicale béante, baignant dans le mucus vaginal qui est pour elle un irritant ; si on veut mettre fin à l'endométrite, il faut la refermer, absolument comme il

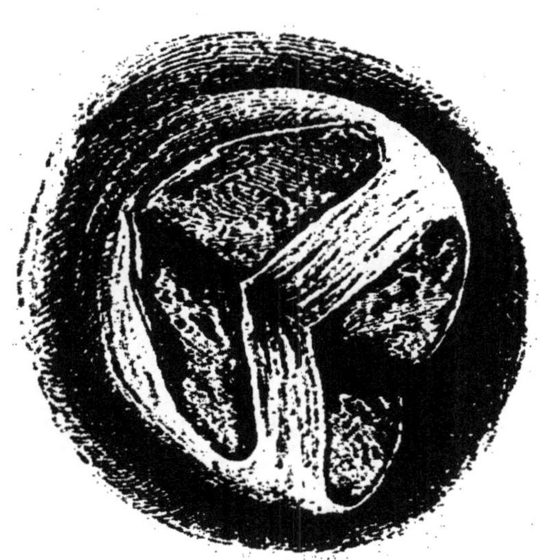

Fig. 56. — Trachéloraphie. Avivement.

faudrait reconstituer une paupière déchirée pour remédier à la conjonctivite amenée par l'insuffisance palpébrale.

La réparation de la déchirure s'appelle *trachélora-phie* ou *opération d'Emmet*.

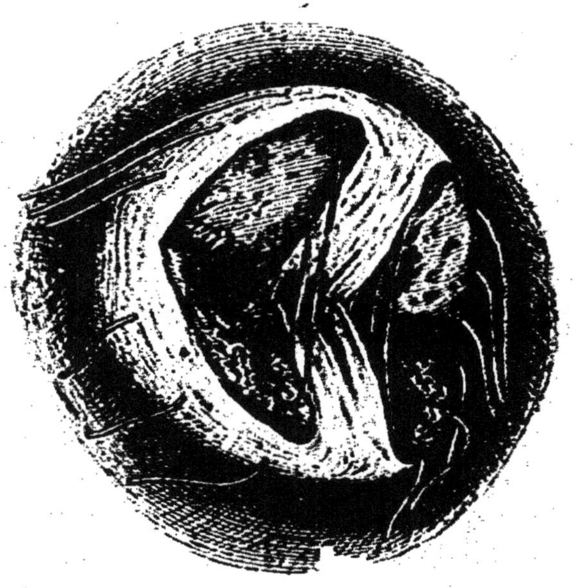

Fig. 57. — Trachéloraphie. Passage des fils.

Les figures 56, 57, 58 expliquent mieux cette opération que ne le ferait la description la plus détaillée. On y voit l'avivement, le placement des sutures qu'il faut pratiquer à la soie ou au crin de Florence, l'accolement des surfaces réunies par les sutures.

Les fils doivent être enlevés au bout de quinze jours.

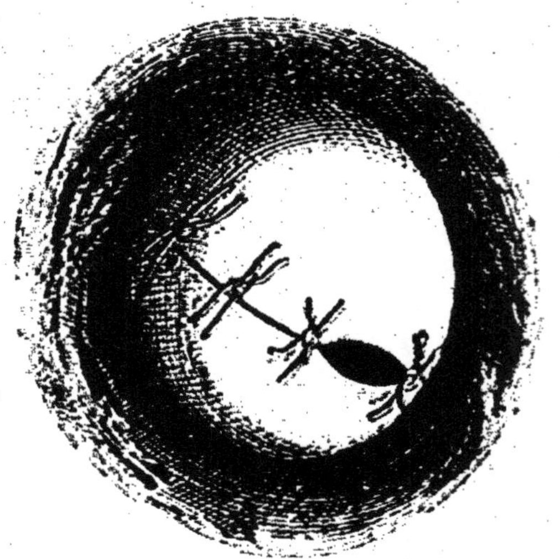

Fig. 58. — Trachéloraphie. Fils serrés.

En pratiquant cette opération, il faut avoir bien soin d'enlever avec le bistouri les nodules cicatriciels qui se trouvent souvent à l'angle même de la déchirure, et qui constituent des petits points douloureux continuant à faire souffrir les malades, alors qu'on néglige de les déraciner; ce sont de véritables *clous douloureux* qu'il importe d'arracher.

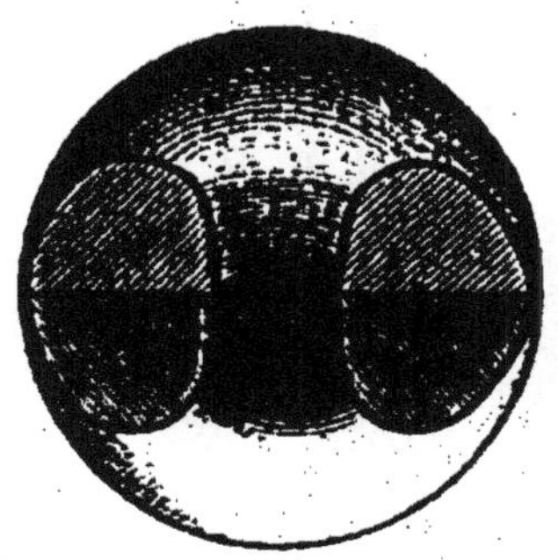

Fig. 59. — Trachélotomie. Débridement latéral.

Pour remédier à l'inflammation, il faut enlever la muqueuse malade et faire, à cet effet, la *trachélotomie* ou *opération de Schræder*.

Le col étant attiré à la vulve avec des pinces de Museux, fixées l'une sur la lèvre antérieure, l'autre sur la postérieure, sectionner le col transversalement à droite et à gauche à l'aide de ciseaux dans la profondeur d'un bon centimètre.

Le résultat est celui indiqué par la figure 59.

Saisir alors la lèvre antérieure avec une pince à disséquer, pendant qu'un aide tient la postérieure avec une pince de Museux et faire une incision en V (fig. 60) dont une branche est très petite et

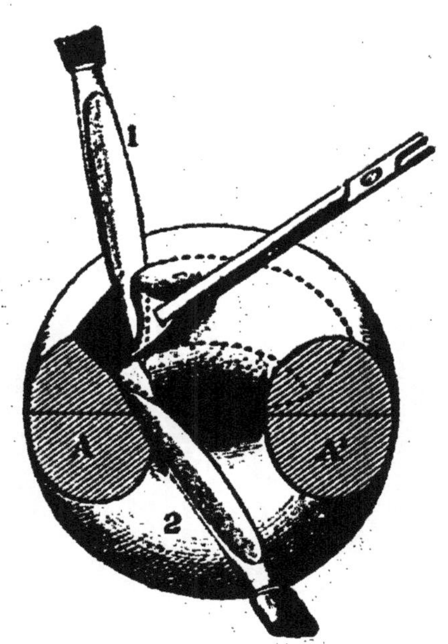


Fig. 60. — Trachélotomie. Amputation cunéiforme des lèvres.

l'autre plus profonde, de manière à enlever toute la muqueuse malade.

A l'aide d'aiguilles à petite courbure, passer des crins de Florence, ainsi qu'on le voit dans la figure 61 et lier ces fils de manière à obtenir l'affrontement indi- qué par la figure 62.

Même opération pour la lèvre posté- rieure.

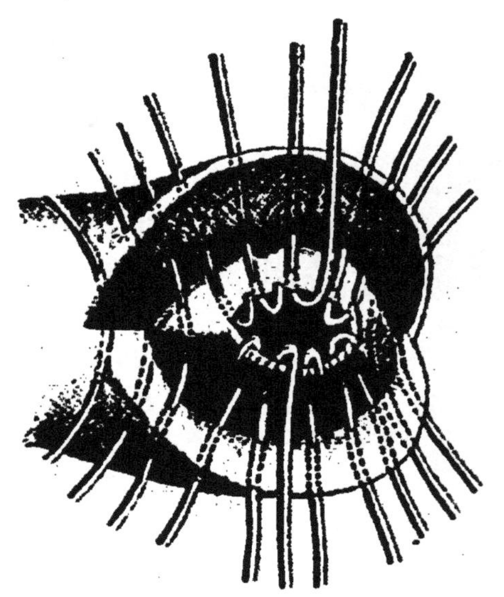

Fig. 61. — Trachélotomie. Passage des fils.

Quand les deux lè- vres sont ainsi ampu- tées, refermer tou- jours au crin de Florence les incisions latérales faites au début de l'o- pération, ainsi que le représente la fi- gure 62.

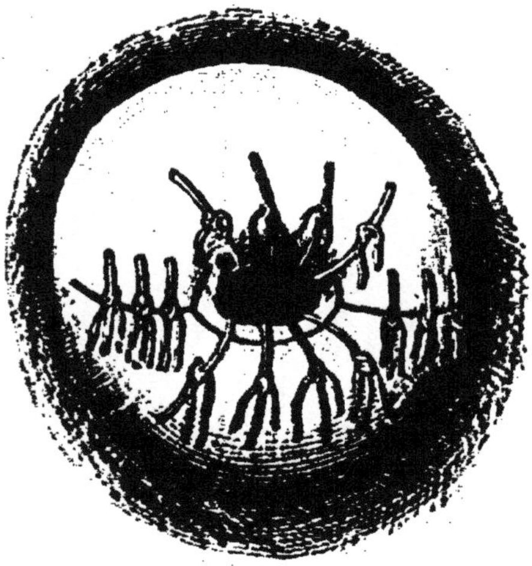

Les sutures termi- nées, tamponnement vaginal à la gaze io- doformée ou salolée. qu'on laisse qua - rante-huit heures en place.

Injections vagina- les douces à partir du quatrième jour.

Fig. 62. — Trachélotomie. Fils serrés.

Les fils seront enlevés au bout de quinze à vingt jours.

*L'opération d'Emmet ou trachéloraphie* a pour but de refermer le col déchiré, de le reconstituer dans sa forme normale; *l'opération de Schrœder* ou *trachélotomie* enlève le tissu malade, et amène secondairement un travail d'involution au niveau du col et même dans tout l'utérus.

La première convient donc aux déchirures cervicales, la seconde aux inflammations.

Souvent ces deux états pathologiques sont réunis; il faut alors combiner les deux opérations et faire un *Schrœder-Emmet*, une *trachélorapholomie*.

Dans ce but on pratiquera du côté de la déchirure un avivement comme pour une *opération d'Emmet* ordinaire (fig. 63), bilatérale si la déchirure est double, et on continuera ensuite par un avivement, qui simulera celui produit par la section du col dans la trachéloraphie ordinaire, et par l'amputation des lèvres comme dans *l'opération de Schrœder*.

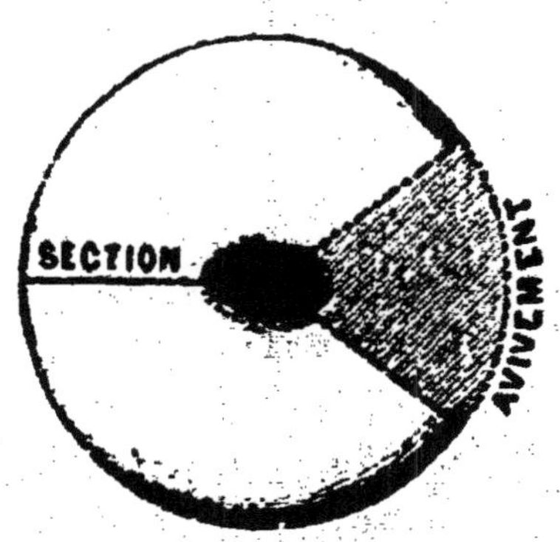


Fig. 63. — Combinaison de la trachélotomie et de la trachéloraphie.

L'opérateur comprendra facilement la manière de combiner ces deux opérations, pourvu qu'il ait l'instinct chirurgical, et saura ainsi arriver sans difficulté à la *réparation du col* et à sa restitution *ad integrum*.

Le traitement chirurgical de la métrite généralisée, tel qu'il vient d'être indiqué, fait par une main habile et antiseptique, ne présente aucun danger; c'est une opération essentiellement bénigne.

Il constitue le traitement de choix pour toutes les

métrites chroniques où le col est atteint, ce qui est la règle.

C'est donc au traitement chirurgical qu'il faudra donner la préférence, et réserver le traitement médical pour les cas légers, et pour les femmes qui ne veulent pas accepter d'intervention opératoire.

Dans le traitement de la métrite, j'ai omis volontairement toute une série de moyens autrefois en honneur, notamment les *cautérisations au fer rouge.*

Si je mentionne ces cautérisations, ce n'est que pour les proscrire absolument.

Le bistouri est bien plus sûr et plus inoffensif que le fer rouge.

Ce dernier moyen, outre qu'il est parfois suivi d'inflammations péri-utérines graves, détruit mal les tissus malades, son action est toute superficielle, de telle sorte que, dans le tissu cautérisé, on laisse des glandes pathologiques qui continuent à entretenir la maladie.

Au lieu d'améliorer la situation par ces cautérisations, on ne fait que l'aggraver, en fermant par du tissu cicatriciel les orifices de ces glandes enflammées.

La grande supériorité du bistouri est qu'il permet de voir et d'atteindre tout le tissu malade; son intervention est radicale; en outre son action est plus douce et moins dangereuse que celle du fer rouge; on ne saurait donc hésiter à lui accorder la préférence.

#### 4° Salpingo-ovarite.

Au point de vue thérapeutique il importe d'établir une distinction essentielle entre :

la salpingo-ovarite *avec* collection liquide,

la salpingo-ovarite *sans* collection liquide.

Cette collection liquide peut être *séreuse, sanguine* ou *purulente*.

Toute salpingo-ovarite *avec collection liquide* est justiciable du seul traitement chirurgical, c'est-à-dire de l'ablation des annexes malades, soit par la voie abdominale, soit par la voie vaginale ; nous discuterons ultérieurement la préférence à accorder à l'une ou à l'autre voie.

Les salpingo-ovarites *sans collection liquide* peuvent guérir les unes par un traitement médical, les autres seulement par une intervention chirurgicale.

Étant donné ce principe thérapeutique, voici comment on devra en pratique se comporter :

S'il y a collection liquide, on se résoudra de suite à une intervention chirurgicale ;

S'il n'y a pas de collection liquide, ou dans *les cas de doute*, qui sont peut-être les plus nombreux, on tentera d'abord le traitement médical.

Au bout d'un mois de ce *traitement-épreuve*, lorsqu'il y a amélioration, on continuera jusqu'à guérison. Quand au contraire l'amélioration est nulle ou insignifiante, on se décidera au traitement chirurgical.

Examinons maintenant en quoi consistent :

    *a*) le traitement médical,

    *b*) le traitement chirurgical.

*a*) Le *traitement médical* comprendra :

le repos au lit ;

les reconstituants et laxatifs ;

les révulsifs ;

le massage et l'électricité ;

la compression intermittente :

le bourrage du vagin ;

le traitement de la métrite concomitante.

Le *repos au lit* doit être absolu ; la malade ne mettra pas le pied à terre pendant plusieurs semaines.

Le repos horizontal, dont l'importance est mal comprise de beaucoup de médecins et de la plupart des malades, n'est réellement efficace qu'à la condition d'être radical.

Cette suspension complète de la vie debout doit être accompagnée d'une quarantaine sexuelle rigoureuse ; le mari fera lit à part.

Ce repos général et local, que je désignerai sous le nom de *repos gynécologique*, pourrait être suffisant dans un certain nombre de cas pour la guérison d'affections génitales variées, alors qu'elles ne sont pas accompagnées de lésions profondes.

*Reconstituants et laxatifs* habituels.

*Révulsifs :* vésicatoires ou pointes de feu. — Les vésicatoires sont préférables, quand l'élément inflammatoire est prédominant ; les pointes de feu, au contraire, quand l'élément douloureux et névropathique joue le rôle principal dans la maladie.

Alors que les phénomènes aigus ou subaigus sont tout à fait apaisés, on se trouvera bien, pour calmer la douleur, de l'emploi de l'*électricité* galvanique, ou mieux faradique, un pôle dans le vagin, l'autre sur la paroi abdominale, et pour diminuer le volume de la tumeur, du *massage*, fait trois fois par semaine pendant dix minutes à chaque séance.

Il sera bon de masser, non seulement la trompe malade, mais l'utérus et les ligaments larges, de manière à fortifier tout l'appareil génital et à régulariser la circulation dans son intérieur.

La *compression intermittente* déjà exposée (page 11) sera appliquée de la façon suivante :

Dans un sac de toile, de flanelle ou de peau de chamois on enferme du plomb de chasse aussi fin que possible (cendrée), en commençant par le poids de 300 à 500 grammes environ et en augmentant progressivement jusqu'à 3 kilogrammes et quelquefois davantage.

Ce sac est appliqué matin et soir, pendant deux heures, avant le lever et après le coucher, au niveau de la région ovarique, au-dessus du pli de l'aine.

Le sac déprime les parties molles et se trouve maintenu en place par la conformation même de la région, alors que la femme est dans la position horizontale et dans le décubitus dorsal.

Sous l'influence de cette pression intermittente, la malade se trouve rapidement soulagée et on peut suivre par l'examen digital, répété de temps en temps, la diminution de la tumeur ainsi que l'assouplissement du ligament large et de son voisinage.

Cette compression doit être continuée d'une façon ininterrompue pendant un à trois mois; elle peut être faite pendant les règles tout en diminuant légèrement le poids s'il est moins bien supporté à ce moment.

Ce traitement, qui ne présente aucun danger et pendant lequel la femme peut continuer en partie ses occupations habituelles, m'a permis de guérir complètement certains cas jugés justiciables de la castration et d'en améliorer un certain nombre d'autres.

Il devra nécessairement être associé aux autres moyens employés d'habitude, tels que le traitement général : toniques, sédatifs nerveux, laxatifs intestinaux, injections vaginales chaudes et antiseptiques.

Il devra être surtout associé au *bourrage du vagin*,

ces deux moyens étant en quelque sorte jumeaux et ne marchant pas l'un sans l'autre, au moins en ce qui concerne la compression plombée.

Le *bourrage du vagin*, que j'ai exposé page 43, consiste à distendre le vagin avec 4 ou 5 tampons de coton hydrophile, après avoir versé dans le canal vaginal un peu de glycérine, additionnée ou non d'iodoforme. Ces tampons devront être renouvelés trois fois par semaine, et laissés d'une consultation à l'autre. Le vagin sera constamment pourvu de ses tampons, sauf pendant la durée des règles, qui interrompent momentanément le traitement.

Enfin il ne faudra pas omettre de *traiter la métrite*, qui existe presque toujours simultanément. On appliquera contre elle les moyens indiqués précédemment.

Après la guérison de la métrite on obtient généralement une notable amélioration et parfois la guérison de la salpingo-ovarite non kystique; les deux traitements pourront d'ailleurs être concomitants.

Cette métrite pourra être traitée chirurgicalement par le curage seul ou associé à l'amputation du col.

Elle pourra encore être traitée par la dilatation de l'utérus à la laminaire prolongée pendant plusieurs jours consécutifs, et associée à des cautérisations à la créosote.

Ce traitement dont on a beaucoup exagéré l'efficacité dans le traitement de la salpingo-ovarite, qui, au dire de quelques auteurs, pourrait même guérir les salpingites kystiques, en amenant l'évacuation par l'utérus de la collection liquide, est utile dans un certain nombre des cas, mais à mon avis ce n'est pas par une action de voisinage qu'il agit, c'est tout simplement en guérissant la métrite concomitante. Il conviendra donc de l'employer quand il y a métrite, et alors que cette métrite est guérissable par les simples moyens médicaux; sinon l'intervention chirurgicale, curage et trachélotomie seraient préférables.

Je déconseille ce traitement par la dilatation dans le cas de collection liquide : car en pareille circonstance le traitement chirurgical me paraît seul indiqué et susceptible de donner des résultats sérieux. En dehors de cette thérapeutique radicale, à laquelle les malades ont de la peine à se résoudre, toute thérapeutique bénigne n'est que leurre et temps perdu.

*b)* J'arrive aux détails de ce *traitement chirurgical.*

Les annexes doivent être enlevées; elles peuvent l'être par 2 voies :

soit voie abdominale.

soit voie vaginale,

et dans ce dernier cas l'utérus, qui est respecté alors qu'on suit la voie abdominale, partage le sort des trompes et ovaires.

Je ne rappellerai pas ici dans tous ses détails le parallèle de deux voies, qui a fait dans ces derniers temps verser tant d'encre inutile.

D'une façon générale, il me semble établi aujourd'hui qu'à moins d'indication spéciale la voie vaginale est préférable à l'abdominale, parce que son pronostic est meilleur, parce qu'elle ne laisse pas de cicatrice pariétale, parce que dans le cas actuel, enlevant l'utérus devenu complètement inutile après le départ des annexes, elle constitue une intervention plus complète et radicale.

Donc, quand l'ablation des annexes sera indiquée, on la pratiquera par la voie vaginale, et on enlèvera simultanément l'utérus.

Toutefois il est des cas où l'on restera fidèle à l'ancienne voie abdominale; ses indications dans le cas actuel sont au nombre de deux principales :

*a)* Étroitesse très prononcée de la vulve et du vagin, chez une femme vierge par exemple;

*b)* Doutes sur l'état des annexes, qui d'un côté par exemple peuvent être suffisamment saines pour être conservées. Cette considération sera surtout importante chez les femmes qui ont le désir de devenir mères, et qui voudraient tout faire afin de pouvoir conserver les organes suffisants pour procréer.

Alors qu'on aura fait choix de la voie abdominale, on opérera de préférence avec le plan incliné de Trendelenburg : car dans cette position l'opération est beaucoup plus facile, et le chirurgien voit beaucoup mieux ce qu'il fait.

### 5° Pelvicellulite et Pelvipéritonite.

Le traitement est le même qu'il s'agisse d'inflammation cellulaire ou d'inflammation séreuse : il n'y a donc pas lieu de dissocier la thérapeutique de la pelvicellulite et de la pelvipéritonite, d'autant qu'elles s'accompagnent souvent en proportions variables.

Comme pour la salpingo-ovarite, la grave question, qui domine ici l'indication thérapeutique, est la suivante :

*Y a-t-il ou non collection liquide?*

Et par collection liquide on entend collection purulente : car bien que les épanchements sanguins et surtout séreux existent en pareil cas, avec leur rareté relative ils constituent une quantité négligeable; en fait de collection liquide, c'est la question *purulence* qui domine tout.

Y a-t-il ou non collection liquide?

Question parfois facile à résoudre, alors que, par l'exploration abdominale, vagino-rectale, ou combinée, on sent nettement une *masse fluctuante*. Mais question le plus souvent très ardue à élucider, car l'examen direct ne permet pas d'arriver facilement jusqu'à l'abcès et ne donne pour ainsi dire que des renseignements négatifs.

En clinique il existe donc 3 catégories de cas :

1° ceux où la suppuration est nette,

2° ceux où nettement elle n'existe pas,

3° enfin les cas douteux.

Dans ces cas douteux on instituera d'abord le traitement comme s'il n'y avait pas suppuration, et si ce traitement échoue, on se comportera comme si elle était prouvée. Comme pour la salpingo-ovarite c'est donc un *traitement-épreuve* qu'on institue; s'il suffit, on s'en tient à lui, sinon on s'adresse au traitement chirurgical.

Il nous reste donc à examiner maintenant les cas de pelvicellulite et de pelvipéritonite sans suppuration, puis dans un chapitre à part, sous le nom de *suppuration pelvienne*, nous verrons ce qu'il convient de faire alors qu'il y a purulence.

Les moyens qu'il convient d'employer, alors qu'il n'y a pas suppuration, sont les suivants :

1° repos au lit,

2° moyens abdominaux,

3° moyens recto-vaginaux,

4° moyens généraux.

1° Le *repos au lit* doit être complet, au moins tant que l'affection présente un certain degré d'acuité; alors qu'elle est chronique, peu douloureuse, qu'on arrive à a traiter par le massage, ainsi que nous le verrons tout à l'heure, ce repos n'est plus nécessaire, et la malade peut aller et venir, tout en ne se livrant qu'à un exercice modéré.

2° Les *moyens abdominaux* comprennent :

*L'emploi de la glace*, alors que les phénomènes inflammatoires sont franchement aigus; glace qui sera appliquée dans un sac de caoutchouc, cassée en petits fragments, et placée sur la région le plus en rapport avec le territoire pathologique;

Les *révulsifs*, soit vésicatoires, soit pointes de feu, qui conviennent aux cas subaigus.

Enfin le *massage* qui sera actif ou passif : *actif* quand on le fait avec la main, un ou deux doigts dans le vagin pour maintenir la masse pathologique, et l'autre main massant à travers la paroi abdominale; *passif* lorsqu'on a recours aux sacs de plomb, dont le mode d'emploi a été précédemment indiqué page 41.

3° Les *moyens recto-vaginaux* comprennent les injections vaginales, le bourrage et les lavements.

Les *injections vaginales* n'agiront guère dans le cas actuel que par la température, qui devra être chaude (50°) ou froide (10°); en général, on préfère les injections chaudes, parce qu'elles sont plus faciles à bien administrer dans les conditions voulues, l'eau chaude étant d'habitude plus aisée à se procurer que l'eau suffisamment froide. Elles devront être quotidiennes ou biquotidiennes, à la dose de deux à quatre litres, prises autant que possible dans la position couchée.

C'est ici qu'on emploiera avec avantage les injections vaginales avec la *canule vaginale régulatrice*, ainsi qu'elles ont été décrites page 55.

Le *bourrage du vagin*, qu'on associe le plus ordinairement à la compression plombée, sera fait d'après les principes exposés page 41, et sur lesquels il est inutile de revenir ici.

Les *lavements* seront également chauds ou froids, aux mêmes températures qui viennent d'être indiquées pour les injections vaginales ; ils seront administrés avec de l'eau simple ou légèrement boriquée ; ils pourront être donnés sous forme de lavements ordinaires à la dose d'un litre environ, et gardés, si possible, d'une demi-heure à une heure, ou encore sous forme d'irrigation rectale avec la canule à double courant qui a été figurée page 58 et qui permet de faire passer plusieurs litres par le rectum, dans l'intervalle d'un quart d'heure environ.

Aux lavements ordinaires on substituera avantageusement les grands lavements rectaux avec la *canule rectale régulatrice*, ainsi qu'ils ont été décrits page 65.

L'injection vaginale pourra être prise le matin et le lavement rectal exécuté le soir.

4° Comme *moyens généraux*, on emploiera les calmants, tels que les grand·. bains quotidiens, simples. sulfureux ou alcalins.

Ils exercent une action sédative locale en même temps que générale et sont un heureux adjuvant du reste du traitement.

On emploiera aussi les calmants, tels que le chloral, le sulfonal, de manière à rendre l'existence tolérable à la malade ; mais on interdira l'usage des opiacés, notamment de la morphine.

### 6° Suppurations pelviennes.

*Toute suppuration pelvienne doit être évacuée.*

Le traitement est donc ici univoque et il sera toujours chirurgical.

La seule question à discuter est de savoir par quel moyen on obtiendra cette évacuation :

soit par la *ponction*,

soit par l'*incision*,

soit par la *résection des organes génitaux.*

a) *Ponction.* — La ponction, qu'on pratique à l'aide d'un trocart aspirateur, ou simple, est en général un moyen insuffisant pour amener une guérison complète : car il est de règle qu'un abcès ponctionné se reproduise. Les exceptions à cette règle sont rares et en pratique on ne doit pas compter sur elles.

Toutefois la ponction pourra dans certains cas re utile pour compléter un diagnostic hésitant, ou encore pour parer aux accidents immédiats, de manière à pouvoir temporiser avant de se résoudre à une opération plus importante.

Cette ponction sera faite exceptionnellement par la paroi abdominale, ou par le rectum, mais presque toujours par le vagin.

La femme étant placée en position vulvaire, endormie ou non suivant les circonstances, on enfonce le trocart dans la région du vagin où la fluctuation semble la plus superficielle. Toutefois il faudra autant que possible éviter les culs-de-sac latéraux, car à ce niveau se trouvent les vaisseaux importants qui irriguent l'utérus. Plus on se rapprochera de la ligne médiane, c'est-à-dire du centre du cul-de-sac de Douglas, moindres seront les risques d'hémorragie. Ces dangers sont faibles avec un trocart capillaire; ils sont au contraire importants avec un trocart plus volumineux. En pareil cas on pourra arrêter l'écoulement de sang, en faisant usage, ainsi que l'indique Laroyenne, d'une éponge qu'on introduit à l'aide d'une pince dans le trajet ponctionné. Cette éponge exerce une compression excentrique et arrête l'écoulement de sang.

b) *Incision*. — Au lieu de la ponction on peut employer l'incision, qu'on exécutera de la façon suivante :

La femme, étant endormie, est mise en position vulvaire; on place des écarteurs ainsi que l'indique la figure 64, et on relève fortement le col avec une

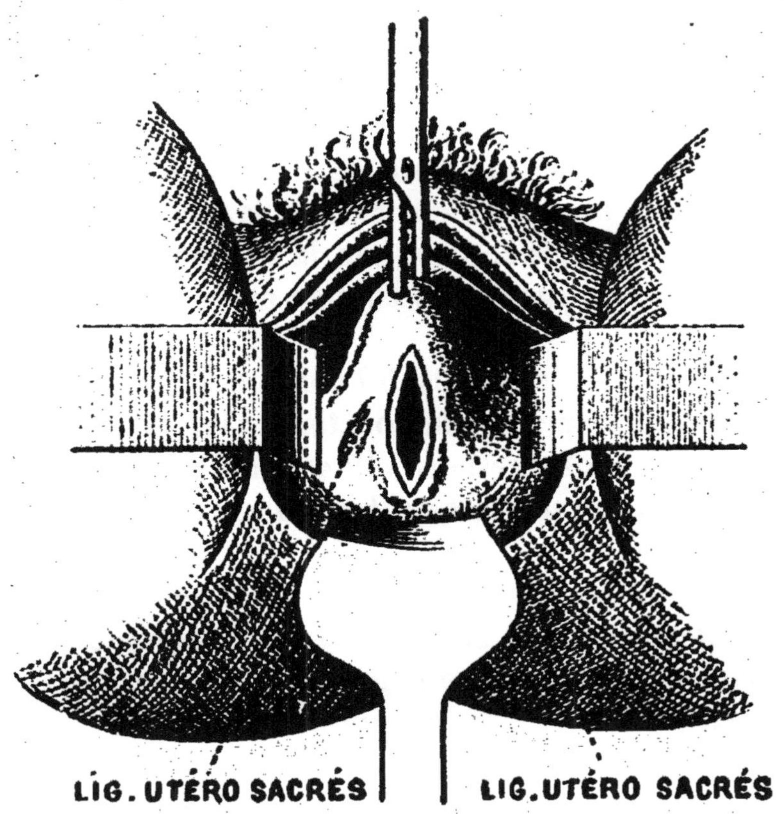


Fig. 64. — Incision du Douglas.

pince à crochets, ainsi que le montre la même figure.

Après quoi, à l'aide du bistouri, on fera soit une incision verticale, ainsi que l'indique la figure 64, soit une incision transversale : chacune de ces variétés d'incision, verticale et transversale, a ses partisans. Pour ma part je préfère la transversale, qui donne plus de place sans exposer à la blessure du rectum.

Ceci fait, on introduit l'index droit par l'ouverture et on va à la recherche de la collection liquide, que l'on pourra le plus souvent ouvrir grâce à la simple pression du doigt.

Quand le pus est évacué, on lave la région et on pratique un tamponnement de la cavité suppurée ainsi que du vagin, à l'aide d'une bande de gaze iodoformée.

L'incision a sur la ponction l'avantage d'amener une évacuation plus complète de l'abcès, de laisser après elle une ouverture qui permet la cicatrisation de la poche suppurée, sans que la reformation du nouvel abcès soit inévitable comme après la simple ponction.

D'une façon générale, c'est à l'incision qu'il faudra donner la préférence sur la ponction : car, sans être notablement plus dangereuse, elle constitue un moyen qui peut dans certains cas suffire à la guérison complète.

*Résection des organes génitaux.* — La résection des organes génitaux peut être *partielle*, par exemple ne comprendre que la trompe suppurée, ou *totale*, alors qu'on extirpe l'utérus, la trompe et les ovaires.

Elle se fait dans un double but : tantôt pour extraire directement la poche suppurée quand il s'agit par exemple d'un pyosalpinx ; tantôt pour ouvrir une vaste brèche par laquelle s'évacueront tous les abcès pelviens.

Cette résection a lieu tantôt par la voie abdominale, tantôt par la voie vaginale.

Actuellement la voie abdominale est au moins

en France très délaissée pour les suppurations pelviennes, et l'on s'adresse presque exclusivement à la voie vaginale.

L'opération en pareil cas consiste à faire l'extirpation de l'utérus et des annexes par le vagin.

Je me contente d'indiquer ici cette opération, sans entrer dans le détail de son manuel, que trouvera, exposé longuement et minutieusement dans mon *Traité de Gynécologie* (3ᵉ édition), le médecin qu'intéresserait spécialement la question. Elle constitue en effet une des interventions les plus difficiles de la gynécologie, et seul le spécialiste, rompu à son exécution, pourra la pratiquer avantageusement pour la malade.

Au médecin traitant à en poser l'indication après avoir tenté les autres moyens; au spécialiste à l'exécuter.

---

# TROUBLES CIRCULATOIRES

Généralités.
1° *Troubles vasculaires.*
   Congestions. — Varices.
2° *Troubles hémorragiques cavitaires.*
  *a)* Hématomes.
      Hématocolpos.
      Hématométrie.
      Hématosalpinx.
      Hématoovarie.
  *b)* Hémorragie.
      Vulvorragie.
      Colporragie.
      Métrorragie.
      Salpingorragie.
      Ovarragie
3° *Troubles hémorragiques périphériques.*
  *a)* Hématocèle intra-péritonéale. (Grossesse extra-utérine :
    7 cas.)
  *b)* Hématocèle extra-péritonéale.

Les troubles de la circulation génitale peuvent se traduire de trois façons :

Tantôt par des troubles vasculaires, sans issue du sang hors des vaisseaux, phénomènes de dilatation momentanée ou permanente des canaux sanguins, se traduisant soit par de la congestion, soit par la formation de varices;

Tantôt par des troubles hémorragiques, l'écoulement du sang se faisant dans la cavité génitale : intérieur de l'ovaire, de la trompe, de l'utérus, du vagin ; *troubles hémorragiques cavitaires ;*

Tantôt par des troubles hémorragiques, avec épanchement du sang au pourtour du système génital : *troubles hémorragiques périphériques.*

En résumé :

1° troubles vasculaires,

2° troubles hémorragiques cavitaires,

3° troubles hémorragiques périphériques,

que nous allons successivement étudier, en nous plaçant presque exclusivement au point de vue thérapeutique.

### 1° Troubles vasculaires.

Quand les vaisseaux sont momentanément surdistendus par du sang, le phénomène qui en résulte est la *congestion.*

Lorsque cette distension se prolonge, elle aboutit à la dilatation des veines et à la formation de *varices.*

Des différents organes génitaux, celui dont la congestion incommode le plus la femme est l'utérus.

Cette *céphalalgie* ou *migraine utérine,* par analogie avec ce qui se passe au niveau de la tête, se traduit par des pesanteurs dans le bas-ventre, par une sensation de tension dans le pelvis, par des douleurs de reins, et un état de mal-être généralisé.

Elle se produit chez les femmes qui portent un corset trop serré, chez celles qui abusent des plaisirs sexuels, qui se livrent aux pratiques solitaires, enfin chez beaucoup d'arthritiques, sous l'influence même de la diathèse, comme la migraine elle-même.

La congestion utérine existe aussi comme état

secondaire dans la plupart des maladies du système génital.

Combattre les diverses causes que nous venons d'énumérer, c'est guérir la congestion utérine.

Comme traitement direct, on aura recours aux injections vaginales chaudes, prises avec la canule vaginale régulatrice (voir fig. 23) ou encore aux lavements chauds et froids, en employant aussi la canule rectale régulatrice.

Les laxatifs, en entretenant la liberté de l'intestin, combattront heureusement cette tendance à la congestion.

Enfin le massage, l'électricité galvanique faite du col à la paroi abdominale, le pôle positif dans le vagin, l'hydrothérapie, l'hygiène générale, seront à conseiller.

Comme exercice la marche sera excellente; mais on évitera soigneusement les sports capables de congestionner le système génital, comme par exemple l'équitation et la bicyclette.

Les varices génitales existent :

tantôt à la vulve,

tantôt au vagin sur les parois latérales,

tantôt au niveau des ligaments larges (varicocèle pelvien) dans les veines qui accompagnent l'artère utérine ou l'artère utéro-ovarienne.

Ces varices sont en quelque sorte normales à des degrés divers pendant la puerpéralité, surtout pendant la grossesse, et à ce moment il n'y a aucun traitement à instituer contre elles, sauf un repos relatif et le port d'une ceinture, qui en maintenant l'utérus facilite la circulation de retour.

En dehors de la puerpéralité, les varices vaginales

et pelviennes seront traitées par des injections vaginales chaudes à 50° et par des lavements froids.

Application dans le vagin de gros tampons imbibés de glycérine.

Le massage et l'électricité faradique seront d'un heureux secours, alors qu'ils sont pratiqués suivant les règles voulues et pendant un laps de temps suffisant.

Comme médication générale on aura recours à l'iodure de potassium ou à la teinture d'hydrastis canadensis (30 gouttes par jour) ou d'hamamelis virginica (10 gouttes) et dans quelques cas enfin à l'ergot de seigle.

Les eaux thermales telles que Salies-de-Béarn, Salins, pourront être d'une heureuse influence.

Dans les cas rebelles à tout traitement et où les douleurs éprouvées par la femme sont suffisantes pour imposer un traitement actif, on s'adressera comme ultime ressource à la castration tubo-ovarienne.

Quant aux varices vulvaires, elles ne nécessitent en général aucun traitement spécial. Dans le cas où ces varices deviendraient par trop gênantes pour la femme, on pourrait proposer la résection d'une partie des tissus variqueux.

### 2° Troubles hémorragiques cavitaires.

L'hémorragie qui se fait au niveau de l'ovaire, de la trompe, de l'utérus, du vagin et de la vulve, peut, sauf pour cette dernière, ou s'écouler au dehors, ou rester emprisonnée dans l'intérieur du système génital, constituant alors un *hématome*.

Donc :

|  | Hématome | Hémorragie |
|---|---|---|
| Source ovarienne | Hémato-ovarie | Ovarragie |
| Source tubaire | Hématosalpinx | Salpingorragie |
| Source utérine | Hématométrie | Métrorragie |
| Source vaginale | Hématocolpos | Colporragie |
| Source vulvaire | | Vulvorragie |

*Hémato-ovarie.* — Les épanchements sanguins qui se font dans le parenchyme de l'ovaire, et qui le plus souvent se forment simultanément avec les épanchements séreux, constituent l'ovaire scléro-kystique, qui est tantôt un ovaire séro-kystique, tantôt hémato-kystique, tantôt séro-hémato-kystique, conséquence de l'ovarite chronique ou exceptionnellement d'une variété ovarienne de grossesse ectopique.

Le seul traitement de cette altération de l'ovaire, alors qu'il constitue un état réellement pénible pour la femme, consiste dans l'ablation chirurgicale soit par la voie abdominale, soit par la voie vaginale.

*Hématosalpinx.* — L'hématome tubaire provient soit du développement d'une grossesse extra-utérine, soit de l'hémorragie cavitaire résultant d'une salpingite, salpingite hémorragique, analogue quant à sa nature à la métrite hémorragique.

Quand l'hématome est petit, il peut se résorber spontanément ou se transformer en hydrosalpinx. Quand il est volumineux, la résorption est encore possible bien que plus difficile, et on peut également assister à la transformation soit en hydrosalpinx, soit en pyosalpinx.

Peu étendu, en voie de régression, l'hématosalpinx sera traité par l'expectation

Volumineux, stationnaire, il sera traité chirurgicalement par l'ablation soit abdominale ou vaginale.

En cas de transformation purulente l'ablation chirurgicale s'impose absolument et à bref délai.

S'il y a transformation séreuse, une ponction peut parfois suffire ; toutefois on sera en général obligé d'arriver à l'extirpation des organes malades, la collection séreuse n'étant qu'un des détails de l'état pathologique du système génital, qui en général a subi d'autres altérations profondes, qui rendent sa guérison difficile ou impossible.

*Hématomètre.* — L'hématomètre résulte habituellement de l'imperforation congénitale de l'utérus, état pathologique dont nous avons examiné le traitement à la section III réservée à l'étude des malformations (se reporter à la page 74).

*Hématocolpos.* — J'en dirai autant de l'hématocolpos, qui résulte aussi d'un vice de développement du système génital (voir page 74).

Quant aux *hémorragies*, qui peuvent se faire à la surface du système génital, on peut les diviser d'après leur origine en 2 catégories :

*a)* origine superficielle : vaginorragie-vulvorragie,

*b)* origine profonde : métrorragie-salpingorragie-ovarragie.

En cas d'hémorragie à origine superficielle, le point hémorragipare peut être facilement découvert par l'examen direct, avec ou sans l'aide du spéculum, suivant son siège.

Pour arrêter le sang on aura recours soit à la compression, soit à la cautérisation, soit au pincement, soit à la ligature, en un mot aux moyens qu'on emploie habituellement dans les hémorragies superficielles.

Quand l'origine est profonde : utérus, trompes, ovaires, il y a lieu de considérer le traitement de l'hémorragie en elle-même, puis celui de la cause qui la produit ; cette double question a été examinée en détails à la section IV, relative à l'emménologie, au chapitre réservé à la métrorragie, auquel je renvoie page 99.

### 3° Troubles hémorragiques périphériques.

Le sang, qui s'épanche autour du système génital, tantôt reste liquide, tantôt se coagule, formant dans ce dernier cas une tumeur de sang ou *hématocèle* (αἷμα, sang, κήλη, tumeur).

Cette hémorragie peut se faire soit dans la séreuse péritonéale, soit dans le tissu cellulaire.

Dans le premier cas on aura une hémorragie intra-péritonéale, ou une hématocèle intra-péritonéale, suivant que le sang se coagule ou non dans la séreuse.

Dans le second cas on aura une hématocèle intra-péritonéale, ou cellulaire, la coagulation du sang étant alors constante.

Dans le premier cas, si la coagulation peut ne pas se produire, c'est que l'hémorragie entraîne la mort avant que la coagulation n'ait eu lieu ; mais quand la mort ne se produit pas, la coagulation se produit toujours.

Nous aurons donc :

Soit l'hémorragie intra-péritonéale, sans formation d'hématocèle, et rapidement mortelle ;

Soit l'hématocèle, tantôt intra-péritonéale, tantôt extra-péritonéale.

Dans l'un et l'autre cas l'origine de l'épanchement sanguin peut être puerpérale ou non puerpérale :

1° Soit puerpérale, et résultant alors du développement d'une grossesse extra-utérine ;

2° Soit non puerpérale et résultant :

Pour les hémorragies intra-péritonéales :

d'un traumatisme opératoire,

de varices,

d'apoplexie ovarienne.

Pour les hémorragies intra-péritonéales :

du reflux tubaire,

de pachy-péritonite.

Cette seconde catégorie de cas constitue l'exception ; presque constamment les hémorragies péritonéales ont pour origine la grossesse extra-utérine ; c'est donc elle surtout, elle presque exclusivement que nous devons avoir en vue, tout en n'ignorant pas la possibilité, par exception, des cas qui ne sont pas sous sa dépendance.

Les hémorragies périutérines constituant donc un des épisodes de la grossesse extra-utérine, nous allons examiner les diverses situations cliniques que peut amener cette grossesse pathologique, afin que nous sachions quelle conduite tenir dans ces divers cas.

On peut ramener à 7 ces diverses situations :

1. Grossesse extra-utérine évoluant normalement.

2. Kyste fœtal mort,

3. Hémorragie intra-péritonéale (sans hématocèle),

4. Hématocèle intra- ou extra-péritonéale,

5. Rupture secondaire du kyste fœtal,

6. Péritonite,

7. Suppuration localisée.

A propos de chacun de ces cas, après avoir établi les éléments sur lesquels nous pourrons baser notre diagnostic, examinons la conduite à tenir.

*1° Grossesse extra-utérine évoluant normalement.*

Le diagnostic est différent suivant que la femme est arrivée à la première ou à la seconde moitié de la grossesse.

*Première période de la grossesse.*

La femme le plus souvent ne se croit pas enceinte, elle vient consulter pour des douleurs qu'elle éprouve dans le bas-ventre ; mais, en l'interrogeant, il sera facile de se rendre compte qu'il s'est produit différents changements semblables à ceux qui ont lieu pour une grossesse normale, tels qu'augmentation du volume des seins, coloration plus marquée de l'aréole, troubles stomacaux, et quelquefois suppression des règles ; cependant il peut y avoir de temps à autre des écoulements de sang par le vagin, pouvant faire penser qu'il y a eu simplement une irrégularité dans l'apparition des règles.

Ces différents symptômes attireront l'attention vers le diagnostic d'une grossesse possible.

L'examen direct révélera un utérus dévié, augmenté de volume et, sur l'un des côtés, une tumeur plus ou moins volumineuse, grosse comme une mandarine, le poing, ou une tête de fœtus, peu fluctuante et difficile à délimiter par suite de son accolement plus ou moins intime avec l'utérus.

Un kyste de l'ovaire, un pyosalpinx ou un hydro-salpinx, un fibrome utérin, peuvent faire penser à une grossesse extra-utérine, par suite de leur ressemblance avec la tumeur constituée par le kyste fœtal ; mais les antécédents, les symptômes éprouvés par la femme, permettront de faire le diagnostic ; dans les cas douteux, l'intervention chirurgicale seule conduira à un diagnostic certain.

Lorsqu'il existe des symptômes faisant soupçonner une grossesse extra-utérine et qu'après avoir pratiqué le cathétérisme utérin, on trouve un utérus non gravide, l'intervention s'impose.

Il faudra pratiquer la laparotomie et enlever la tumeur fœtale, comme s'il s'agissait d'un kyste ou d'un pyosalpinx.

Dans les cas difficiles, s'il y a eu erreur de diagnostic, pratiquer l'ablation de la tumeur fœtale comme dans les cas habituels. Si au contraire la grossesse extra-utérine est réelle, on évite ainsi à la femme tous les dangers auxquels l'exposerait la grossesse ectopique.

Le manuel opératoire est le même que pour l'ablation d'un pyosalpinx par la laparotomie ; s'il se présente des difficultés, on se comportera comme pour la seconde moitié de la grossesse.

*Deuxième période de la grossesse.*

Les signes de certitude ont apparu : ballottement, mouvements fœtaux, bruits du cœur fœtal. Il n'y a donc plus de doutes, la grossesse existe, mais il s'agit de faire un diagnostic exact, savoir si la grossesse est intra- ou extra-utérine : car, si la grossesse est extra-utérine, il faudra intervenir le plus tôt possible, pour éviter à la femme tous les dangers auxquels l'exposerait la rupture du kyste fœtal.

En dehors des symptômes pouvant faire supposer l'existence d'une grossesse extra-utérine, tels qu'expulsion de débris de caduque, hémorragies utérines et douleurs abdominales, c'est l'examen direct par le toucher combiné au palper qui permettra de faire le diagnostic, en montrant la séparation qui existe entre la tumeur et l'utérus.

Le diagnostic deviendra absolument certain après

l'emploi de l'hystéromètre ou avec le toucher intra-utérin consécutif à la dilatation du col.

Lorsqu'il y a certitude que la grossesse extra-utérine existe, il faut intervenir.

Deux voies se présentent à l'opérateur :

Le vagin (élytrotomie).

La paroi abdominale laparotomie .

L'élytrotomie, qui est une opération facile, n'est possible que lorsque le kyste fœtal est assez bas pour être accessible par le vagin ; dans ce cas, une simple incision au bistouri permet d'extraire le fœtus. Mais cette opération. qui est sans dangers s'il ne survient pas d'accident, laisse l'opérateur absolument désarmé s'il se produit une hémorragie abondante, ou s'il survient au bout de quelques jours des accidents de septicémie.

Aussi est-il préférable de recourir à la laparotomie.

*Technique de la laparotomie* pour grossesse extra-utérine :

1° Section de la paroi abdominale sur la ligne médiane, comme pour une ovariotomie :

2° Ouverture du sac fœtal avec le bistouri, en ayant soin d'éviter le placenta au moment de la section et aussi d'empêcher l'écoulement du liquide amniotique dans la cavité péritonéale :

3° Extraction du fœtus avec les mains en saisissant la partie fœtale qui se présente à l'ouverture du sac. Ligature immédiate du cordon. L'enfant est confié de suite à une personne. qui doit lui donner les premiers soins et le ranimer s'il a été extrait en état de mort apparente.

L'opération peut alors être terminée de trois façons: *a*. le sac entier peut être enlevé ; *b*. le placenta peut être enlevé sans le sac ; *c.* le placenta et le sac peuvent être laissés en place.

a) ***Extirpation du sac.*** — Toutes les fois qu'il est possible d'extirper le sac, le faire ; par ce moyen, l'opération est plus complète et plus sûre.

Mais il faut, pour qu'elle soit praticable, pouvoir constituer un pédicule.

Kyste et placenta seront attirés au dehors ; dans l'ouverture abdominale, le pédicule une fois formé sera lié en une, deux ou trois parties distinctes, suivant son volume, et abandonné dans la cavité abdominale, comme on le ferait pour un pédicule de kyste ovarien.

Mais il sera d'ordinaire plus prudent d'avoir recours au procédé suivant :

b) ***Extirpation du placenta en laissant le sac.*** — Par ce procédé, le placenta seul est enlevé ; on décolle le placenta à l'aide des doigts ; si à la suite il se produisait une hémorragie, tamponner la cavité avec une gaze aseptique ; une fois les parois du sac sectionnées au niveau de la paroi abdominale, on les suture avec cette dernière, par une suture continue ou interrompue. Quand la gaze aseptique aura été enlevée, on la remplacera par un drain assez volumineux, dont l'une des extrémités sortira par l'orifice abdominal.

c) ***Non-ablation du placenta et du sac.*** — Lorsque le placenta est trop adhérent et que l'on redoute en le détachant des parois une hémorragie grave, ou s'il n'est pas énucléable, on le laisse en place, et en ce cas deux conduites peuvent être suivies à l'égard du sac :

Ou bien les parois du sac seront suturées à la paroi abdominale et la cavité drainée ;

Ou bien, comme l'a proposé Négri, le sac sera refermé sur le placenta et le tout abandonné dans la cavité abdominale, en suturant complètement l'abdomen.

Mais ce mode opératoire n'a de chances de succès qu'autant que l'antisepsie aura été rigoureuse, le moindre écart amenant la septicémie par putréfaction du placenta et à la suite la suppuration.

Aussi est-il prudent d'employer le procédé de Martin, qui consiste à faire communiquer l'intérieur du sac avec le vagin au moyen d'un drain.

Ce drain constitue la soupape de sûreté, permettant d'éviter les dangers de la suppuration; il sera bon, lorsque ce dernier procédé aura été employé, de faire un lavage quotidien abondant de la cavité du sac avec un liquide antiseptique.

Pour les suites, même conduite à tenir qu'après une ovariotomie.

### 2° *Kyste fœtal mort.*

Si le diagnostic de grossesse extra-utérine a été fait depuis quelque temps, le diagnostic de la mort du fœtus sera facile à établir; les signes étant les mêmes que dans le cas de fœtus mort, alors que la grossesse est utérine.

Mais le plus souvent la femme vient consulter pour une tumeur abdominale dont on ignore la nature.

Les antécédents permettront de faire le diagnostic; mais les renseignements donnés par la femme ne seront acceptés qu'avec une certaine réserve.

Lawson-Tait rapporte l'observation d'une femme qui, atteinte d'un double kyste de l'ovaire, ainsi que le démontra l'opération, faisait l'histoire exacte d'une grossesse qu'elle aurait eue trois ans auparavant, avec mouvements nets de l'enfant, faux travail, enfin tous les symptômes d'une grossesse extra-utérine.

Lorsque le diagnostic de grossesse extra-utérine n'aura pas été fait antérieurement et que la mort du fœtus sera de date récente, il sera, malgré cela, facile d'établir le diagnostic : car les parties fœtales offriront, au palper et au toucher, encore un certain degré de résistance ; mais, si la mort est ancienne, le diagnostic, en dehors des antécédents, sera des plus difficiles à faire avec celui d'un kyste de l'ovaire.

De toute façon, la conduite sera la même, qu'il s'agisse d'un kyste fœtal ou d'un kyste ovarien, le traitement différant peu dans l'un ou l'autre cas.

S'il s'agit d'un fœtus mort depuis longtemps, six mois ou un an, le kyste est de petit volume et quelques auteurs conseillent l'expectation ; mais à l'heure actuelle, par suite des progrès réalisés grâce à l'antisepsie, les chirurgiens, en général, préfèrent l'intervention, par crainte de voir survenir soit une péritonite soit une suppuration par rupture du kyste.

Dans le cas de mort récente du fœtus, l'hésitation n'est plus permise, l'intervention s'impose ; la présence de cette tumeur fœtale constitue un danger constant pour la femme, en l'exposant à la rupture du kyste, et par là à une hémorragie ou à une péritonite ou à la formation d'un abcès qui s'ouvrira en un point variable.

Ces dangers sont moins grands, il est vrai, que pendant la vie du fœtus ; mais ils sont suffisants pour nécessiter une intervention.

Le procédé opératoire est le même, que le fœtus soit mort ou vivant.

*3° Hémorragie intra-péritonéale sans hématocèle.*

L'hémorragie intra-péritonéale a un début brusque et rapide ; à la suite d'une douleur abdominale plus ou moins vive, il y a de l'affaiblissement, bientôt des syncopes, refroidissement des extrémités et accélération considérable du pouls, en un mot, tous les symptômes d'une hémorragie interne grave ; la cause habituelle en est la rupture d'une grossesse extra-utérine.

Malgré la gravité apparente de l'état dans lequel se trouve la femme, il est exceptionnel que la mort en soit la conséquence.

Sous l'influence de l'état syncopal, la circulation se ralentit, des caillots se forment à l'endroit où se faisait l'hémorragie abdominale, et l'hémostase en résulte.

La question qui se pose en pareil cas est celle de savoir s'il vaut mieux ou non intervenir pour sauver la vie de la femme.

La laparotomie qu'on est obligé de faire en pareil cas, est pratiquée sur un sujet très affaibli, et par conséquent dans de mauvaises conditions, au point de vue du pronostic ultérieur ; d'autre part, la recherche des vaisseaux hémorragipares est parfois difficile et on se trouve en présence d'une opération très ardue à pratiquer.

Aussi trouve-t-on deux camps très nets au sujet de la conduite à tenir : les partisans de l'intervention et ceux de l'expectation.

Personnellement, voici la conduite que je me suis tracée en pareil cas :

Si toutes les conditions propices pour l'exécution d'une laparotomie sont réunies, je la pratique en faisant usage du plan incliné de Trendelenburg, qui permet de trouver bien plus facilement les vaisseaux rompus qui fournissent du sang.

Quand, au contraire, la laparotomie ne peut être pratiquée que dans des conditions défavorables, manque de lumière, manque d'assistants, manque d'instruments, etc., je me résous à l'expectation, plaçant la femme horizontalement, appliquant sur l'abdomen de la glace ou des compresses froides, et surveillant l'état syncopal dans lequel elle se trouve, sans essayer de le faire cesser, car il est favorable à l'hémostase; mais d'autre part combattant par des moyens appropriés (piqûres d'éther ou de caféine) les syncopes graves qui pourraient se produire et qui seraient capables d'aboutir à la mort.

### 4° *Hématocèle intra- ou extra-péritonéale.*

L'hématocèle, qu'elle soit *intra-* ou *extra* péritonéale, se présente à l'observation sous les traits cliniques que voici :

Chez une femme tantôt bien portante, tantôt génitalement malade depuis un certain temps, tantôt présentant les symptômes d'une grossesse anormale, surviennent soit brusquement, soit insidieusement, une douleur localisée au bas-ventre, avec nausées ou vomissements, et un certain degré de réaction fébrile.

Dans la forme brusque, *cataclysmique* de *Robert Barnes*, la douleur est soudaine et violente; il y a d'emblée tendance à la syncope et parfois syncope véritable, refroidissement des extrémités, pâleur accentuée des téguments, en un mot tous les signes d'une hémorragie interne.

La mort peut être la conséquence de cette hémorragie, ainsi qu'il a été vu aux paragraphes précédents ; sinon l'hématocèle se constitue ; et à ce début aigu succèdent des accidents à marche subaiguë et bientôt chronique.

Les symptômes de la maladie confirmée consistent en douleurs localisées au bas-ventre, nausées et vomissements, réaction fébrile modérée, affaiblissement général.

L'examen local permet de constater l'existence de la tumeur précédemment décrite, et dont la configuration varie suivant qu'il s'agit d'une hématocèle extra- ou intra-péritonéale.

Quand la terminaison se fait par résolution et résorption, on voit les symptômes se calmer petit à petit, et localement la tumeur diminuer en même temps qu'elle devient plus dure.

Dans les cas exceptionnels où il y a suppuration, la fièvre devient plus vive, il y a parfois des frissons, état général en rapport avec le degré de la température ; terminaison possible par une péritonite généralisée, le plus souvent ouverture, soit spontanée, soit chirurgicale, et atténuation des symptômes à partir de ce moment.

La tumeur formée par la coagulation du sang dans le petit bassin ne peut guère être confondue avec un kyste de l'ovaire ou un fibrome utérin, cas où la tumeur est plus ou moins mobile et nettement limitée.

Je ne fais également que mentionner la rétroversion de l'utérus gravide.

La confusion sera surtout facile avec la *pelvi-péri-*

*ionite* en cas d'*hématocèle intra-péritonéale*, et avec le *phlegmon des ligaments larges* en cas d'*hématocèle extra-péritonéale* (1).

*La base du traitement est l'expectation.* — Dix-neuf hématocèles sur vingt environ guérissent spontanément par le simple repos au lit.

Toutefois l'expectation doit faire place à l'intervention dans les cas suivants :

1° *Hématocèle récidivante.* C'est-à-dire quand, après la sédation des premiers accidents hémorragiques, il en survient de nouveaux, au bout de quatre ou cinq jours.

Cette réapparition de l'hémorragie indique que la source n'est pas tarie, et qu'il se produira probablement de nouvelles hémorragies, dont une pourrait être rapidement mortelle.

En tout cas, la succession même de ces hémorragies affaiblit considérablement la femme et l'expose à la mort par cachexie progressive; d'où la nécessité d'intervenir.

2° *Hématocèle suppurée.* Il importe, comme pour toute suppuration, d'évacuer le pus le plus promptement possible.

Cette complication est reconnue à l'intensité de la fièvre, à la fluctuation de la tumeur qui succède à sa dureté primitive.

Le pus doit alors être évacué à l'aide du bistouri au point de la tumeur qui est le plus fluctuant et superficiel, le plus souvent au niveau du vagin.

Après l'ouverture grand lavage et drainage.

Le traitement ultérieur est le même que celui d'un abcès.

(1) Pour le diagnostic se reporter à mon *Traité de Gynécologie*, 2° édit., p. 479.

3° *Hématocèle trop volumineuse.* — Dans le cas d'épanchement sanguin trop considérable, la résorption se fait avec une telle lenteur que la femme s'épuise, à tel point que sa vie est mise en danger ; en pareil cas l'intervention paraît préférable dès le début.

4° *Hématocèle stationnaire.* — Enfin, dans certains cas d'hématocèle, la résorption, pour des raisons mal connues, ne se fait pas ; la maladie reste stationnaire et ne guérirait qu'avec une extrême lenteur, si le chirurgien n'intervenait pas.

*L'intervention* peut être faite, soit par la voie abdominale, soit par la voie vaginale.

*En cas de suppuration*, il sera préférable de recourir à la voie vaginale toutes les fois que la collection fera une notable saillie du côté du vagin ; la laparotomie ne devra être que l'exception.

Au contraire, *quand il n'y a pas suppuration*, et que l'intervention s'adresse uniquement à la collection sanguine, il faudra donner la préférence à la laparotomie, qui permet d'arriver sur la source du sang, c'est-à-dire sur la trompe rompue, de la lier et même au besoin de l'enlever ; il importe en effet de tarir en pareil cas la source de l'hémorragie. — La voie vaginale sera réservée à des cas spéciaux où la tumeur fait une saillie excessivement marquée du côté du vagin. L'incision vaginale doit être en pareil cas faite au niveau du cul-de-sac postérieur ; le sang est évacué par cette ouverture ; cette voie présente le grand désavantage de ne pas permettre l'exploration du système génital et de laisser le chirurgien désarmé, s'il survenait une hémorragie importante, que le tamponnement serait impuissant à arrêter.

### 5° *Rupture secondaire du kyste fœtal.*

Par rupture secondaire on entend, ainsi qu'il a été dit, celle qui survient à une époque avancée de la grossesse et qui livre passage au fœtus dans la cavité abdominale ; elle est distincte de la rupture primitive, où la trompe par sa solution de continuité tantôt donne naissance à l'hémorragie, tantôt permet l'évolution ultérieure de la grossesse extra-utérine, qui se transforme en variété abdominale ou en sous-péritonéo-pelvienne.

Cette rupture secondaire s'accompagne d'une brusque douleur dans l'abdomen, suivie quelquefois de la sensation d'un déplacement fœtal accentué ; de graves symptômes de péritonite, d'hémorragie interne, ou simplement de choc ne tardent pas à mettre la vie de la femme en danger.

Quelquefois cependant les accidents sont relativement bénins, le fœtus succombe et séjourne comme un simple corps étranger dans la cavité péritonéale.

La laparotomie s'impose en pareil cas ; elle sera faite d'urgence en suivant la conduite tracée à propos de la grossesse extra-utérine avec kyste fœtal vivant.

### 6° *Péritonite.*

La péritonite peut être le résultat de la rupture du kyste fœtal ou être produite par simple inflammation du kyste se propageant à la séreuse, ou par suite de l'inflammation et de la suppuration de l'hématocèle, dont le contenu est versé dans le péritoine.

La péritonite se reconnaîtra aux caractères suivants : ballonnement progressif du ventre, douleurs abdominales, constipation, fièvre, vomissements et faciès péritonéal.

Le meilleur traitement, en ce cas, est l'intervention : pratiquer la laparotomie, pour traiter directement la cause des accidents.

En pratiquant la laparotomie, il ne faudra pas se borner à traiter la cause (grossesse extra-utérine ou hématocèle) ; mais on devra également pratiquer un lavage du péritoine, pour aider à son retour à l'état normal.

La simple expectation, avec traitement palliatif, a donné parfois de bons résultats, mais ne suffit pas toujours ; il faut donc ne pas hésiter trop longtemps pour intervenir, car la péritonite peut s'aggraver et la laparotomie, dans ces conditions, ne donnerait pas les résultats demandés.

### 7° *Suppuration localisée.*

La suppuration locale survient dans les mêmes circonstances que la péritonite.

Elle se fera, soit autour du kyste fœtal intact ou rompu, soit au niveau d'une hématocèle, soit après rupture secondaire de l'œuf.

Il y a de la fièvre et de l'empâtement local, puis de la fluctuation qui sera perçue en des points variables.

Une fois la suppuration reconnue, il faut lui ouvrir une voie, soit par l'abdomen, soit par le vagin ; le traitement sera le même que pour les autres abcès du système génital.

# HUITIÈME SECTION

## TROUBLES NERVEUX



Quand une femme vient consulter le gynécologue, elle le fait pour l'un des trois motifs suivants :

ou parce qu'elle souffre,

ou parce qu'elle perd,

ou parce qu'elle éprouve un trouble fonctionnel dans la zone génitale (tenesme vésical, vaginisme, stérilité, troubles digestifs, etc.).

La *douleur* n'est attribuée à une maladie du système génital que lorsqu'elle occupe le bas-ventre ;

mais les causes qui peuvent amener des souffrances dans cette région sont excessivement nombreuses (douleurs de la paroi abdominale, de l'intestin, de la vessie, des articulations pelviennes, des os du bassin, etc.).

Aussi bien souvent une femme viendra-t-elle consulter le gynécologue, alors que la maladie dont elle est atteinte n'a rien de gynécologique; mais c'est au gynécologue à établir par un examen soigneux le diagnostic, dont doit découler la thérapeutique.

Ce diagnostic est ici de la plus haute importance, car voici le plus souvent comment les choses se passent :

Une femme souffre du bas-ventre ; elle va faire part de ses souffrances à son médecin, qui naturellement pense à l'utérus : toucher, spéculum, examen complet du système génital. On trouve un peu d'ectropion, ou une déviation de l'utérus, qui immédiatement sont incriminés, et le traitement est institué en conséquence.

Pendant des semaines et des mois le traitement est continué, sans qu'il y ait amélioration dans l'état douloureux. La plupart du temps la femme se lasse du traitement et le médecin attribue à l'inconstance de la malade l'absence de guérison.

Cette femme va voir un autre médecin, qui souvent fait le même diagnostic erroné, et entreprend un traitement légèrement différent du premier, afin qu'il soit accepté par la femme.

Et les choses vont ainsi plusieurs mois ou plusieurs années sans guérison, jusqu'à ce qu'enfin la malade tombe entre les mains d'un médecin assez consciencieux ou instruit pour faire un bon examen, et pour

reconnaître que la douleur n'a aucune origine génitale.

Cette histoire est celle de beaucoup de malades
gynécologiques, et il faut avouer qu'à cet égard médecins spécialistes ou autres pèchent par insuffisance de diagnostic.

Quand il s'agit d'un traitement non dangereux.
cette insuffisance n'est pas grave ; mais quand elle
conduit, ainsi que cela arrive quelquefois, à l'indication d'une opération sérieuse, elle devient
coupable, et malheureusement le fait n'est pas
rare.

Assez souvent nous avons vu des femmes chez
lesquelles on avait conseillé l'ablation de l'utérus ou
des annexes. alors qu'il s'agissait de douleurs siégeant, par exemple, dans les articulations sacro-
iliaques, de relâchement des symphyses, etc.

Il est pénible de voir avec quelle légèreté à l'heure
actuelle l'indication des opérations gynécologiques
est posée.

Une opération mortelle est aujourd'hui conseillée
avec la même facilité qu'on conseillerait l'avulsion
d'une dent.

On ne saurait trop réagir contre cet état de
choses et la meilleure réaction consiste à poser un
diagnostic rigoureux.

Petit à petit on s'apercevra qu'un brillant opérateur ne suffit pas pour constituer un gynécologue
parfait, mais qu'il faut en outre un diagnosticien
expérimenté et consciencieux.

Le jour où ces deux branches sœurs de la gynécologie, *diagnostic* et *thérapeutique*, auront grandi suffisamment pour occuper une place à peu près égale,
la gynécologie aura fait un grand progrès, et sera

sortie de la période de transition qu'elle franchit actuellement.

Quand une femme souffre du bas-ventre, le premier soin du médecin doit donc être de soigneusement localiser la douleur.

S'il s'agit d'une douleur augmentée par la pression, cette localisation est relativement facile : car on touche en quelque sorte la douleur, et on peut nettement en préciser le siège.

Lorsque la pression ne réveille pas la douleur, c'est par l'interrogatoire de la femme qu'on arrivera à cette détermination. En pressant sur une région limitée on lui demandera si c'est bien dans le territoire exploré que les douleurs sont habituellement ressenties. On pourra arriver ainsi par approximation à localiser les souffrances.

Dans cette section de notre ouvrage uniquement réservée aux troubles douloureux sans lésion appréciable du système génital, autrement dit, aux *troubles névralgiques*, nous aurons à envisager :

1° les troubles névralgiques locaux,

2° les troubles névralgiques éloignés ou réflexes.

Nous conformant au plan tracé dans le sommaire qui commence ce chapitre, commençons par les troubles névralgiques locaux.

### 1° Névralgie vulvaire

#### (*Vulvodynie ou vulvalgie*).

La névralgie vulvaire se manifeste tantôt par une *sensibilité exagérée* de la vulve, de telle sorte que tout contact devient douloureux; dans d'autres cas par de véritables *élancements*, siégeant de préférence dans les grandes lèvres tantôt d'un seul côté, tantôt des deux, enfin assez fréquemment par du *prurit*, qui arrive parfois à une telle intensité et ténacité qu'il devient pour la femme un véritable supplice.

En présence d'une névralgie vulvaire, quel que soit son mode de manifestation, on s'efforcera d'en établir la cause, et à cet effet on se rappellera que les névralgies de la vulve, comme celles de toute autre région, se divisent, au point de vue étiologique, en deux grandes catégories :

les symptomatiques,
les essentielles.

Les *symptomatiques* sont celles qui dépendent d'une maladie quelconque du système génital, comme la névralgie faciale, par exemple, dépend d'une dent altérée.

*Sublata causa tollitur effectus.* Aussitôt la cause nettement déterminée, il faut s'empresser d'instituer le traitement approprié, et si le diagnostic étiologique a été exact, la névralgie vulvaire ne tardera pas à disparaître.

En l'absence de cause appréciable la névralgie est dite *essentielle*; le traitement ne pouvant être étiologique, puisque la cause nous échappe, on s'attachera à modifier l'état du système nerveux local.

Que la névralgie soit lancinante, hyperesthésique ou prurigineuse, on prescrira des lotions très chaudes (50°) ou très froides (5°), lotions qui seront renouvelées toutes les 4, 3 ou 2 heures suivant les circonstances. Elles pourront être faites avec de l'eau pure, ou additionnée d'un antiseptique, sublimé au 1/1000 ou acide phénique au 1/100; mais c'est la température du liquide qui agit et non le médicament ajouté.

On se trouvera bien parfois de *pointes de feu* légères.

appliquées sur les grandes lèvres, et renouvelées tous les 5 ou 6 jours.

Les cautérisations de la surface vulvaire, soit avec de la créosote au 1/3, soit avec de la créosote pure, soit avec une solution de nitrate d'argent au 1/50, au 1/10, ont souvent une heureuse influence, surtout dans les formes prurigineuses.

Le *massage* des grandes lèvres amènera quelquefois une sédation très marquée, mais c'est surtout à l'*électricité* qu'on aura recours avec avantage.

Électricité soit *faradique* soit *galvanique* :

*Faradique*, on appliquera un pôle sur la vulve en le promenant successivement sur toutes les parties principales de cette région, et l'autre pôle sera fixé au niveau de la région lombaire. Séance de dix minutes à un quart d'heure au maximum, au degré d'intensité que pourra tolérer la malade; renouveler tous les deux jours environ.

*Galvanique* : une plaque grande comme la paume de la main, recouverte d'amadou ou de peau de chamois, est exactement appliquée sur la surface vulvaire; l'autre électrode, de même nature, sera appliquée soit sur l'abdomen au-dessous de l'ombilic, soit de préférence dans la région lombaire. On fera passer des courants de 30 à 60 milliampères, en montant jusqu'à la limite de tolérance de la patiente; les courants seront lentement renversés et seront dirigés de telle sorte que le pôle positif se trouve placé tantôt sur la vulve, tantôt sur les lombes. La séance devra durer de dix minutes à un quart d'heure, et être renouvelée tous les deux jours, parfois même tous les jours.

D'une façon générale l'électricité galvanique semble mieux réussir que la faradique, ou du moins telle a été mon expérience. Mais il ne faut pas se borner de parti pris à l'usage d'une seule électricité ; on tentera d'abord l'électricité galvanique pendant 2 ou 3 séances ; si après ces 3 séances l'amélioration est nette, on continuera ; sinon on s'adressera à l'électricité faradique, qu'on abandonnerait également après 3 séances, si elle ne donnait aucun résultat.

Ce traitement électrique est en effet purement empirique, et ce n'est qu'après l'avoir appliqué qu'on peut se prononcer à son égard. Il est des cas où il est souverain, d'autre où il ne donne aucun résultat, sans que nous puissions expliquer ces variations.

Quand tous les moyens, dont il vient d'être question ont échoué, on a conseillé un traitement chirurgical qui consiste :

soit dans la section du nerf honteux interne,

soit dans la résection de la vulve.

La section du nerf honteux interne, outre qu'elle est délicate à pratiquer, ne paraît pas avoir donné de résultats sérieux ; aussi est-ce un mode de traitement actuellement abandonné.

Il n'en est pas de même de la résection des parties de la vulve qui sont plus particulièrement le siège de la névralgie, résection qu'on pratique de préférence dans le cas de prurit. C'est un moyen qu'il faudra tenter comme ultime ressource, alors que tout autre traitement a échoué. Il consiste, la femme étant anesthésiée, à enlever soit les grandes lèvres, soit les petites lèvres, soit le capuchon s'il est hypertrophié, ou encore une certaine étendue du mont de Vénus, et à réunir par des sutures les brèches ainsi créées, de manière à reconstituer une vulve qui sera pauvre en tissus, mais néanmoins suffisante, étant donnée l'élasticité des tissus voisins.

J'ai pratiqué cette opération dans deux cas de

prurit vulvaire essentiel chez des femmes arrivées au moment de la ménopause. Chez l'une, elle a amené la cessation du prurit, qui a été réduit à quelques démangeaisons sans importance. Dans l'autre, après une amélioration très nette de quelques semaines, le prurit est redevenu ce qu'il était auparavant.

Cette résection est donc un moyen à tenter dans les cas rebelles, mais en spécifiant bien qu'il n'est pas héroïque dans tous les cas, et qu'il peut être suivi d'insuccès.

## 2° Névralgie vaginale.

### (*Vaginodynie ou vaginalgie*).

Comme l'utérus et comme la trompe, le vagin est un canal musculaire recouvert d'une muqueuse et sillonné dans toute son étendue par des ramifications vasculaires et nerveuses.

Ces branches nerveuses peuvent devenir le siège de névralgies, constituant l'état pathologique désigné sous le nom de *vaginodynie* ou *vaginalgie*.

Cette névralgie vaginale peut se manifester sous deux formes, dont nous retrouverons les analogues dans la névralgie de l'utérus, de la trompe et de l'ovaire.

1° *Forme hyperesthésique*, à laquelle on pourrait réserver le nom de *vaginalgie*; la femme ne souffre pas spontanément, mais seulement quand il y a un contact quelconque sur la paroi vaginale, si on veut par exemple introduire le doigt ou le spéculum, ou encore pour l'accomplissement du coït. Cette variété de névralgie vaginale fait partie du *vaginisme* et nous en parlons en détail en exposant le traitement de ce trouble fonctionnel à la section *Stérilité* (Cinquième section).

2° *Forme à accès douloureux* qu'on pourrait désigner sous le nom de *vaginodynie*, dans laquelle tout le conduit vaginal est *spontanément* douloureux, sans qu'on exerce le moindre contact sur sa surface. C'est une sorte de *colique vaginale* qui se produit, et qui dure de quelques minutes à quelques heures, simulant jusqu'à un certain point une colique néphrétique ou un début de péritonite. L'accès passé, tout rentre dans l'ordre jusqu'à l'accès suivant, absolument comme dans toute colique.

Ces accès douloureux sont presque constamment sous la dépendance de l'hystérie.

Je ne parlerai pas ici du traitement de la *forme hyperesthésique* de la névralgie vaginale (vaginalgie) : car elle sera examinée à propos du vaginisme (section 5) : je me bornerai à exposer celui de la *forme à accès douloureux* (vaginodynie).

Pendant l'accès douloureux même Frost a indiqué d'agir de la façon suivante :

Avec l'index et le médius introduits ensemble dans le vagin, on déprime fortement le plancher périnéal dans la direction du sacrum, pendant que le pouce de la même main prend point d'appui sur la face externe de la région coccygienne. Par cette manipulation qui doit durer quelques minutes jusqu'à ce que la douleur ait disparu, on fait un véritable massage de tout le diaphragme pelvien, et on amène de la sorte la cessation de sa contracture, de même qu'on amène celle d'une crampe musculaire en exerçant une compression circulaire autour d'un membre.

C'est le même mécanisme de traitement, et il se montre également efficace dans les deux cas.

Dans les cas exceptionnels où ce traitement ne serait pas suffisant, on pourra avoir recours à une piqûre de morphine, mais sans oublier qu'il faut autant que possible être sobre de ce moyen thérapeutique avec les hystériques.

Pour préserver le retour des accès, on aura surtout recours au traitement général, hydrothérapie et bromure de potassium.

Le bourrage du vagin fait d'une façon régulière pendant 3 ou 4 semaines pourrait également avoir une action très salutaire.

### 3° Névralgie utérine

*(Hystéralgie ou hystérodynie).*

De même que la névralgie vaginale, la névralgie utérine se manifeste sous deux formes :

1° Tantôt sous forme d'*hyperesthésie* utérine (hystéralgie). Spontanément l'utérus n'est cause d'aucune douleur, mais une pression quelconque la réveille ; que cette pression soit celle de l'intestin dans la position debout prolongée, celle du doigt pendant le toucher explorateur, du spéculum alors qu'on fait usage de cet instrument, ou encore celle du pénis pendant les relations sexuelles.

A l'examen de la femme on trouve tout le système génital normal, pas de déviation d'organe, pas d'annexes perceptibles ; mais, en appuyant avec l'extrémité du doigt sur l'utérus, on détermine une douleur très vive, dont les points maxima d'intensité sont, en général, le pourtour de l'orifice externe, et l'isthme dans sa partie antérieure.

Cet état de sensibilité utérine, dans les cas simples, ne s'accompagne d'aucune maladie génitale, mais dans d'autres il peut y avoir coïncidence; par exemple, en même temps qu'hyperesthésie de l'utérus, il peut y avoir déviation, et cet état pathologique coïncidant peut même être la cause de la névralgie. D'où la règle, que nous verrons à propos du traitement, de toujours commencer par traiter la maladie qu'on a pu diagnostiquer au niveau du système génital, alors qu'il y a hyperesthésie utérine.

2° Tantôt sous forme d'*accès douloureux* (hystérodynie). Voici l'allure de la névralgie en pareil cas : à la suite d'un choc sur le bas-ventre, d'une injection vaginale, de relations sexuelles, en un mot de tout trauma ayant atteint la zone utérine, ou sans cause appréciable, la femme est prise, pendant un temps variant de quelques minutes à quelques heures, mais rarement plus d'une heure, d'une douleur vive, ayant absolument la forme de colique, et occupant exactement la région hypogastrique.

Cet accès douloureux se termine souvent, mais non constamment par l'expulsion d'un bloc de mucosités, qui ont été vraisemblablement chassées de la cavité de l'utérus par les contractions douloureuses de l'organe. Plus rarement il prend fin par une légère hémorragie provenant de la muqueuse utérine.

L'accès terminé, tout rentre dans l'ordre jusqu'à l'accès suivant.

En somme il s'agit d'une crise de colique utérine se faisant soit à vide, soit pour expulser le contenu de l'utérus.

C'est une sorte de petit *avortement apuerpéral*, c'est-à-dire sans existence de grossesse.

Il présente la plus grande analogie avec les crises analogues que nous rencontrerons dans la névralgie tubaire.

Dans l'un et l'autre cas la névralgie pouvant être symptomatique d'une maladie génitale, il faut commencer par traiter cette maladie si on la rencontre : c'est là le premier point de la thérapeutique.

Dans les cas où l'on n'a pas ce traitement à instituer, il faudra agir sur l'innervation même de l'utérus par des moyens généraux et locaux.

*Moyens généraux :* hydrothérapie, bromure de potassium, gymnastique, exercice hygiénique.

*Moyens locaux :* bourrage du vagin pour modifier la circulation utérine, dilatation de l'utérus avec des laminaires, ou métallique sous le chloroforme, en complétant la dilatation par le curage. Massage de l'utérus.

Électricité soit faradique soit galvanique. *Électricité faradique :* un pôle sur le col et l'autre sur la paroi abdominale, ou électricité bipolaire recto-utérine à l'aide d'une tige spéciale disposée à cet effet. *Électricité galvanique :* la plaque sur l'abdomen et l'autre pôle, soit en charbon soit en platine, ou sur le col, ou dans le col, ou enfin dans la cavité utérine. Courants de 30 à 60 milliampères, lentement renversés ; séance 3 fois par semaine de dix minutes à un quart d'heure de durée chaque.

L'électricité peut être avantageusement combinée avec le massage, et ce traitement local complété par le traitement général, tel que l'emploi de l'hydrothérapie par exemple.

Comme médicament pouvant agir sur la sensibilité utérine et la calmer, en dehors des opiacés, dont il faut éviter l'emploi, surtout la morphine, ou les réserver à des circonstances tout à fait exceptionnelles, on peut faire usage de la *teinture de Viburnum prunifolium* au 1/2 à la dose de 100 gouttes par 24 heures,

20 gouttes toutes les heures ; ce médicament pourra être très utile dans l'hystérodynie, c'est-à-dire la forme de névralgie à accès douloureux.

### 4° Névralgie tubaire.

#### (*Tubalgie. Tubodynie*).

Mêmes considérations que pour la névralgie utérine.

La névralgie tubaire se manifeste sous deux formes :

Tantôt l'*hyperesthésie* tubaire (tubalgie) qu'on réveille, alors qu'on déprime les culs-de-sac latéraux du vagin. La trompe elle-même n'est pas perceptible : car, lorsqu'elle l'est, cela indique un état pathologique, et la douleur qui existe à son niveau n'est pas due à de la névralgie pure, mais à un véritable état pathologique, inflammation ou tumeur.

Tantôt des *crises douloureuses* (tubodynie) soit unilatérales soit bilatérales. Ce sont de véritables coliques salpingiennes, qui se produisent — tantôt sous l'influence de la salpingite et de la sécrétion qui en résulte, que la colique chasse vers l'utérus, — tantôt sans lésion appréciable de l'organe, véritable colique à sec, analogue à celles qui peuvent se produire dans tous les organes à fibres lisses, et qui ont une cause centrale, c'est-à-dire nerveuse, l'organe restant normal. — La seconde variété de colique salpingienne, c'est-à-dire celle sans lésion, appartient seule à la névralgie tubaire ; car la première variété ne dépend plus de la névralgie simple, mais appartient à un état pathologique nettement constitué, à la salpingite.

Les douleurs, qui se montrent dans la tubodynie et dans la tubalgie, peuvent donc exister identiques soit avec une trompe saine, soit avec une trompe pathologique. On ne leur donne le nom de névralgie que lorsqu'elles existent avec une trompe saine : car, lorsque la trompe est malade, la souffrance fait partie du cortège symptomatique de la maladie salpingienne.

Donc, quand une malade accuse des douleurs qui peuvent être étiquetées névralgie tubaire, cherchez la trompe ; si vous ne pouvez la trouver, la dénomination névralgie tubaire est exacte ; si, au contraire, elle est perceptible, ce qui indique son état pathologique, il ne s'agit plus de névralgie, mais d'une autre maladie tubaire, en général inflammation ou tumeur, contre laquelle on instituera un traitement approprié.

En cas de névralgie quel devra être ce traitement ?

Il présentera la plus grande analogie avec celui de la névralgie utérine, à savoir :

*Moyens généraux* : hydrothérapie, bromure de potassium, gymnastique, exercice hygiénique.

*Moyens locaux* : bourrage du vagin, qui modifie la circulation et par là même l'innervation de toute la périphérie de l'utérus. Dilatation de l'utérus, qui agit aussi par voie réflexe sur la vitalité des trompes. Massage des trompes. Électricité soit faradique soit galvanique, en agissant comme pour l'électrisation utérine, mais en appliquant le pôle intérieur dans l'un des culs-de-sac latéraux du vagin. Comme calmant de l'accès douloureux lui-même, on emploie la teinture de Viburnum prunifolium ou exceptionnellement la morphine.

### 5° Névralgie ovarienne.
#### (*Ovaralgie. Ovarodynie*).

Par ovaralgie ou point ovarien on a désigné (Charcot) un point douloureux qui siége dans la paroi abdominale à l'union de lignes réunissant les 2 épines iliaques antéro-supérieures et la perpendiculaire tombant sur l'éminence ilio-pectinée; on en a fait un signe de l'hystérie.

Cette dénomination provient de ce que l'on a attribué ce point douloureux à l'ovaire, la pression à ce niveau correspondant à peu près à la situation de l'ovaire, normalement placé.

Mais cette dénomination et l'explication sur laquelle elle est basée sont erronées : car ce point douloureux ne varie pas de place avec les déplacements de l'ovaire; on le rencontre en outre chez la femme à qui on a enlevé les ovaires, enfin il peut aussi exister chez l'homme.

C'est un point pariétal, siégeant dans la paroi abdominale, à siége soit musculaire soit nerveux, la chose reste à déterminer. Sa meilleure désignation serait celle de *point iliaque de l'hystérie*, désignation d'ailleurs employée par Charcot concurremment avec celle d'ovaralgie.

Il existe ainsi dans l'hystérie de nombreux points douloureux sur toute la surface du corps, points dont l'iliaque fait partie.

L'ovaralgie existe, mais elle est tout autre chose que le point douloureux en question, que nous ne désignerons plus désormais que sous le nom de point iliaque de l'hystérie.

L'ovaralgie est une des formes de la névralgie ovarienne; mais cette névralgie n'a rien à faire avec le point iliaque, qui n'en est en aucune façon un symptôme et qui en est totalement indépendant.

Cette névralgie ovarienne, comme celles de la trompe et de l'utérus, se manifeste sous deux formes :

Tantôt par une *hyperesthésie* de l'organe, de telle sorte que quand on pratique le toucher, et que quand l'extrémité du doigt heurte l'ovaire, la femme accuse une douleur excessivement vive, différente de la sensation spéciale qu'elle accuse dans les conditions normales et qui constitue la sensibilité physiologique de l'ovaire. Cette douleur névralgique ne se manifeste pas seulement au toucher, mais aussi au moment du coït, lorsque l'ovaire est déplacé soit dans la fossette rétro-ovarienne, soit dans le Douglas, où il devient accessible aux heurts du gland; elle se manifeste encore alors qu'on applique un pessaire pour maintenir l'utérus abaissé, et rend le port de cet appareil impossible. Cette hyperesthésie se reconnaît au toucher, qui permettra d'arriver avec l'extrémité du doigt sur l'organe malade, qu'on pourra sentir même alors qu'il n'est pas altéré, et vers lequel la douleur vive, accusée par la patiente, conduira. On pourra en certains cas affirmer l'existence de cette névralgie sans nettement sentir l'ovaire, alors qu'on délimite avec l'extrémité du doigt une région douloureuse, correspondante comme siège et comme étendue au siège possible et à l'étendue de l'ovaire.

Tantôt la névralgie de l'ovaire se manifeste par des *crises douloureuses* (ovarodynie, par opposition à ovaralgie, qu'on peut réserver à la forme précédente) qui se manifestent à la suite d'une fatigue exagérée, d'une exploration gynécologique, de rapports sexuels

La femme éprouve pendant quelques minutes à quelques heures une douleur localisée à un des côtés du ventre, dans le voisinage de la fosse iliaque, et qui chez certaines patientes revient avec une périodicité assez régulière ; c'est une crise ovarienne analogue aux crises tubaires, utérines ou vaginales de même nature.

Ces deux variétés de douleurs ovariennes qu'on rencontre dans la névralgie de l'ovaire se trouvent également dans les diverses maladies de l'organe, auquel cas elles n'appartiennent plus à la névralgie, mais aux manifestations de la maladie qui existe.

Chez une femme accusant la douleur de la névralgie ovarienne il faut donc, par l'exploration digitale, déterminer l'état de l'ovaire. — Si cet état semble normal, le diagnostic sera névralgie ovarienne ; — si au contraire l'ovaire est modifié dans son volume, dans sa consistance, dans sa forme, il s'agit d'une maladie ovarienne dont il faudra établir le diagnostic.

Quant au *traitement*, j'ai à répéter ici à peu près exactement ce que j'ai dit à propos de la névralgie de l'utérus et de la trompe.

*Moyens généraux :* Hydrothérapie, bromure de potassium, gymnastique, exercice hygiénique.

*Moyens locaux :* Bourrage du vagin, massage, électricité faradique ou galvanique. Comme calmant de l'accès : teinture de Viburnum prunifolium et exceptionnellement morphine.

Dans certains cas l'acuité des symptômes peut conduire à discuter l'opportunité de la castration ; nous examinerons en détail cette question à propos des névralgies associées ou grandes névralgies pelviennes, auxquelles notre sujet nous amène d'ailleurs maintenant.

## 6° Grandes névralgies pelviennes.
### (Génitalgie. Génitodynie).

Par grandes névralgies pelviennes on entend l'association de toutes les névralgies isolées qui ont été étudiées précédemment : névralgies de la vulve, du vagin, de l'utérus, des trompes, des ovaires, association le plus souvent partielle : car il est rare de voir la névralgie englobant tout le système génital; il peut y avoir coïncidence de névralgies vésico-urétrale, recto-anale, ou encore de filets nerveux qui cheminent soit dans la paroi pelvienne, soit dans le diaphragme musculaire pelvien.

C'est un véritable bouquet névralgique, plus ou moins fourni suivant les cas.

Les deux formes hyperesthésie et accès douloureux, qu'il a été possible de dissocier à propos des névralgies isolées, sont ici confondues, et constituent par leur reunion en proportion variable la symptomatologie de la grande névralgie pelvienne.

Cette symptomatologie est d'ailleurs très variable, et il serait encore impossible d'en tracer un tableau uniforme : car les souffrances varient beaucoup comme intensité, comme forme, comme périodicité, suivant les malades.

Ce qu'il y a de constant, ce sont les douleurs tantôt continues, tantôt sous forme d'accès qui existent dans toute la zone génitale.

A l'examen on trouve le système génital sain, ou atteint de lésions insignifiantes.

Le cas où il existe des lésions sérieuses du système génital ne rentrent plus dans le cadre des grandes névralgies pelviennes: car alors il s'agit d'une maladie génitale, avec douleurs qui en dépendent, douleurs exagérées par un système nerveux malade ou trop impressionnable, mais prenant leur origine dans une maladie nettement définissable du système génital.

Dans les grandes névralgies pelviennes le système génital est sain, ou atteint de lésions insigniflantes, comme une légère déviation, une faible et. dométrite : c'est le système nerveux seul qui est malade.

On trouve donc le système génital sain, et au point de vue de la sensibilité locale à la pression du doigt explorateur, il existe de grandes variations :

Tantôt il y a une hyperesthésie très prononcée d'un ou plusieurs organes du système génital : ovaires, trompes, utérus, vagin, vulve; tantôt, au contraire, cette hyperesthésie est peu marquée, parfois même nulle, et quand on cherche à localiser la douleur avec le doigt, la patiente répond nettement : Oui, c'est bien là où vous appuyez que je souffre habituellement, mais la pression de votre doigt ne m'est pas douloureuse.

Ces variations de la sensibilité locale n'ont malheureusement aucune valeur séméiologique, ainsi que nous le verrons tout à l'heure à propos du diagnostic et du traitement.

Le diagnostic de la grande névralgie pelvienne ne présente pas de difficultés : une femme souffre de son système génital, peu, moyennement ou beaucoup, et à l'examen on trouve ce système génital normal ou presque normal : il s'agit d'une névralgie pelvienne, qui sera dite *grande*, si ces douleurs comprennent plusieurs organes du système génital, et si l'intensité des douleurs rend la vie intolérable.

L'intérêt ne réside pas dans la solution de ce diagnostic, mais dans celui de la cause de la névralgie.

À cet égard, nous plaçant exclusivement sur le terrain pratique, c'est-à-dire thérapeutique, il faut diviser les névralgies pelviennes en deux classes :

celles d'origine *centrale*,

celles d'origine *périphérique*,

par abréviation les *centrales* et les *périphériques*.

Les *centrales* proviennent d'une maladie du système nerveux central, exceptionnellement tabes, paralysie générale, myélite d'origines diverses, le plus ordinairement hystérie ou neurasthénie, deux maladies si fréquentes chez la femme à l'époque actuelle.

Les *périphériques*, de nature rhumatismale, syphilitique, saturnine ou autre, comme la névralgie de toute autre région du corps, dépendent de modifications survenues dans la vitalité même des nerfs de la région, et n'ont rien à voir avec le système nerveux central.

Il suffit d'une courte réflexion pour comprendre l'importance qu'il y aurait à distinguer une névralgie centrale d'une périphérique : car, dans le premier cas, le traitement doit s'adresser au système nerveux central, et dans le second, au contraire, au système nerveux local.

Avec une névralgie centrale, toute thérapeutique locale sera illusoire, quelle que soit son énergie ; si, par exemple, avec une névralgie centrale, on enlève chirurgicalement tout le système génital : utérus, trompes et ovaires, on aura fait une opération parfaitement inutile, qui n'aurait été justifiée qu'avec une névralgie périphérique. D'autre part, avec une névralgie périphérique, tous les moyens qui s'adresseront au système nerveux central ne sauraient conduire à la guérison ; la thérapeutique fait fausse voie.

*A priori* on pourrait croire qu'avec la névralgie centrale, il n'y a pas d'hyperesthésie locale, pas de douleur à la pression, et que cette hyperesthésie est la preuve des névralgies périphériques; mais il n'en est rien, ce rapport n'existe pas, et le diagnostic étiologique qui prendrait cette appréciation comme base, risquerait d'être erroné.

Le seul moyen de diagnostic à notre disposition est de reconnaître l'existence d'une des maladies du système nerveux central dont il a été précédemment question.

Donc, quand une femme est atteinte d'une grande névralgie pelvienne, on cherchera chez elle le stigmate du tabes, de la paralysie générale, d'une myélite, et surtout de l'hystérie et de la neurasthénie.

L'hystérie et la neurasthénie, qu'on aura surtout en vue, alors qu'il s'agit de poser le diagnostic actuel, se reconnaissent maintenant à des signes précis qui, dans la majorité des cas, ne laissent pas de doutes sur l'existence de la maladie.

Or, quand l'un de ces états pathologiques existe, on conclura à la *névralgie centrale*, sous l'influence de la maladie constatée, sinon on diagnostiquera *névralgie périphérique.*

J'entrevois une objection : malgré l'existence de l'hystérie, il peut y avoir coïncidence d'une névralgie périphérique, c'est possible, mais le cas doit rarement se présenter; enfin nous sommes obligés d'accepter, faute de meilleure, la manière précédente d'établir le diagnostic.

Jusqu'à nouveau progrès nous poserons le diagnostic de la façon qui vient d'être exposée, et c'est sur cette base que nous établirons les *indications thé-*

*rapeutiques*, qu'il nous reste maintenant à examiner.

A l'heure actuelle il n'est pas, pour les malades et
le médecin, de maladie dont la thérapeutique soit
plus déconcertante que celle des grandes névralgies
pelviennes. Personne n'est d'accord sur ce traitement, et la malheureuse qui est atteinte de ce mal,
après avoir essayé consciencieusement de tous les
traitements, n'éprouve souvent aucun soulagement,
et n'a plus espoir que dans la morphine ou le
suicide.

Si elle va consulter un électricien, il promet de la
guérir avec l'électricité; — si un masseur, le massage
doit être souverain; — si un médecin, les calmants,
l'hydrothérapie, les eaux minérales appropriées amè-
neront la guérison désirée; mais il déconseille toute
opération chirurgicale comme dangereuse et parfaitement inutile. — Si enfin la malade va trouver un
chirurgien, les uns conseilleront l'abstention de toute
opération, les autres promettront la guérison avec
l'ablation du système génital, soit partielle par la voie
abdominale, soit totale par la voie vaginale.

De telle sorte que la malade, égarée dans cette
tour de Babel de la thérapeutique, ne sait plus absolument que faire, quelle décision prendre.

Essayons, s'il est possible, de jeter quelque clarté
dans cette question si embrouillée et d'arriver à des
conclusions conformes à nos connaissances actuelles :

Notre base de traitement est la variété même de
névralgie, et nous avons vu précédemment comment
nous arrivions à ce diagnostic; examinons donc la
conduite à tenir successivement : *a.* dans la névralgie
périphérique, *b.* dans la névralgie centrale.

*a. Névralgie périphérique.* — Il est trois modes de

traitement qu'on peut à peu près placer sur la même ligne à savoir :

le massage,

l'électricité,

le traitement médical.

*a. Le massage* sera fait d'après les principes indiqués dans la seconde section de cet ouvrage, et poursuivi pendant un temps suffisant pour qu'il puisse donner les résultats qu'on est en droit d'attendre, c'est-à-dire pendant un mois au moins, à trois séances par semaine.

*b. L'électricité* sera faradique ou galvanique. Les auteurs ne sont pas d'accord sur celle qui mérite la préférence, bien que la faradique réunisse le plus de suffrages. Pour plus de sûreté on aura recours, s'il est nécessaire, à l'une et à l'autre, en commençant par la faradique.

Un pôle sera placé dans le vagin sur le col de l'utérus, puis successivement dans chacun des culs-de-sac, et l'autre pôle appliqué soit sur l'abdomen, soit sur la région lombaire, et l'on fera une séance tous les deux jours de 10 à 15 minutes de durée, en donnant au courant électrique le maximum d'intensité que peut tolérer la malade.

Si ce traitement réussit on le continuera le temps nécessaire pour arriver à la guérison complète ; s'il échoue, ce dont on pourra juger après trois séances quand l'amélioration obtenue est nulle, on s'adressera à l'électricité galvanique.

Pour l'électricité galvanique on placera un des pôles, charbon ou métal, soit dans le vagin, soit dans le col, soit dans la cavité utérine, et l'autre sous forme de plaque sur l'abdomen, et on fera passer des courants de 50 à 100 milliampères suivant la tolérance de la femme, en les alternant par de lents renversements, de façon que le pôle positif se trouve tantôt sur l'abdomen tantôt dans le vagin, et de même pour le pôle négatif. Séances de 10 à 15 minutes 3 fois par semaine. Si après trois séances il n'y a pas amélioration, inutile de continuer; dans le cas contraire, poursuivre jusqu'à guérison complète.

Au lieu de faire seulement le massage ou l'électricité, on pourra en général les combiner avec avantage.

c. Le *traitement médical* consiste dans l'application de divers moyens, qui sont les suivants :

*Bourrage du vagin* associé ou non avec la *dilatation de l'utérus* à la laminaire; ces deux moyens agissent sur l'innervation génitale et peuvent modifier avantageusement la vitalité des nerfs pelviens.

*Injections vaginales chaudes*, faites quotidiennement avec la canule régulatrice, et associées aux *injections rectales* de même genre (voir page 59).

*Révulsion abdominale* à l'aide de vésicatoires ou de pointes de feu. Application quotidienne pendant 3 à 6 heures, sur le bas-ventre, de compresses imbibées d'une solution saturée de chlorhydrate d'ammoniaque, et recouvertes d'un imperméable. Cette application peut se faire pendant toute la nuit, du coucher de la malade à son lever.

Comme moyens généraux susceptibles d'agir efficacement sur les névralgies périphériques, j'indiquerai l'hydrothérapie, et comme remède le sulfate de quinine, l'antipyrine, le salicylate de soude, et dans le cas de syphilis le traitement spécifique au mercure et à l'iodure de potassium.

Enfin comme eaux minérales françaises : les eaux chlorurées-sodiques telles que Salies-de-Béarn, Biarritz-Briscous, Salins, Le Mouillère-Besançon, ou les eaux simplement thermales comme Néris, Divonne.

Tous les moyens dont il vient d'être question pourront être essayés dans l'ordre qu'on préférera, jusqu'à ce qu'on trouve celui qui convient à la forme de la maladie existante et qui produise les résultats désirés.

Mais si tous ces moyens échouent, il reste la ressource d'une *opération chirurgicale*.

Deux questions se posent ici :

1° Une opération est-elle justifiée?

2° Si elle est justifiée, quelle doit-elle être?

1° *L'opération est-elle justifiée? Oui*, quand il s'agit d'une névralgie périphérique ; *non*, quand il s'agit d'une névralgie centrale. Donc lorsque nous aurons à traiter une grande névralgie pelvienne que nous jugeons d'origine périphérique, nous sommes parfaitement autorisés à conseiller et à pratiquer une opération pour guérir ou soulager la malade.

2° *Quelle doit être cette opération?* On peut hésiter entre l'ablation des ovaires par la voie abdominale et l'énucléation de tout le système génital, ovaires, trompes et utérus, par la voie vaginale. Pour ma part, je n'hésiterais pas à donner la préférence et une préférence très marquée à cette dernière intervention, qui est à la fois moins dangereuse et plus efficace que l'autre.

*Donc dans une grande névralgie pelvienne, d'origine périphérique, quand tous les moyens de traitement non chirurgicaux soigneusement et méthodiquement appliqués auront échoué, l'indication thérapeutique est de pratiquer l'ablation du système génital, ovaires, trompes et utérus, par la voie vaginale.*

*b.* **Névralgie centrale.** — Dans la névralgie centrale tout traitement local est inutile, il faut instituer la thérapeutique de la maladie causale, qui est dans la plupart des cas l'hystérie ou la neurasthénie.

Je n'exposerai pas ici le détail du traitement de ces maladies, qu'on trouvera dans les traités des maladies du système nerveux, et qui sont du domaine de cette spécialité et non de celui de la gynécologie.

Ce n'est pas au gynécologue qu'incombe le traitement de ces maladies, mais au neuropathologiste, qui aura surtout recours contre elles à l'hydrothérapie, à l'électricité, au bromure de potassium, et enfin à une hygiène sévère.

Dans ces cas de névralgies centrales, mieux vaut éviter toute thérapeutique locale : car elle est inutile, à moins qu'on ne compte sur elle pour agir sur le moral ; mais c'est surtout de toute thérapeutique chirurgicale qu'il faut s'abstenir. Tous les médecins sont à peu près d'accord aujourd'hui pour dire que dans l'hystérie toute mutilation génitale est parfaitement inutile et doit être soigneusement évitée. *Donc dans l'hystérie et aussi dans la neurasthénie, s'abstenir rigoureusement de toute opération sur le système génital, ayant pour but la cure de la maladie nerveuse.*

### 7° Troubles vésicaux.

La névralgie vésicale peut avoir 3 origines :
    origine locale,
    origine génitale par voie réflexe,
    origine centrale.

Elle se manifeste sous deux formes :

Tantôt par *hyperesthésie de tout l'organe,* dont on se rend bien compte quand, pratiquant le toucher vaginal, on exerce des pressions sur la vessie dans la direction du pubis ; la femme accuse alors une douleur plus ou moins vive. Cette cystalgie est fréquente ;

Tantôt sous forme de *ténesme vésical ;* la patiente est obligée d'uriner très souvent, mais son urine conserve toute sa limpidité, car il n'y a pas de cystite : c'est une *fausse cystite.* Le ténesme vésical est également une conséquence réflexe des maladies génitales.

Le traitement de l'une ou l'autre forme de névralgie consistera à guérir l'affection causale ; mais soit que l'affection causale disparaisse lentement ou que la névralgie persiste après la guérison de la maladie causale, on sera souvent appelé à instituer un traitement direct.

Divers moyens peuvent être employés : les injections vésicales chaudes avec une solution borique à 4 0/0, l'application sur le bas-ventre soit de pointes de feu, soit d'un emplâtre de Vigo, des pansements vaginaux avec du glycérolé d'iodoforme. Mais de tous les traitements que j'ai essayés, c'est le *massage* et l'*électricité* qui m'ont donné les meilleurs résultats, et surtout l'électricité. J'ai employé l'électricité de la façon suivante : un pôle en charbon est introduit au niveau du col vésical, l'autre placé sous forme de plaque sur le bas-ventre ; courant de faible intensité, dix à cinquante milliampères en renversant lentement le courant, qui est alternativement positif et négatif dans la vessie. Séance de dix minutes à un quart d'heure tous les deux jours. Ce mode de traitement échoue parfois, mais il réussit le plus souvent.

## 8° Troubles recto-coccygiens

### (*Coccygodynie. Prurit anal*).

Les troubles réflexes, que peuvent susciter les maladies génitales du col, du rectum et du coccyx. sont : la *coccygodynie* et le *prurit anal*.

*a) Coccygodynie.* — La coccygodynie est la névralgie du coccyx. La douleur, qui existe au niveau de cet os, gêne la marche, la position assise, parfois même le décubitus dorsal.

Le traitement sera symptomatique dans la plupart des cas.

On combattra la douleur par des révulsifs, les compresses chaudes, les vésicatoires, etc.

Les injections de chlorhydrate de morphine ont amené des guérisons définitives entre les mains de *Courty* et *Scanzoni*.

En désespoir de cause, on aura recours à la section des insertions musculaires et tendineuses aboutissant au coccyx, et, si cela était insuffisant, on ferait l'ablation de cet os.

Cette méthode est très en faveur auprès des chirurgiens anglais et américains.

*b) Prurit anal.* — Le prurit anal est constitué par une démangeaison continue ou intermittente, siégeant à l'orifice externe de l'anus.

Il en existe 3 catégories étiologiques :

1° le parasitaire,

2° le secondaire,

3° l'essentiel.

C'est la seconde variété qui nous intéresse ici : car il peut être secondaire soit à une maladie même de l'anus hémorroïdes, eczéma, herpès, brûlure), ou

par action réflexe à une maladie des organes génitaux.

Le traitement dépend de la cause, et, résumant la
thérapeutique de toutes les variétés de prurit anal,
nous dirons :

Contre les oxyures, lavages fréquents de la marge
de l'anus avec une solution de sublimé à 1/1000, au
besoin donner un lavement avec parties égales d'eau
et de vinaigre ordinaire, ou le lavement suivant :

| | |
|---|---|
| Acide phénique ..................... | 0 gr. 20 |
| Glycérine........................ | 10 — |
| Infusion d'absinthe.................. | 125 — |

Dans le prurit secondaire, traiter la maladie causale par une thérapeutique appropriée.

Quand le prurit est essentiel, lotions chaudes (50°).
à répéter plusieurs fois dans le courant de la journée ; application d'une pommade cocaïnée à 1/10:
pointes de feu en cercle à 4 ou 5 centimètres de l'o-
rifice anal ; application de suppositoires morphinés :
calmants généraux ; au besoin, recourir à la dilatation de l'anus avec anesthésie chloroformique.

### 9° Troubles digestifs

*(Dyspepsie. Constipation).*

*a) Dyspepsie.* — Toute affection génitale est capable
de troubler la digestion, la plupart du temps en
amenant de la dyspepsie gastralgique par action
réflexe.

Je ne parle pas ici du prolapsus utérin, compa-
gnon fréquent de l'entéroptose et qui rentre dans la
catégorie des troubles mécaniques précédemment
étudiés, mais des affections utérines sans déplace-

ment. Parmi elles la métrite occupe, au point de vue dyspeptique, un rôle prépondérant.

La femme atteinte de métrite chronique digère mal, et si les crises douloureuses n'attirent pas l'attention du côté de l'estomac, l'amaigrissement progressif, souvent inexpliqué, conduit le médecin à une exploration attentive de tout l'organisme et assez souvent à la découverte d'une métrite à peine soupçonnée.

Toutes les fois qu'une femme maigrit sans cause nettement appréciable, examinez le système génital; souvent vous y trouverez la source des troubles nutritifs. Il y a là une sorte de dyspepsie latente, de cause également latente; l'état général éveille l'attention du médecin et l'examen génital éclaire la pathogénie.

L'endométrite, et surtout la métrite parenchymateuse, sont les affections qui sont la source la plus fréquente de troubles dyspeptiques sérieux. Je me contente de mentionner le cancer utérin, dont l'action sur l'économie est due moins à son siège génital qu'à sa nature même.

Le traitement de la dyspepsie en pareil cas consiste d'abord à guérir la maladie génitale, cause de tous les désordres qui existent, et à traiter simultanément l'estomac, en lui appliquant une thérapeutique appropriée à la forme de dyspepsie dont souffre la patiente.

*b) Constipation.* — La constipation est la règle chez la femme génitalement malade. Elle résulte de circonstances multiples : repos obligé, emploi fréquent de l'opium, troubles digestifs qui nécessitent un régime souvent constipant, enfin paresse de l'intestin par voie réflexe.

Commencer par guérir l'affection génitale grâce à un traitement approprié, et combattre simultanément la constipation, car l'encombrement du gros intestin par les matières fécales, surtout celui du rectum, gêne la circulation génitale et exerce une influence fâcheuse sur toute maladie utérine.

La constipation sera combattue par l'emploi des laxatifs qu'on aura soin de varier pour éviter l'accoutumance (magnésie calcinée, rhubarbe, cascara sagrada, aloès, podophylle, graine de lin, huile de ricin, eaux minérales purgatives, lavements, régime alimentaire approprié, exercice, massage.

### 10° Troubles cardiaques.

Les palpitations sont fréquentes chez les femmes atteintes d'une maladie du système génital.

Elles se développent le plus souvent sous l'influence de la neurasthénie, dont la gynécopathie est la source.

Pour les calmer, tout en instituant le traitement génital, on pourra recourir au bromure de potassium à la dose de un à deux grammes par jour.

Ces palpitations s'accompagnent souvent d'un souffle anémique au niveau du cœur, et peuvent parfois donner le change sur l'existence d'une maladie cardiaque, d'autant plus que la femme, souffrant de palpitations, sera persuadée être atteinte d'une maladie de ce genre.

Au médecin à rassurer la patiente.

L'état du cœur en pareil cas doit toujours être établi par un examen soigné, surtout s'il y a lieu de conseiller à la malade une opération nécessitant l'anesthésie.

### 11° Troubles respiratoires.

A la suite de certaines maladies du système génital, surtout de déviations utérines, on peut observer des troubles dyspnéiques, allant parfois jusqu'à de véritables accès d'asthme. La correction de la déviation fait immédiatement cesser les troubles respiratoires.

L'autre trouble, qu'on a observé à la suite des maladies génitales, surtout des inflammations utérines, est la toux, à laquelle on a donné le nom de *toux utérine* à cause de son origine : c'est une toux sèche, revenant par quintes, semblant constituer une sorte de tic. A l'auscultation aucun phénomène stéthoscopique, ce qui est bien en rapport avec la nature nerveuse de ce trouble fonctionnel.

Guérir la maladie génitale, c'est en même temps faire disparaître la toux dont est affligée la femme, et qui ne saurait céder d'ailleurs à aucun autre traitement.

### 12° Troubles musculaires.

Les génitopathes deviennent rapidement paresseuses de tout exercice, parce que cet exercice les fatigue et exagère leurs douleurs dans la sphère génitale.

Aussi en résulte-t-il une atrophie de tout le système musculaire, atrophie qui est peut-être partiellement due à des troubles réflexes à point de départ génital.

Il est certaines maladies génitales, par exemple la salpingo-ovarite, où un repos prolongé au lit est nécessaire ; l'atrophie musculaire sera inévitable en pareil cas.

Mais, toutes les fois que l'exercice sera compatible avec la génitopathie, il faudra le régler de telle façon que régulièrement la malade fasse tous les jours une certaine somme d'exercice.

Cet exercice hygiénique contribuera puissamment au rétablissement de la malade, en fortifiant son état général.

### 13° Troubles des sens.

Parmi les troubles des sens que peuvent entrainer les maladies génitales, seuls ceux de la vue sont assez bien connus.

La dysménorrée (1) peut produire des iritis, des choroïdites, des irido-choroïdites, des hémorragies capillaires, des rétinites.

L'amélioration ou la guérison de la dysménorrée amène une amélioration parallèle de l'état de l'œil.

Dans certains cas, sous la même influence, il y a momentanément anomalie de l'accommodation, diplopie, strabisme.

Dans les règles à l'état normal, il arrive souvent que la vision périphérique est troublée, diminuée, tandis que la vision centrale reste intacte.

Ces troubles peuvent s'expliquer soit par la voie réflexe, soit par la modification amenée dans la circulation par l'écoulement du sang menstruel. Entre ces deux hypothèses il est encore impossible de se prononcer.

(1) GALLEMAETZ, *Arch. Toc.*, 1895. p. 16.

### 14° Troubles du système nerveux.

Comme conséquence des maladies génitales on peut voir survenir, du côté du système nerveux, des céphalalgies persistantes, des migraines se répétant avec une périodicité assez régulière et revenant de préférence au moment de chaque époque menstruelle.

Enfin chez certaines femmes prédisposées, les génitopathies persistantes et douloureuses peuvent favoriser le développement de l'aliénation, même en dehors de toute intervention opératoire.

Nous répéterons ici ce que nous avons dit à propos de tous les troubles éloignés que peuvent amener les génitopathies, à savoir qu'il faut commencer par guérir le plus promptement et radicalement possible la maladie génitale, et en outre appliquer au trouble coïncident, quel qu'il soit, un traitement préventif et curatif approprié. De la sorte on agira à la fois sur la maladie causale et sur les troubles pathologiques qui en sont la conséquence ; c'est la règle thérapeutique à laquelle il faut en général se conformer.

---

# DÉVIATIONS UTÉRINES

Généralités.
1° *Ressources thérapeutiques.*
2° *Traitement des déviations en avant* (antédéviations).
    *a)* Antéflexion.
    *b)* Antéversion.
3° *Traitement des déviations en arrière* (rétrodéviations).
    *a)* Rétroflexion.
    *b)* Rétroversion.
4° *Traitement des déviations latérales* (latérodéviations).
5° *Traitement des déviations en bas* (prolapsus).
    *a)* Pseudo-prolapsus.
    *b)* Prolapsus utéro-vaginal.
    *c)* Prolapsus vagino-utérin.
    *d)* Prolapsus mixte.
6° *Traitement des déviations par retournement* (inversion).
    *a)* Inversion intra-utérine.
    *b)* Inversion intra-vaginale.
    *c)* Inversion extérieure.

Normalement, l'utérus est placé au centre du bassin, à angle droit avec le vagin, dans l'axe à peu près du détroit supérieur.

Telle est sa position avec une vessie modérément remplie. Quand la vessie est distendue d'urine, l'utérus s'incline en arrière, le corps reculant plus que le col (rétrodéviation physiologique). Lorsque, au contraire, la vessie se vide, l'utérus bascule en sens contraire (antédéviation physiologique).

En dehors de cette mobilité que lui vaut le voisi-

nage de la vessie, toute déviation de l'utérus doit
être tenue pour pathologique.

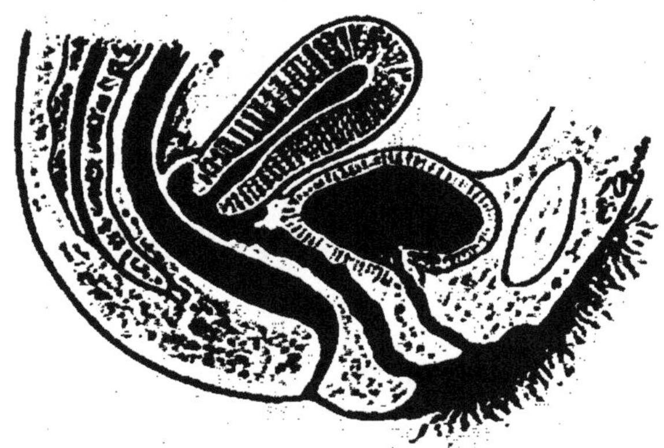

Fig. 65. — Situation normale de l'utérus.

Ces déviations peuvent se produire en cinq sens
différents :

1° *Déviation en avant ou antédéviation*. — Cette déviation comprend deux variétés : la flexion et la version.

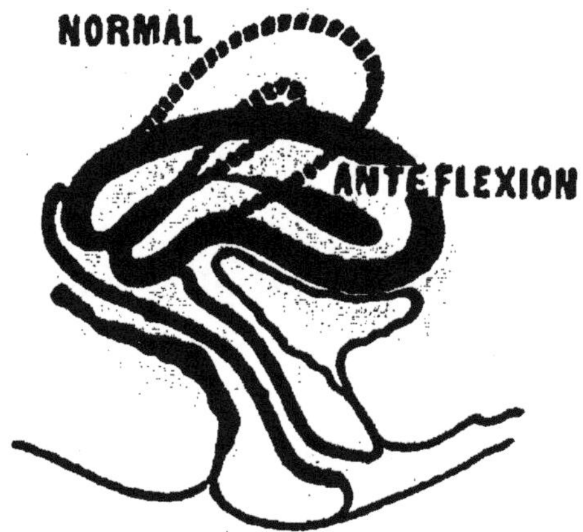


Fig. 66. — Antéflexion.

Dans la *flexion* il y a coudure du corps sur le col
(figure 66).

Dans la *version* l'axe utérin reste rectiligne et la

déviation porte sur l'utérus, qui bascule en bloc (figure 67).

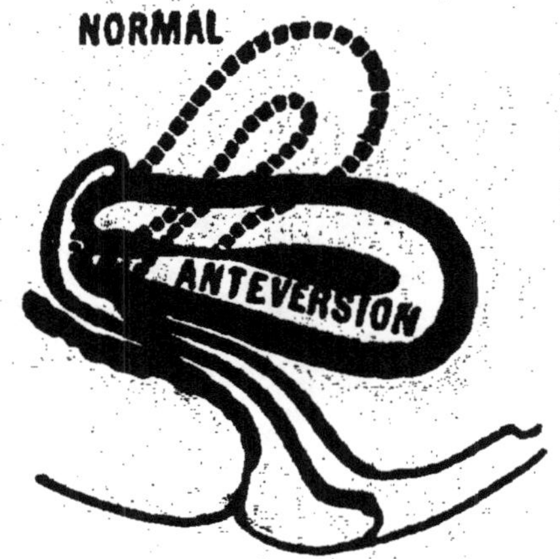


Fig. 67. — Antéversion.

**2° *Déviation en arrière ou rétrodéviation*.** — Comme pour les antédéviations, deux variétés :

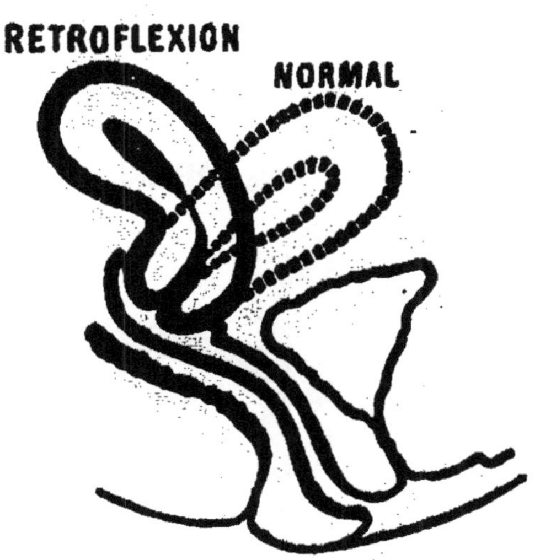


Fig. 68. — Rétroflexion.

*Flexion* (rétroflexion, fig. 68), coudure du corps qui se renverse en arrière, sur le col qui reste à peu près dans sa position normale.

*Version* (rétroversion, fig. 69); tout l'utérus bascule en arrière, l'axe de l'organe conservant sa rectitude normale.

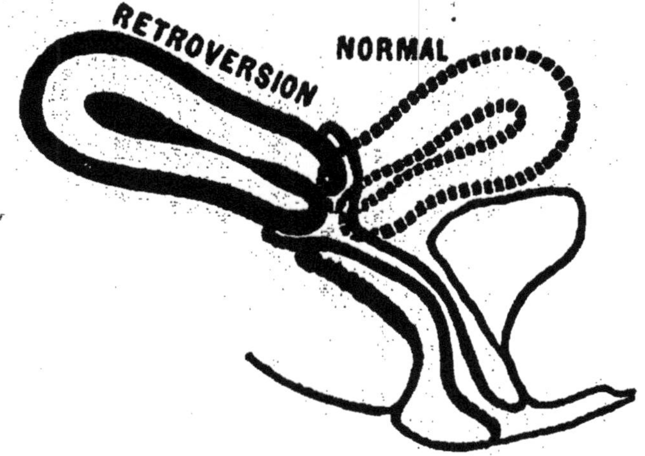


Fig. 69. — Rétroversion.

**3° Déviation sur le côté ou latérodéviation.** — De même que pour les déviations antérieure et postérieure, il y a pour chaque côté droit et gauche :

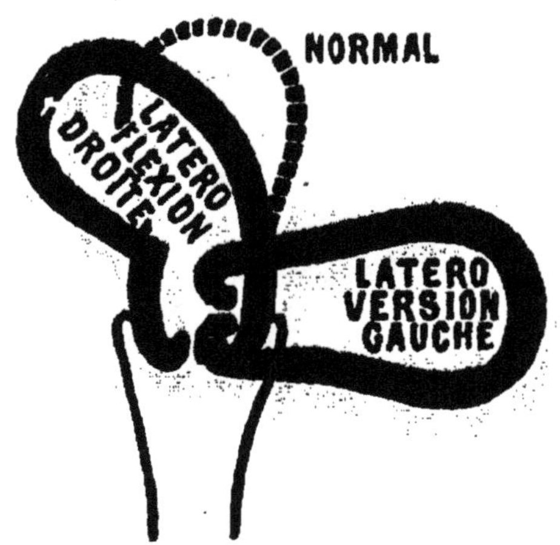


Fig. 70.

Une *flexion*, latéro-flexion droite ou gauche (droite dans la figure 70 .

Une *version*, latéro-version droite ou gauche (gauche dans la figure 70).

*4° Déviation vers l'orifice vulvo-vaginal ou prolapsus.* Trois variétés :

*Première*, dans laquelle l'utérus descend le premier entraînant à sa suite le vagin (fig. 71);

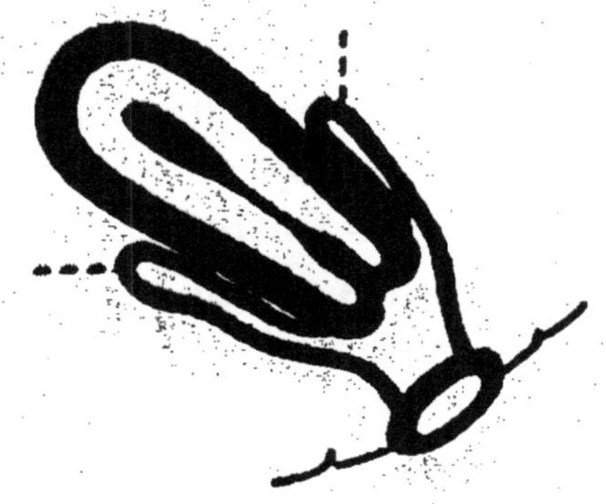

Fig. 71. — Prolapsus utéro-vaginal.

*Seconde*, dans laquelle le vagin descend le premier, entraînant l'utérus après lui (fig. 72);

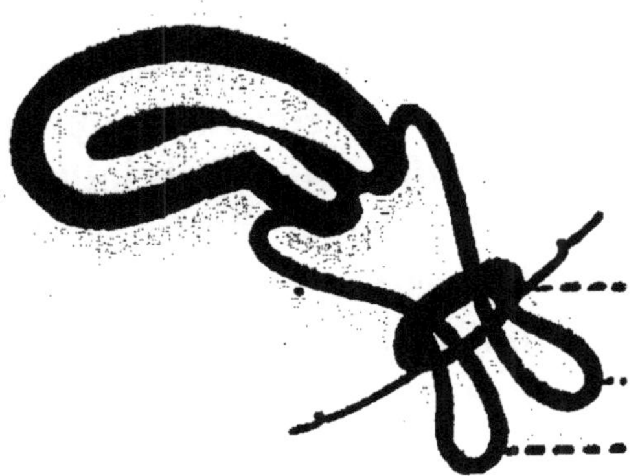

Fig. 72. — Prolapsus vagino-utérin.

*Troisième*, où les deux variétés précédentes se trouvent réunies.

5° *Déviation par retournement ou inversion* : trois degrés :

Premier ou inversion intra-utérine (fig. 73, I.)

Deuxième ou inversion intra-vaginale (fig. 73, II.)

Troisième ou inversion extérieure (fig. 73, III.)

Nous suivrons l'ordre qui précède dans l'étude des moyens à opposer aux diverses déviations de l'utérus ; mais avant d'entrer dans cette étude clinique, il est indispensable de mettre le lecteur au courant des ressources thérapeutiques que nous possédons pour la cure de ces déviations.

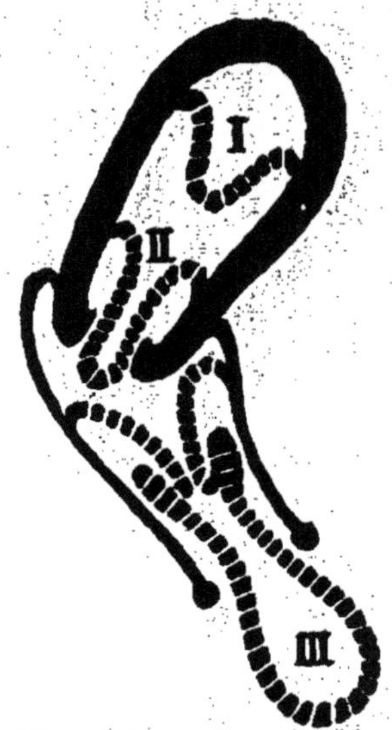

Fig. 73. — Inversion. I. Inversion intra-utérine. — II. Inversion intra-vaginale. — III. Inversion extérieure.

#### 4° Ressources thérapeutiques

*a)* Ceintures et pessaires, *b)* moyens de redresser l'utérus, *c)* massage, *d)* électricité, *e)* opérations.

*a. Ceintures et pessaires.* — Les ceintures, composées tantôt d'une large bande élastique qui moule en quelque sorte le bas-ventre, tantôt d'une plaque hypogastrique, ont pour but de maintenir la masse intestinale et de suppléer à la paroi abdominale affaiblie.

Elles ont une action heureuse dans les cas de ptose des organes abdominaux, et remédient en partie à la pression qu'exerce la masse intestinale sur l'utérus dévié ; elles soulagent l'utérus en maintenant le paquet intestinal.

Les *pessaires*, dont il a été déjà question à la section II, traitant de la thérapeutique générale, sont au nombre de trois principaux; je ne mentionne ici que ceux dont je conseille l'usage, à savoir :

La tige métallique ou pessaire intra-utérin (voir figure 20, page 50) qu'on fixe dans l'intérieur de l'utérus avec un fil qui traverse les lèvres du col. Cette tige métallique maintient perméable le canal utérin et redresse l'utérus alors qu'il est fléchi; on l'emploie fréquemment et avantageusement dans la flexion utérine.

L'anneau élastique, ressort métallique recouvert de caoutchouc, est le meilleur type de pessaire vaginal. Il remplace avantageusement tous les appareils de ce genre plus ou moins contournés et compliqués que l'ingéniosité des gynécologues est arrivée à découvrir.

Comme pessaire vagino-abdominal je conseille une boule de bois du volume d'un abricot, rattachée à une ceinture abdominale à l'aide d'une monture métallique semi-malléable, afin de pouvoir lui donner une courbe appropriée à la conformation de la femme. Ce pessaire est utile dans certains cas de prolapsus, alors que le traitement opératoire est, pour une raison quelconque, impossible.

*b. Moyens de redresser l'utérus.* — On peut employer à cet usage : la position de la femme, — les pansements vaginaux, — certaines manœuvres, — l'hystéromètre.

En plaçant la femme en position génupectorale, c'est-à-dire appuyée sur les genoux ou sur les coudes accolés à la poitrine, la pesanteur entraine la masse intestinale vers l'ombilic et l'épigastre; l'air pénètre dans le vagin, dans lequel, grâce au retrait de la masse intestinale, la pression devient négative. Cette orientation spéciale de la pesanteur, amenée par la position génupectorale, tend à redresser l'utérus, alors qu'il est par exemple en rétroversion, et chez certaines femmes il suffit de faire prendre la position génupectorale pendant plusieurs matins consécutifs, durant un quart d'heure environ, pour voir l'utérus réintégrer spontanément sa situation normale.

Certains pansements vaginaux, notamment le bourrage du vagin (page 43) exercent des pressions sur l'utérus dévié, et peuvent le redresser alors qu'il est dévié, qu'il s'agisse d'une version ou d'une flexion. En accumulant les tampons dans un des culs-de-sac vaginaux on pourrait encore agir plus efficacement sur le déplacement utérin ; c'est au gynécologue à savoir adapter le pansement à la déviation qu'il désire corriger.

A l'aide des doigts, surtout chez les femmes dont la paroi abdominale est mince et souple, on arrive le plus souvent à replacer l'utérus dans la situation qu'on désire. Pour ce faire, pendant qu'un ou deux doigts d'une main introduite dans le vagin repoussent le corps de l'utérus dans la direction voulue pour son redressement, les doigts de l'autre main agissant à travers la paroi abdominale saisissent le corps de l'utérus mis en mouvement par les doigts vaginaux, et l'entraînent dans la direction voulue pour obtenir son replacement complet.

Avec l'hystéromètre on arrive aussi à réduire facilement l'utérus déplacé. Pour ce faire il suffit d'introduire la tige de l'instrument dans la cavité utérine, puis avec le manche d'imprimer à l'instrument le mouvement voulu pour remettre l'utérus en position.

L'utérus en somme coiffe l'instrument à la façon d'un doigt de gant et conforme sa situation exactement à celle de l'hystéromètre. Toutefois ce redressement instrumental ne doit être fait que par une main habituée à ces manipulations, avec un instrument bien mousse et à extrémité assez volumineuse, sans quoi on s'exposerait à perforer l'utérus.

*c. Massage.* — Le massage, dont le mode d'exécution a été décrit à la section II de cet ouvrage (voir page 37), rend de grands services dans le traitement des déviations utérines.

*d. Électricité.* — L'électricité est beaucoup moins utile que le massage dans le traitement des déviations utérines; cependant on pourra dans certains cas recourir avec avantage, soit à la galvanisation de l'utérus et de ses annexes, soit à la faradisation du même organe. Pour la technique de l'électricité en pareil cas, on se reportera à ce qui a été dit à la deuxième section, page 26, où cette question a été traitée en détail.

*e. Opérations.* — Les opérations destinées à porter remède aux déviations utérines sont très nombreuses; je n'ai pas l'intention de les décrire ici en détail, mais seulement d'en dire le principe.

Les unes portent sur le vagin, d'autres sur l'utérus, les dernières enfin sur le pourtour de l'utérus.

1° *Opérations sur le vagin :*

*Colporaphie,* consistant à aviver la paroi vaginale dans une certaine portion de son étendue et à réunir à l'aide de sutures les tissus ainsi avivés, de manière à rétrécir le vagin. La colporaphie peut être faite sur la paroi antérieure, sur la paroi postérieure, ou les parois latérales du vagin.

Dans les cas de relâchement vaginal, en même temps

qu'elle rétrécit le canal, cette opération fortifie les parois vaginales.

La colporaphie postérieure se combine en général avec la *périnéoraphie*, de manière à refaire, en même temps qu'un vagin résistant, une paroi solide capable de bien maintenir l'utérus.

Le *cloisonnement du vagin*, préconisé par Lefort, consiste à aviver dans toute leur hauteur et verticalement les parois vaginales, de manière à accoler la paroi vaginale antérieure à la postérieure, et à former ainsi une cloison médiane, qui met obstacle à la reproduction du prolapsus. Cette opération est actuellement beaucoup moins pratiquée que la colporaphie, dont les résultats sont plus satisfaisants.

L'*accolement* à elle-même de la paroi vaginale antérieure, pratiqué par Sims dans l'antéversion, consiste à rétrécir cette paroi vaginale, en réunissant par avivement et sutures deux points distants l'un de l'autre de quelques centimètres sur cette paroi vaginale : c'est une sorte de froncement de cette paroi vaginale antérieure, qu'on obtient ainsi.

Enfin une dernière opération sur le vagin consiste à clore complètement l'entrée du vagin ; on ferme la porte pour empêcher la sortie de l'utérus, opération peu pratiquée : car il est bon que les mucosités vaginales conservent un orifice de sortie au dehors.

*2° Opérations sur l'utérus :*

*Curage,*

*Amputation du col*, plus ou moins élevée suivant le degré d'hypertrophie de l'utérus.

*Autopexie utérine*, consiste, après avoir en avant libéré la paroi antérieure de l'utérus, à fixer la paroi du corps et celle du col, ou plutôt à les rapprocher à l'aide de sutures, de manière à créer une flexion en avant, destinée à remédier à la rétroflexion, opération d'ailleurs rarement pratiquée.

*Hystéropexie*, opération qui, d'une façon générale consiste à fixer le fond de l'utérus à un organe voisin. L'hystéropexie peut être *vaginale*, et se faire par le vagin; elle consiste après ouverture du cul-de-sac antérieur et décollement de la vessie, à fixer le fond de l'utérus à la paroi vaginale, opération en somme assez rarement pratiquée, et qui est encore actuellement dans la période d'expérimentation.

L'*hystéropexie* peut être *pariéto-abdominale*; on ouvre l'abdomen, on accroche le fond de l'utérus et on le fixe à l'aide de sutures dans la plaie abdominale; cette opération, qui a fait ses preuves, donne de bons résultats; elle constitue une des interventions fréquentes de la gynécologie opératoire.

Enfin la dernière opération sur l'utérus consiste à en pratiquer l'ablation, *hystérectomie*, qu'on fait presque toujours actuellement par la voie vaginale, réservant la voie abdominale à des cas rares et à des indications exceptionnelles.

3° *Opérations sur le pourtour de l'utérus:*

Le *raccourcissement des ligaments de l'utérus* peut se faire soit au niveau de l'orifice inguinal externe (opération d'Alexander), ou après ouverture de l'abdomen, en agissant directement sur la portion intra-abdominale de ces ligaments.

L'opération d'Alexander, très prônée par les uns, est très discréditée par les autres. Pour ma part, je n'y ai recours qu'assez rarement; toutefois j'estime qu'elle peut être utile dans un certain nombre de cas.

Quant au raccourcissement intra-abdominal des

ligaments ronds, on n'aura que rarement l'occasion de le pratiquer.

Intra ou extra-abdominal, le raccourcissement des ligaments ronds a pour but de remédier aux rétro-déviations.

Le *détachement des adhérences péri-utérines*, qui siègent de préférence sur la face postérieure de l'utérus, s'opère soit par la voie vaginale en ouvrant le Douglas, soit par la laparotomie. Le détachement se fait à l'aide des doigts qu'on introduit jusqu'aux adhérences, soit par l'ouverture vaginale, soit par l'ouverture abdominale.

Telles sont les diverses thérapeutiques qu'on pourra opposer aux déviations ; examinons maintenant le traitement de chaque cas en particulier.

### 2° Traitement des antédéviations.

*a) Antéflexion.* — L'antéflex on constitue la position normale de l'utérus, alors que la vessie est vide ; elle ne doit être considérée comme pathologique que lorsque la coudure de l'organe, obstruant l'isthme, gène la conception, ou constitue un obstacle à l'écoulement du sang menstruel et (des mucosités,

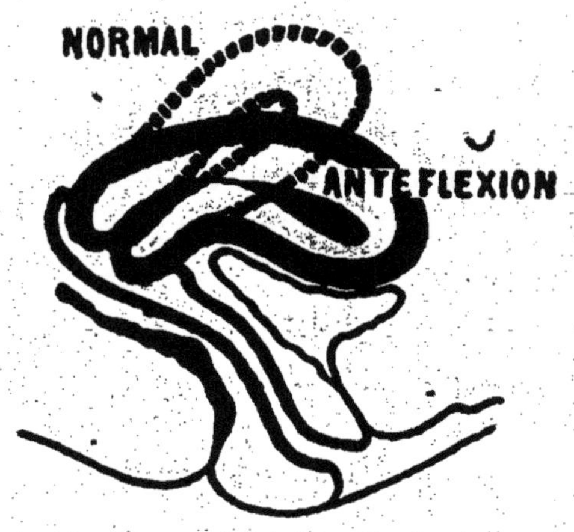


Fig. 74. — Antéflexion.

amenant, ainsi, le développement de coliques utérines.

Elle ne devra donc être traitée que lorsqu'elle entraîne un des troubles sus-énoncés.

Au point de vue du traitement, il importe de distinguer plusieurs cas cliniques :

1. Antéflexion isolée ;
2. Antéflexion avec tumeur ;
3. Antéflexion avec métrite ;
4. Antéflexion avec effondrement vulvo-vaginal ;
5. Antéflexion avec inflammation péri utérine.

### 1° *Antéflexion isolée.*

Par antéflexion isolée ou non compliquée nous entendons celle qui ne s'accompagne d'aucun autre état pathologique, tel que métrite, périmétrite, tumeur.

La déviation constitue la seule maladie, et se traduit comme manifestation pathologique soit par la dysménorrée, soit par la stérilité, soit par le ténesme vésical ; ce sont ces trois conséquences isolées ou réunies pour lesquelles on sera consulté.

S'il s'agit de *dysménorrée*, l'indication primordiale sera de rétablir la perméabilité du canal utérin, habituellement interrompue au niveau de l'isthme par la coudure de l'organe.

En pareil cas, au lieu de tenter le redressement de l'utérus à l'aide de pessaires vaginaux, il sera plus simple de rétablir la perméabilité utérine par la fixation pendant quelques semaines d'une tige métallique (voir p. 50).

Quand la conséquence de l'antédéviation est la *stérilité*, l'indication est double : rétablir la perméabilité du canal utérin, s'il s'agit d'une flexion, et redresser tout l'utérus, s'il y a version, afin de permettre dans l'un ou l'autre cas la pénétration du sperme.

Comme un redressement temporaire pendant le coït peut amener le résultat désiré, il suffit parfois que la vessie soit pleine à ce moment pour corriger momentanément la déviation et permettre la fécondation.

On conseillera donc à la femme de ne pas uriner pendant les trois heures qui précèdent et les trois heures qui suivent le coït.

On a également préconisé en pareil cas le coït avec position spéciale, *more bestiarum*, de manière à favoriser l'adaptation plus complète des organes masculins aux féminins; il est permis de douter de l'efficacité de cette précaution.

D'une façon générale, le meilleur traitement de l'antéflexion consiste dans l'application d'un *pessaire intra-utérin*; le mieux approprié à l'antéflexion est la tige métallique qu'on peut introduire sans curage préalable et sans l'aide d'anesthésie, en se conformant aux préceptes qui ont été donnés antérieurement (voir page 50). On la laissera en place, suivant la tolérance des sujets, de deux à six semaines, et quelquefois davantage.

Après ablation, on pourra la replacer de nouveau, si le résultat, obtenu au point de vue du redressement utérin, ne se maintenait pas suffisamment.

Enfin, comme dernière ressource on pourra, contre les antédéviations, recourir aux pessaires vaginaux, au simple anneau élastique.

Mais d'une façon générale les pessaires ne devront être choisis que comme pis aller thérapeutique et alors que les autres moyens précédemment indiqués ont échoué.

## 2° *Antéflexion avec tumeur.*

Toute tumeur utérine (fibrome) ou périutérine kyste de l'ovaire, qui comprime l'utérus d'arrière en avant, amène un degré plus ou moins marqué d'antédéviation.

Mais l'antédéviation utérine constitue en pareil cas un simple détail de l'état pathologique, et ce n'est pas à elle que doit s'adresser la thérapeutique, mais à la tumeur dont elle n'est qu'une conséquence presque négligeable.

## 3° *Antéflexion avec métrite.*

Cette catégorie renferme la classe la plus nombreuse des cas qu'aura à traiter le gynécologue.

Qu'il y ait endométrite ou métrite parenchymateuse, l'organe, augmenté de poids, tend, à moins qu'il n'y ait rétrodéviation, à s'incliner en avant, d'où la production de l'antédéviation, qui est une simple conséquence de l'inflammation utérine.

En pareille occurrence, le traitement doit exclusivement s'adresser à l'élément inflammatoire, et aussitôt la métrite guérie par des moyens appropriés, rapidement l'utérus reprendra sa situ... on normale, sans qu'un traitement spécial soit nécessaire à cet effet.

## 4° *Antéflexion avec effondrement vulvo-vaginal.*

L'antédéviation de l'utérus peut survenir comme conséquence lointaine de l'accouchement, alors qu'il y a eu relâchement du vagin, distension et déchirure du périnée, de telle sorte qu'à la suite de l'acte obstétrical il y a un véritable effondrement du plancher pelvien.

Bien qu'à la suite de cet effondrement, la rétrodéviation et le prolapsus de l'utérus soient relativement plus fréquents, on peut néanmoins observer l'antédéviation utérine comme conséquence.

L'utérus n'est plus maintenu à cause du relâchement de ses ligaments et s'incline en avant d'une façon pathologique.

En pareil cas, les moyens thérapeutiques que nous avons indiqués dans la deuxième catégorie de cas, massage, électricité, tige intra-utérine, accolement vagino-cervical, pessaire, ne sauraient suffire : car leur condition de réussite repose sur l'intégrité du plancher pelvien.

Ici pour guérir la déviation utérine, il faut par une opération appropriée rendre au plancher pelvien son intégrité, ou du moins une résistance suffisante ; on y arrivera par la colporaphie antérieure et la colpopérinéoraphie, opérations qui seront ultérieurement décrites à propos du prolapsus.

En même temps qu'on fera la colporaphie antérieure, on pourra procéder à l'accolement vagino-cervical, en combinant ces deux opérations.

### 5° *Antéflexion avec inflammation périutérine.*

L'inflammation périutérine, qu'elle s'adresse au tissu cellulaire (pelvi-cellulite) ou au péritoine (pelvi-péritonite), a comme conséquence la formation d'adhérences qui, dans le cas actuel, immobilisent l'utérus en antédéviation.

Deux moyens thérapeutiques ont seuls une réelle influence sur ces adhérences :

le *massage*

et la *libération directe* de l'utérus après laparotomie.

Le massage, étant sans danger, alors qu'il est fait

après sédation des phénomènes aigus, doit toujours être tenté, et il suffira, dans un assez grand nombre de cas, pour mobiliser l'utérus et rendre à l'organe sa position normale.

Toutefois, dans les cas rebelles, et alors que la fixation de l'utérus en avant est pour la femme la source de troubles réellement pénibles, on ne saurait hésiter à pratiquer la laparotomie, afin d'aller avec les doigts détacher les adhérences, qui maintiennent l'utérus en position anormale.

Nous étudierons plus en détail, à propos des rétrodéviations, cette laparotomie libératrice : car avec cette dernière déviation son indication devient beaucoup plus importante et fréquente.

*b) Antéversion.* — Les principes du traitement de l'antéversion diffèrent de ceux de l'antéflexion : car dans la version la perméabilité du canal utérin n'est nullement altérée ; la déviation de l'utérus gêne la malade, soit en produisant du ténesme vésical, soit en entravant la fécondation, à cause de la déviation en arrière de l'orifice utérin, qui empêche la pénétration facile du sperme.

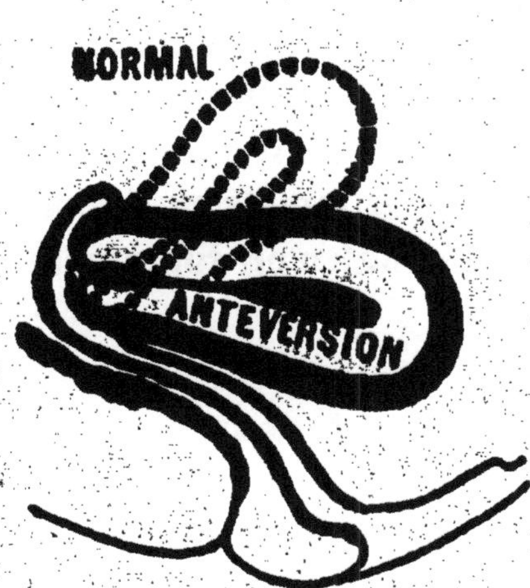


Fig. 73. — Antéversion.

Les deux symptômes qui conduiront donc à traiter les antéversions sont le ténesme vésical et la stérilité ; en dehors de ces deux cas, l'antéversion doit être tenue pour normale et ne réclame aucun traitement.

Les mêmes catégories cliniques existent ici que pour l'antéflexion, et le traitement peut être considéré comme identique dans les quatre dernières catégories de cas; seule la première diffère comme thérapeutique.

En effet, quand il y a antéversion isolée, c'est-à-dire non compliquée d'un autre état pathologique, l'usage du pessaire intra-utérin sera parfaitement inutile, et le meilleur traitement consistera à relever l'utérus à l'aide du bourrage du vagin (voir page 43), en appliquant à la suite pendant quelque temps un anneau élastique pour maintenir l'utérus ramené à sa position normale.

Dans le cas où l'on échouerait par ce traitement, on pourra recourir à l'accolement vagino-cervical de Sims (1), petite opération qui consiste à raccourcir la paroi vaginale antérieure par un double avivement dont on obtient la réunion à l'aide de sutures appropriées. Mais cette opération sera réservée à des cas exceptionnels; pour ma part je n'ai jamais eu l'occasion de la pratiquer, ce qui démontre en somme la rareté de son indication.

### 3° Traitement des rétrodéviations.

A) *Rétroflexion*. — Il existe en clinique cinq catégories distinctes de rétroflexion, qui réclament un traitement différent, à savoir :

1. la rétroflexion isolée,
2. la rétroflexion avec tumeur,
3. la rétroflexion avec métrite,
4. la rétroflexion avec effondrement vulvo-vaginal,

(1) Voir mon *Traité de Gyn.*, 2° édit., p. 367.

5. la rétroflexion avec inflammation péri-utérine.

Je laisse de côté la *rétroflexion indifférente*, déviation de l'utérus dans laquelle il n'existe aucun trouble pathologique et qui, par conséquent, ne nécessite aucun traitement.

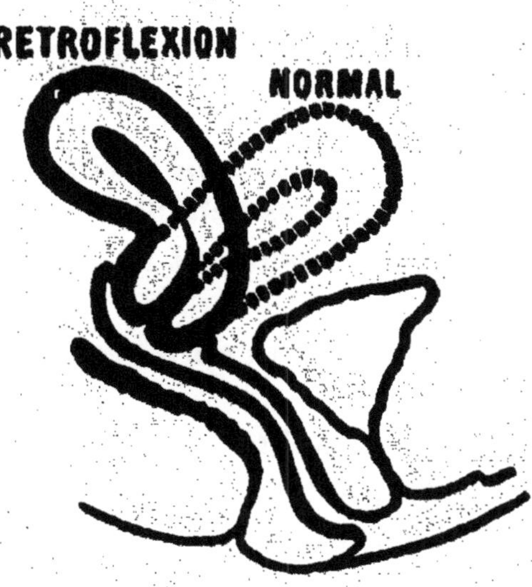


Fig. 75. — Rétroflexion.

Examinons la thérapeutique dans chacun de ces divers cas :

1. *Rétroflexion isolée.* — La rétrodéviation existe comme seul état pathologique ; *elle n'est compliquée d'aucune autre maladie génitale.*

La déviation se manifeste par ses troubles habituels : douleurs de reins et à l'hypogastre, pesanteurs périnéales, menstruation douloureuse, etc.

*L'utérus est réductible,* puisque nous supposons la rétrodéviation non compliquée.

L'indication est double :

réduire l'utérus,

et le maintenir réduit.

La *réduction de l'utérus* peut être obtenue à l'aide de la position génupectorale, prise régulièrement matin et soir, un quart d'heure pendant un certain temps, deux à trois semaines environ, ou mieux par la réduction digitale ou instrumentale à l'aide de l'hystéromètre.

C'est à la réduction digitale qu'il faudra accorder

la préférence comme constituant la méthode la plus sûre en même temps que la plus inoffensive.

Pour *maintenir l'utérus* on fera usage d'un pessaire approprié :

Cette tige intra-utérine (page 50), en prenant point d'appui sur le col de l'utérus non dévié, fixera le corps en position normale; elle donne en général de bons résultats dans les circonstances actuelles.

Cette tige sera laissée en place pendant un à deux mois.

Si cette tige est mal supportée, on aura recours à un pessaire vaginal.

Parmi les diverses formes conseillées je préfère le simple anneau élastique, qui, suffisamment rigide et de dimensions assez grandes, maintient l'utérus en position normale, en fixant le col utérin ; ce pessaire sera laissé pendant deux à trois mois en place, en se conformant aux diverses précautions qui ont été précédemment indiquées.

Si après ces deux ou trois mois l'utérus retombe alors qu'on enlève l'anneau, il faudra en replacer un nouveau de dimensions supérieures : car le vagin s'élargit légèrement sous l'influence de la pression excentrique exercée par l'appareil ; et le même anneau laissé trop longtemps à demeure devient insuffisant.

Dans le cas où la femme ne peut tolérer l'anneau, on aura recours au raccourcissement des ligaments ronds, ainsi qu'il sera indiqué à propos des rétroflexions avec effondrement vulvo-vaginal, ou encore à l'hystéropexie.

2. *Rétroflexion avec tumeur.* — Quand la rétrodéviation accompagne une tumeur soit de l'utérus (fibrome), soit du voisinage (kyste de l'ovaire ou autres), elle ne

constitue qu'un état pathologique secondaire et relativement insignifiant.

Aussi, en pareil cas, n'est-ce pas contre la rétrodéviation qu'il faut diriger le traitement, mais contre la tumeur même.

Toutefois, en opérant la tumeur, il faudra autant que possible corriger la déviation, soit en mobilisant l'utérus, soit, s'il y a lieu, en pratiquant l'hystéropexie, alors que l'ablation de la tumeur a été faite par la laparotomie.

3. *Rétroflexion avec métrite.* — Lorsque l'utérus est à la fois enflammé et fléchi en arrière, le traitement médical a peu de chances de réussite, ou il exigera pour le moins une longue patience de la part de la malade et du médecin ; aussi est-ce au traitement chirurgical qu'il faut accorder la préférence.

*a. Traitement chirurgical.* — Contre l'inflammation on aura recours au curage complété ou non pa. l'amputation du col (méthode de Schrœder), suivant qu'il y a ou non ectropion ; on complètera, alors que l'utérus est réductible, par l'application d'une tige métallique de Lefour, ou par le raccourcissement des ligaments ronds, ou encore par l'hystéropexie. En général, la tige métallique est suffisante.

Alors que l'utérus est irréductible, ce qui est dû à des adhérences rétro-utérines, on pourra ouvrir le cul-de-sac de Douglas et détacher ces adhérences à l'aide du doigt, ou les détacher par la laparotomie, puis faire l'hystéropexie.

Dans le cas où la rétrodéviation est peu accentuée, il suffit en général de guérir l'inflammation (curage et au besoin réparation du col) pour voir l'utérus reprendre sa place ; pour favoriser cette réduction, après l'intervention chirurgicale on redressera l'utérus et on le maintiendra à l'aide d'un pessaire utérin ou vaginal, appliqué séance tenante pendant l'anesthésie.

*b. Traitement médical.* — On sera obligé de renoncer au traitement chirurgical, alors que la femme s'oppose à son exécution, ou quand l'état du cœur ou d'un autre viscère constitue une contre-indication.

Il faudra en pareille occurrence recourir au traitement médical.

Le traitement médical s'adressera d'abord à l'inflammation utérine ; contre l'endométrite, on emploiera la dilatation à la laminaire suivie de cautérisation, ainsi qu'il a été indiqué au traitement de la métrite ; contre l'ectropion, on fera usage de scarifications et cautérisations à la créosote.

Quand l'état de l'utérus sera au point de vue de l'inflammation notablement amélioré, on redressera l'utérus avec les doigts ou l'hystéromètre, et on appliquera un anneau élastique pour maintenir l'organe réduit.

Pour que cet anneau soit bien toléré par la femme, il est nécessaire que l'inflammation utérine soit véritablement amendée, presque guérie.

Afin de faciliter la réduction de l'utérus, pendant le traitement même de l'inflammation, on pourra conseiller à la femme de prendre matin et soir la position génu-pectorale, qui aura une heureuse action sur la circulation de l'utérus et sur sa position, et qui suffira parfois à amener son replacement, sans qu'une autre manœuvre devienne nécessaire.

*4. Rétroflexion avec effondrement vulvo-vaginal.* — Par effondrement vulvo-vaginal j'entends la laxité exagérée du vagin, l'insuffisance du périnée par déchirure ou relâchement, le tout se compliquant habituellement de colpocèle antérieure et postérieure.

La rétroflexion se confond en pareil cas avec le premier degré du prolapsus vagino-utérin.

Le traitement en sera vu ultérieurement avec celui du prolapsus.

3. *Rétroflexion avec inflammation péri-utérine.* — L'inflammation péri-utérine peut être : a) une pelvi-cellulite, b) une pelvi-péritonite, c) une salpingo-ovarite.

a) *Pelvi-cellulite.* — Si l'état est aigu, le traitement de la déviation devient secondaire, c'est uniquement contre la cellulite que doivent être dirigés tous les efforts thérapeutiques.

A l'état chronique, la pelvi-cellulite entraîne la rétraction du ligament large malade, rétraction qui immobilise douloureusement l'utérus.

Avant de songer à corriger la déviation, il conviendra d'assouplir ce ligament par des injections vaginales chaudes, des lavements froids et surtout par le massage.

Quand l'utérus pourra être redressé, on le maintiendra à l'aide d'un pessaire approprié.

b) *Pelvi-péritonite.* — Durant la période aiguë, même traitement qu'avec la pelvi-cellulite aiguë.

A la période chronique, la pelvi-péritonite amène la formation de brides péri-utérines, qui siègent de préférence au niveau de la face postérieure de l'utérus, et qui maintiennent cette face accolée à la paroi antérieure du rectum.

On diagnostiquera l'existence de ces brides, en introduisant un doigt dans le rectum, assez haut pour arriver au niveau de la face postérieure de l'utérus : si on essaie alors avec l'hystéromètre de réduire la rétroflexion et de porter l'organe en antéversion, on sent la paroi rectale s'éloigner avec l'utérus, et conserver le contact avec lui.

Avant de réduire la déviation, il sera nécessaire, en pareil cas, de détruire ou de relâcher les adhérences pathologiques, ce qu'on obtiendra parfois avec un massage prolongé et associé aux injections vaginales chaudes et aux lavements froids.

Quand ce traitement est insuffisant, il faut se résoudre à pratiquer la laparotomie, dégager l'utérus en allant le libérer directement avec les doigts; cette libération suffit souvent pour corriger la rétrodéviation, mais il sera bon de la compléter pour plus de sûreté par l'hystéropexie abdominale, ou le raccourcissement intra-abdominal des ligaments ronds.

Cette intervention est préférable à celle qui consiste à libérer l'utérus par l'ouverture du cul-de-sac de Douglas : car cette libération par la voie vaginale ne permet pas d'agir aussi complètement et sûrement que celle par la voie abdominale; elle doit être réservée aux cas où d'autres opérations ont été pratiquées par la voie vaginale, afin qu'on n'agisse pas simultanément par les deux voies vaginale et abdominale, ce qui aggraverait notablement le pronostic de l'opération.

c) *Salpingo-ovarite.* — Alors que la salpingo-ovarite est suffisamment grave pour nécessiter l'ablation des annexes, le traitement de la rétrodéviation se pose dans les conditions suivantes :

*Vaut-il mieux enlever les organes génitaux, utérus et annexes par la voie vaginale, ou pratiquer la castration par la voie abdominale et terminer par l'hystéropexie?*

Les deux méthodes d'intervention peuvent être défendues, et chacune trouve actuellement ses partisans également convaincus.

D'une façon générale, mieux vaut recourir à la laparotomie, si on suppose que l'état des annexes d'un côté permettra de ne pas mutiler complètement la femme ; quand les altérations sont au contraire bilatérales et profondes, surtout si on soupçonne la présence du pus, il sera préférable de faire l'ablation des organes génitaux par la voie vaginale.

Mais quand il ne s'agit que d'une salpingo-ovarite parenchymateuse guérissable par le traitement médical pareille intervention ne saurait être justifiée. et il importe en pareil cas de commencer par guérir la salpingo-ovarite grâce à un traitement approprié : révulsifs, eaux minérales, compression-intermittente par les sacs de plomb, bourrage du vagin, (voir page 43 le détail du traitement) ; après quoi on redressera l'utérus et on le maintiendra à l'aide d'un pessaire.

Si la salpingo-ovarite coïncide, ce qui est fréquent, avec un certain degré de métrite, on associera le traitement de l'inflammation utérine à celui de la salpingo-ovarite, traitement qu'on complétera par le redressement et le maintien de l'utérus.

B) *Rétroversion.* — Les cinq classes cliniques, que nous avons vues pour la rétroflexion, existent aussi pour la rétroversion, à savoir :

1. la rétroversion isolée,

2. la rétroversion avec tumeur,

3. la rétroversion avec métrite,

4. la rétroversion avec effondrement vulvo-vaginal.

5. la rétroversion avec inflammation péri-utérine.

Le traitement sera exactement le même que celui de la rétroflexion dans les catégories 2, 4 et 5 ; il ne diffère que pour 1 et 3, voyons comment :

*Rétroversion isolée*. — La tige intra-utérine qui donne d'excellents résultats, alors qu'il s'agit d'une rétroflexion, car alors elle prend point d'appui sur le col non dévié, est complètement inutile en cas de rétroversion.

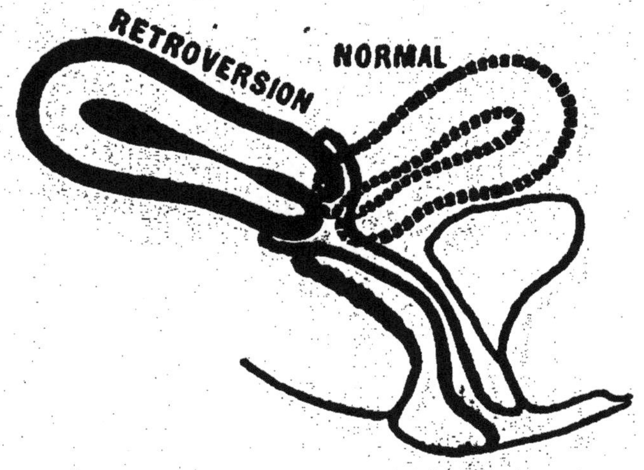


Fig. 77. — Rétroversion.

Il faudra en pareil cas commencer par réduire l'utérus à l'aide de l'hystéromètre ou des doigts, et alors que cette réduction aura été obtenue, la maintenir à l'aide d'un pessaire approprié.

Nombreux sont les pessaires vaginaux, qui ont été conseillés en pareille circonstance. Pour ma part je donne la préférence au simple anneau élastique, d'une rigidité suffisante pour maintenir le vagin bien distendu.

Ce pessaire sera introduit à l'aide d'une pince spéciale, sorte de petit forceps, qui rend très facile la manœuvre de l'introduction.

Il sera surveillé attentivement pendant les premiers jours de son application, pour voir s'il est bien supporté par la femme et s'il maintient l'utérus en bonne situation.

Il y a toujours, au début de l'application de cet appareil, une période de tâtonnements, avant d'arriver au numéro qui convient exactement, et avant d'habituer la femme à porter cet anneau.

L'anneau devra être enlevé tous les mois, nettoyé, puis de suite remis en place, le même anneau ou un autre similaire.

Le médecin seul peut remettre l'anneau en bonne situation. La pratique de certains gynécologues, qui font enlever et replacer l'anneau par la malade elle-même, est déplorable : car pour bien agir le pessaire doit être bien remis en place, et avec un utérus préalablement remis en position normale ; le médecin seul est capable de faire le nécessaire.

L'anneau n'empêche pas les relations sexuelles ; et l'anneau élastique présente sur les autres pessaires cet avantage qu'il n'est pas déplacé par les mouvements du pénis.

Comme soins de propreté pendant le port du pessaire, la femme prendra des injections d'une façon régulière avec une solution de sublimé au 1/4000ᵉ. sans s'inquiéter de la présence de l'anneau.

*Rétroversion avec métrite.* — Le traitement médical reste le même, qu'il s'agisse d'une flexion ou d'une version, mais le traitement chirurgical diffère.

Après avoir remédié à l'inflammation utérine par le curage, associé ou non, suivant les cas, à la réparation du col, pour remettre l'organe en position on n'aura jamais recours à la tige intra-utérine, qui est inefficace en cas de version et n'agit qu'avec la flexion.

Avec une rétroversion, si elle est peu prononcée,

on se contentera de l'application d'un pessaire vaginal, qu'on laissera en place pendant plusieurs semaines à la suite de l'opération. Si la déviation est accentuée, quand il n'y a pas d'adhérences, on pourra recourir au raccourcissement des ligaments ronds ; s'il y a adhérence, il vaudra mieux s'adresser à la laparotomie, qui permet de les détacher avec les doigts et de terminer par l'hystéropexie.

#### 4° Traitement des latérodéviations.

Les déviations en avant sont les plus fréquentes ; mais par contre ce sont celles qui s'accompagnent le moins souvent de troubles pathologiques.

Les déviations en arrière, si elles sont beaucoup plus rares, sont presque toujours, quand elles existent, une source de troubles pathologiques pour la femme et demandent à être traitées.

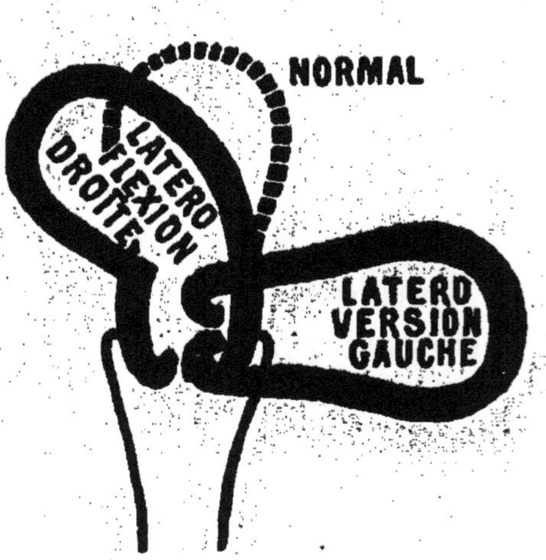


Fig. 78.

Les déviations latérales sont les plus rares ; de même que les autres, elles présentent les deux variétés de *flexion* et de *version*. Tout ce qui a été dit au sujet des déviations en arrière s'applique exactement à elles, car le traitement est identique dans les deux cas.

J'éviterai donc de répéter ici tous les détails de ce traitement. Quand on trouve une latérodéviation.

qu'on suppose qu'il s'agit d'une rétrodéviation et qu'on agisse en conséquence.

### 5° Traitement du prolapsus.

a) *Pseudo-prolapsus.* — Par pseudo-prolapsus on entend l'hypertrophie intravaginale du col utérin, qui, à un examen superficiel, peut en imposer pour un prolapsus de l'utérus. Mais on s'apercevra rapidement de l'erreur en vérifiant par l'hystéromètre l'allongement de l'utérus et en constatant par le toucher que les culs-de-sac vaginaux ont conservé leur configuration et leur situation normales.

Cette hypertrophie intravaginale du col utérin n'est justiciable que d'un traitement chirurgical; l'amputation qu'on fera à 2 centimètres environ au-dessous des culs-de-sac vaginaux, soit en employant la méthode de Schrœder ou en sectionnant circulairement le col, et en appliquant ensuite circulairement des sutures, qui, pénétrant par la périphérie du col, sortiront par l'orifice utérin soit au catgut, soit au crin de Florence.

b) *Prolapsus utéro-vaginal.* — Ce prolapsus est amené par le relâchement des ligaments suspenseurs de l'utérus, notamment des ligaments larges, des ligaments utéro-sacrés et des ligaments ronds.

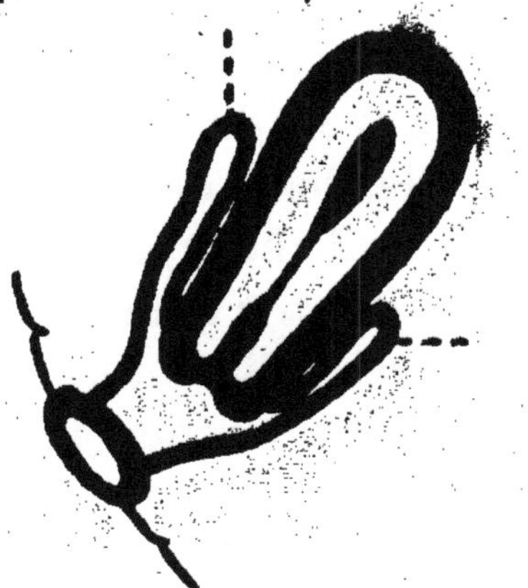

Fig. 79. — **Prolapsus utéro-vaginal.**

L'utérus, n'étant plus maintenu, s'abaisse dans le vagin, dans la direction de la vulve, au niveau de laquelle il peut arriver, et même dépasse l'orifice vulvaire pour faire hernie au dehors.

Le vagin entraîné par l'utérus dans sa descente se retourne sur lui-même, d'autant plus que l'abaissement est plus prononcé.

Le traitement diffère pour le prolapsus utéro-vaginal, suivant qu'il est incomplet ou complet, c'est-à-dire suivant que l'utérus ne franchit pas l'orifice vulvo-vaginal ou au contraire arrive au dehors.

Avec un prolapsus *incomplet* le traitement présente une grande analogie avec celui de la rétroflexion, d'autant plus que ces deux états pathologiques se confondent souvent en clinique et sont en quelque sorte identiques.

Ce traitement pourra être médical ou chirurgical.

Médical, on aura recours à l'emploi du pessaire vaginal, de l'anneau élastique, qui, prenant ici point d'appui sur un plancher périnéal assez résistant, peut être très suffisant et remédier complètement à l'état pathologique.

Malheureusement le port de ce pessaire doit en quelque sorte être constant, et la femme sera condamnée à en faire usage jusqu'à la fin de ses jours. Aussi, à moins de contre-indication, devra-t-on accorder la préférence au traitement chirurgical.

Le traitement chirurgical consistera à faire l'hystéropexie pariéto-abdominale, c'est-à-dire à fixer le fond de l'utérus à la paroi abdominale (ventro-fixation).

Toutes ces opérations qui ont pour but de fortifier le plancher périnéal sont ici inutiles, car ce plancher est resté normal; ce n'est pas là qu'est la cause du prolapsus comme dans le cas suivant, mais bien le relâchement des ligaments suspenseurs de l'utérus:

l'hystéropexie pariéto-abdominale est seule susceptible de remédier à cet état pathologique.

Quand le prolapsus est *complet,* c'est-à-dire que le col utérin est visible à la vulve, on ne pourra hésiter qu'entre deux variétés de traitement :

Soit l'application d'un pessaire vagino-abdominal : car le relâchement du périnée et de l'orifice vulvo-vaginal amené par la descente même de l'utérus rend impossible l'usage du pessaire vaginal, qui tombe au moindre effort, n'étant plus maintenu en place par les parties molles ;

Soit l'hystéropexie pariéto-abdominale.

En principe, l'opération est préférable, et la seule qui puisse fournir un résultat sérieux est la fixation du fond de l'utérus à la paroi abdominale ou hystéropexie pariéto-abdominale.

On ne devra pas hésiter à recourir à cette opération en l'absence de contre-indication et alors que la femme consent à l'intervention.

Quand la femme a franchi l'âge de la ménopause. on peut substituer l'hystérectomie vaginale à l'hystéropexie.

Mais si la volonté de la malade, son âge avancé. l'existence d'une maladie viscérale grave, empêchent de recourir à l'opération, on appliquera un pessaire vagino-abdominal.

Parmi les différents modèles de pessaire vagino-abdominal, je donne la préférence à celui qui se compose d'une boule de bois, du volume d'un abricot, et maintenu à une ceinture abdominale à l'aide d'une tige métallique, pourvue d'une certaine malléabilité. de manière que sa courbure puisse être exactement adaptée à la conformation même de la femme.

Ce pessaire est mis en place tous les matins par la femme, et enlevé le soir au moment du coucher.

La pose de cet instrument n'est nécessaire que pendant la marche ou la station debout; alors que la malade reste assise, elle peut s'en passer et par conséquent enlever l'appareil, lorsqu'elle doit rester assise une longue partie de la journée.

Cet appareil est facile à nettoyer. Quant aux soins de propreté de la femme, ils consisteront en injections matin et soir, au moment d'enlever et de mettre l'appareil, et alors qu'il n'est pas en place.

*Prolapsus vagino-utérin.* — Dans le prolapsus vagino-utérin il y a d'abord insuffisance du plancher pelvien, soit par relâchement des tissus mous de la région, soit par déchirure au moment de l'accouchement.

Relâchement ou déchirure sont d'ailleurs la suite de

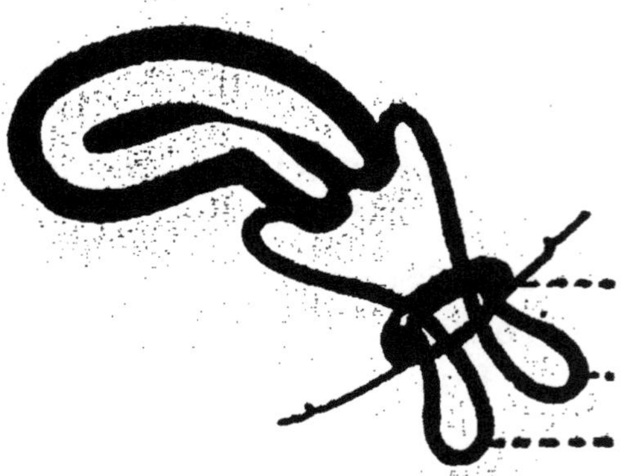

Fig. 80. — Prolapsus vagino-utérin.

l'accouchement, de telle sorte que cette variété de prolapsus a presque constamment une origine puerpérale et ne se rencontre que chez les femmes qui ont eu des enfants, alors que la variété précédente (prolapsus utéro-vaginal) se voit très bien chez des nullipares et même chez des vierges.

Dans le prolapsus vagino-utérin, il y a d'abord chute de paroi vaginale, colpocèle, accompagnée ordinairement de cystocèle pour la colpocèle antérieure et de rectocèle pour la colpocèle postérieure.

Avec ce relâchement du plancher périnéal, le port d'un pessaire vaginal est impossible, car il est mal maintenu en place et tombe au moindre effort.

Seul un pessaire vagino-abdominal, c'est-à-dire une boule vaginale fixée à l'aide d'une tige métallique à une ceinture abdominale, peut remédier à cet état pathologique, mais d'une façon incomplète : car le support constitué par la boule vaginale ne fournit à l'utérus qu'un point d'appui insuffisant, qui ne saurait remplacer le plancher pelvien normal.

L'électricité ne donne aussi aucun résultat sérieux ; j'en dirai autant du massage, qui cependant arrive à remettre l'utérus dans sa position normale. Mais l'utérus retombe aussitôt que le massage est discontinué, de telle sorte que, pour être efficace, ce traitement devrait être prolongé pendant toute la vie de la femme.

Le seul traitement réellement efficace du prolapsus vagino-utérin, quel que soit son degré, est le traitement chirurgical, qui consiste à faire :

Le curage ;

L'amputation sus-vaginale du col, d'après la méthode de Huguier, en enlevant une portion suffisante du col, pour rendre à l'utérus sa longueur à peu près normale ;

La colporaphie antérieure ;

Enfin la colpo-périnéoraphie.

Le curage remédie simplement à l'endométrite en général coexistante.

L'amputation du col doit être suffisamment élevée, pour ne laisser à l'utérus qu'une longueur de 5 à 6 centimètres, de manière en un mot qu'après l'intervention il présente des dimensions normales. Avec l'hystéromètre qui renseignera sur la longueur de l'utérus, il sera facile de se rendre compte de la hauteur à laquelle il faut pratiquer l'amputation pour arriver à ce résultat.

La colporaphie antérieure rétrécit la paroi antérieure et remédie de la sorte au relâchement qu'elle présente.

La colporaphie postérieure, combinée à la périnéoraphie, rétrécit la paroi vaginale postérieure et restaure le périnée, de manière à lui rendre la tonicité et l'énergie qu'il a perdues.

Quand ces diverses opérations sont bien faites, et quand la réunion est bien obtenue, le résultat est en général très satisfaisant.

Mais, pour cela, il faut que l'opération plastique soit largement et libéralement faite; sinon le résultat est incomplet et la récidive se produit.

Le résultat en pareil cas ne dépend donc pas seulement de l'opération pratiquée, mais surtout de la façon dont elle est exécutée.

Chez les femmes qui ont franchi la ménopause, on a conseillé de recourir, au lieu de la combinaison opératoire qui précède, à l'*hystérectomie.*

Bien que théoriquement il semble qu'enlever l'utérus doive constituer le meilleur et le plus radical moyen de remédier à son prolapsus, la pratique a montré que l'opération plastique combinée donne de meilleurs résultats que l'hystérectomie. Aussi, sans bannir cette opération de la cure du prolapsus vagino-utérin, vaudra-t-il mieux recourir, ainsi que nous l'avions dit, au curage, amputation élevée du col, et double colpo-périnéoraphie.

*Prolapsus mixte.* - - Le prolapsus mixte est une combinaison des deux variétés précédentes, c'est-à-dire qu'il y a à la fois :

abaissement et hypertrophie de l'utérus;

double colpocèle.

Il ne suffit plus, pour obtenir la guérison, de raccourcir l'utérus et de refaire un plancher pelvien, comme pour un prolapsus vagino-utérin, ni de pratiquer l'hystéropexie pariéto-abdominale, ainsi qu'il a été conseillé pour le prolapsus utéro-vaginal; il faut, si on veut obtenir un résultat sérieux, combiner ces diverses opérations, c'est-à-dire pratiquer d'*une part* :

le curage;

l'amputation du col ;

la colporaphie antérieure ;

la colpo-périnéoraphie,

comme pour le prolapsus vagino-utérin;

D'*autre part*, recourir à l'hystéropexie, mais pour éviter d'ajouter une nouvelle opération sérieuse, car elle ouvre le péritoine, aux diverses autres précédemment exécutées, on pourrait recourir au raccourcissement inguinal des ligaments ronds (opération d'Alexander), qui suffira en pareil cas à remédier au relâchement ligamenteux.

De telle sorte qu'on exécute, au total et dans l'ordre suivant :

le curage ;

l'amputation du col ;

la colporaphie antérieure;

la colpo-périnéoraphie;

le raccourcissement inguinal des ligaments ronds.

Alors que la femme a franchi la ménopause, au lieu de recourir à cet ensemble opératoire un peu compliqué, bien que non dangereux, on a conseillé de pratiquer l'hystérectomie vaginale totale ; l'opération est, il est vrai, un peu plus sérieuse, mais l'ensemble opératoire se trouve ainsi simplifié.

D'une façon générale il vaudra toutefois mieux se contenter de l'opération combinée, et, malgré sa simplicité réserver l'hystérectomie à des cas exceptionnels.

### 6° Traitement de l'inversion.

Par inversion on entend le retournement de l'utérus sur lui-même.

Il en existe trois degrés (fig. 81).

1er degré. *Inversion intra-utérine.* — Le fond de l'utérus retourné ne dépasse pas l'orifice externe de l'utérus.

2e degré. *Inversion intra-vaginale.* — Le fond de l'utérus retourné tombe dans le vagin, mais n'arrive pas à l'extérieur.

3e degré. *Inversion extérieure.* — Le fond de l'utérus retourné franchit l'orifice vulvaire et arrive au dehors.

Quel que soit le degré, le traitement doit être étudié dans l'ordre suivant :

A. *Inversion puerpérale :*

1° récente ;

2° ancienne :

  *a*) traitement manuel ;

  *b*) traitement instrumental ;

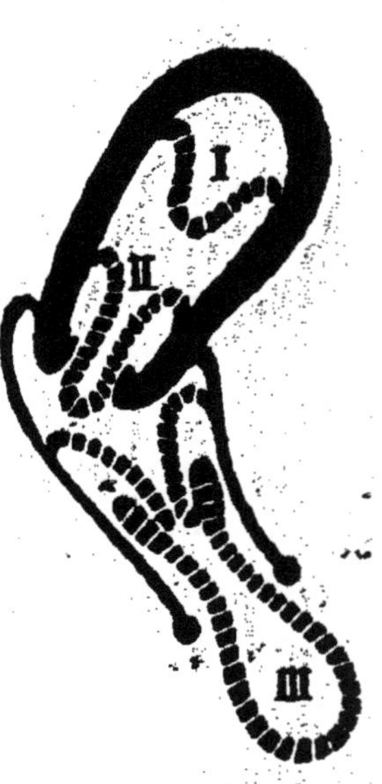


Fig. 81. — Inversion : I. Inversion intra-utérine. — II. Inversion intra-vaginale. — III. Inversion extérieure.

*c*) traitement opératoire :

1° réduction ;

2° hystérectomie.

B) *Inversion apuerpérale ou polypeuse :*

Traitement opératoire seul admissible.

### A. — Inversion puerpérale.

**1° Récente.** — La femme vient d'accoucher; elle est, avant ou après la délivrance, prise d'une hémorragie qui nécessite une intervention urgente; l'examen révèle comme cause de l'hémorragie une inversion utérine.

Les palliatifs tels que l'ergot de seigle, les injections chaudes, le tamponnement vaginal, ne sauraient suffire, l'indication unique est la *réduction de l'utérus*, et dans les cas récents elle est toujours possible.

Pour l'opérer, la main gauche étant appliquée sur l'hypogastre afin de maintenir le moignon utérin, la droite est introduite dans le vagin et repousse l'utérus inversé, en agissant de préférence dans la région supposée d'une des cornes utérines.

On sent l'organe céder sous la pression des doigts, se retourner et reprendre sa conformation normale; quand la réduction est terminée, la main se trouve dans la cavité utérine.

La difficulté n'est pas de réduire l'utérus, mais de le maintenir réduit; à cet effet, on administre du seigle ergoté, et si son action est insuffisante, on a recours sans tarder au tamponnement intra-utérin avec de la gaze iodoformée ou simplement aseptique.

Le tamponnement sera laissé douze heures en place.

**2° Ancienne.** — Si l'inversion est ancienne, l'utérus a subi une involution plus ou moins marquée, le col s'est rétracté, emprisonnant et fixant l'utérus dans sa position vicieuse ; la réduction devient beaucoup plus difficile, parfois impossible.

On devra essayer successivement la réduction *manuelle*, puis *instrumentale*, et au besoin avoir recours à une opération.

a) *Traitement manuel.* — Les doigts devront exercer un véritable *taxis* sur l'organe inversé, de même que sur une hernie.

Les deux mains sont nécessaires pour ce traitement et ont d'ailleurs un rôle essentiellement distinct.

Pendant qu'une main maintient l'utérus à travers la paroi abdominale, l'autre exerce à l'aide des doigts des pressions directes sur l'utérus de manière à le retourner.

Le taxis que cette main exerce peut être *central*, *latéral* ou *périphérique*.

*Central*, quand on appuie sur le fond même de l'utérus vers sa partie médiane.

*Latéral*, quand la pression est exercée au niveau de l'une ou l'autre corne utérine.

*Périphérique*, quand on comprime l'utérus au voisinage de la partie réfléchie.

b) Si le taxis n'a pas réussi, on pourra tenter la *réduction instrumentale*.

Différents instruments ont été préconisés dans ce but ; je ne les mentionnerai pas, car leur usage est à déconseiller.

Le seul appareil qui ait ici quelque valeur, est le pessaire à air de *Gariel*, qu'on gonfle dans le vagin après l'y avoir introduit. La pression douce de cette sphère en caoutchouc sera susceptible, dans certains cas, d'amener la réduction graduelle de l'utérus. On fera bien d'appliquer un bandage comprimant la vulve, de manière à éviter la sortie de l'appareil.

Le tamponnement vaginal à la gaze iodoformée ou simple, renouvelé toutes les vingt-quatre heures, pourrait, dans certains cas, remplacer avantageusement le pessaire *Gariel*.

Quand les différents moyens qui précèdent auront échoué, il faudra recourir à une opération, à moins que la femme ne préfère, par pusillanimité, conserver son inversion avec les troubles douloureux et les hémorragies qui en sont la conséquence.

Dans cette dernière occurrence, on devra se borner aux palliatifs, *calmants* habituels et *hémostatiques* (ergot de seigle, eau chaude en injection).

c) *L'opération* est acceptée, quelle sera-t-elle? L'une sera *réductrice*, l'autre *énucléatrice*.

1° *L'opération réductrice*, conseillée par *Gaillard-Thomas*, consiste à faire la laparotomie et à distendre à l'aide d'une pince l'anneau utérin, de manière à faciliter la réduction, qu'on opère ensuite par le vagin en pratiquant le taxis.

Toutefois, comme elle a sur l'opération suivante l'avantage de ne pas mutiler la femme, elle vaut la peine d'être encore essayée.

*Brown* a conseillé une opération analogue, qui consiste à faire par le vagin une incision sur le fond de l'utérus pénétrant jusqu'au péritoine; par cette voie on introduit une pince analogue à celle de *G. Thomas* et qui va exercer la même action sur l'anneau utérin; après quoi on opère la réduction.

2° *L'opération énucléatrice* s'exécute en enlevant partie ou totalité de l'utérus.

L'ablation générale de l'utérus a été conseillée

avec l'écraseur, le serre-nœud, le fil élastique, le bistouri ; je n'insisterai pas sur ces divers procédés abandonnés aujourd'hui pour l'hystérectomie totale, qui est devenue une opération courante, et qui est bien préférable aux opérations partielles qu'on pratiquait autrefois.

L'hystérectomie totale, qui sera naturellement faite par la voie vaginale sera exécutée d'après les principes devenus classiques, l'inversion n'apporte que des modifications insignifiantes au manuel opératoire, modifications que le chirurgien devine aisément sans qu'il soit utile de les mentionner ici.

### B. — Inversion apuerpérale ou polypeuse.

L'inversion est produite par une tumeur fibreuse qui, dans sa descente, a entraîné le fond de l'utérus.

Pour guérir cet état pathologique, qui est *double*, il ne suffit pas, comme précédemment, de réduire l'utérus: car il ne tarderait pas à retomber si on laissait subsister la cause, mais il faut aussi enlever le fibrome.

A cet effet, une opération est indispensable, et on profitera de la même séance opératoire pour extirper le fibrome et réduire l'inversion.

Comment?

Si le fibrome est franchement pédiculé, on sectionne le pédicule sur lequel on applique une ligature, après quoi on redresse l'utérus par un des procédés précédemment décrits.

Si le fibrome est sessile, on tente de l'énucléer de sa coque utérine, puis l'hémostase étant faite à l'aide de ligatures ou du thermo-cautère, on procède à la réduction de l'utérus.

Si, enfin, il existe plusieurs fibromes utérins, sauf exceptions, il vaut mieux procéder à l'hystérectomie vaginale totale, seule opération qui donne ici la chance d'une cure durable.

En résumé :

A. — *Inversion puerpérale :*

1° Récente. — Réduisez manuellement.

2° Ancienne. — Réduisez . soit manuellement, — soit avec un pessaire Gariel ou le tamponnement vaginal, — soit en tentant l'opération de G. Thomas. — Si la réduction est impossible, pratiquez l'hystérectomie vaginale totale.

B. — *Inversion apuerpérale ou polypeuse :*

Enlevez le fibrome, si possible, puis réduisez l'utérus ; sinon enlevez tout l'utérus avec sa ou ses tumeurs.

# DIXIÈME SECTION

---

# TUMEURS



Parmi les tumeurs du système génital, il en est un
certain nombre qui sont rares ou exceptionnelles ;
telles les lipomes du ligament large, les kystes hyda-
tiques du petit bassin, les papillomes de la trompe,
la physométrie ou l'hydrométrie, les tumeurs érec-
tiles et les fibro-myomes de la vulve. etc. ; je laisserai
de côté toutes ces exceptions pour ne m'occuper que
des tumeurs habituelles, celles que le médecin est
exposé à rencontrer souvent dans sa pratique, et

dont il doit savoir poser les indications thérapeutiques, afin que, lorsqu'une opération est nécessaire, la malade prévenue sache quelle détermination prendre.

Dans cet exposé je suivrai l'ordre indiqué dans le sommaire, me bornant à parler des tumeurs qui y sont inscrites, et en dehors desquelles on tombe dans les curiosités pathologiques.

### 1. Hernies de la vulve.

Il en existe deux variétés : une *labiale antérieure* et une *labiale postérieure*.

Dans la hernie labiale antérieure, l'intestin descend par le canal inguinal dans les grandes lèvres ; c'est l'analogue de la hernie scrotale chez l'homme.

Dans la hernie labiale postérieure, l'intestin refoule le péritoine à travers l'aponévrose pelvienne et le releveur de l'anus, côtoie le vagin latéralement et repousse cette paroi à travers l'orifice vulvaire, où elle vient faire une saillie coiffée par cette même paroi.

Avec l'intestin il peut dans la hernie s'échapper de l'épiploon, et quelquefois, surtout dans la labiale postérieure, l'ovaire.

Les symptômes sont ceux habituels aux hernies.

Le traitement en sera difficile. En effet les bandages contentifs s'appliquent mal à cette région ; d'autre part, la cure radicale de ces hernies est difficile à obtenir. C'est cependant à cette dernière thérapeutique qu'on devra se résoudre, en obturant par une opération appropriée le trajet herniaire.

## 2. Kystes et abcès de la vulve.

A la vulve le kyste et les abcès ont une commune origine : ils résultent le plus ordinairement de l'inflammation d'une des glandes de la région et presque toujours de la glande de Bartholin.

L'inflammation simple avec obstruction du conduit excréteur amène la formation d'un kyste séreux.

L'inflammation aiguë aboutissant à la suppuration, ainsi qu'on l'observe souvent à la suite de la blennorragie, produit un abcès.

Dans les deux cas, la déformation de la vulve est analogue (fig. 82), avec cette différence toutefois qu'avec l'abcès il y a rougeur des tissus, et distension plus prononcée.

Parfois l'abcès est à répétition ; on voit ainsi des femmes qui, pendant un certain temps, ont un petit abcès qui se forme à chaque époque menstruelle ; le pus s'éva-

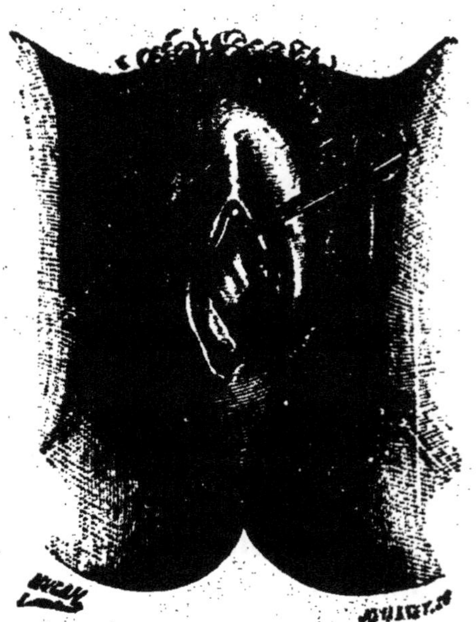

Fig. 82. — Abcès de la glande de Bartholin droite.

cue spontanément et tout semble guérir jusqu'aux règles suivantes, où la même scène pathologique recommence.

L'abcès sera ouvert largement par une incision verticale qu'on dissimulera à la face interne de la vulve. On surveillera soigneusement la cicatrisation.

afin que l'ouverture ne se ferme que lorsque la profondeur est cicatrisée. Si l'on ne prend cette précaution, on aura des récidives; et dans le fait ces récidives sont très fréquentes.

Les kystes ne guérissent que par l'ablation complète de la petite poche pathologique, qu'on fera soit sous le chloroforme, soit avec l'anesthésie locale à la cocaïne. Il faudra enlever bien complètement cette poche, car si on en laisse le moindre fragment, il y aura récidive; comme pour les abcès ces récidives sont très fréquentes, et on les observe même quand on croit avoir pratiqué l'énucléation bien complète du kyste.

Ces maladies de la glande de Bartholin sont parfois exaspérantes à soigner avec leur tendance extrême à la récidive, et découragent quelquefois malade et médecin.

Toute autre thérapeutique des kystes de la glande de Bartholin, telle qu'ouverture au bistouri, même avec cautérisation énergique, ne suffit pas et ne devra jamais être proposée; c'est un traitement parfaitement inutile par son insuffisance.

### 3. Végétations de la vulve.

L'aspect des végétations est typique, et il suffit d'avoir vu ces tumeurs une fois pour savoir immédiatement les reconnaître.

La comparaison avec un chou-fleur est la plus exacte qu'on en ait donné.

Neuf fois sur dix la grossesse en est la cause; en dehors de la puerpéralité, elles accompagnent les écoulements abondants, comme par exemple ceux de la vaginite.

Les végétations développées sous l'influence de la grossesse disparaissent spontanément après l'accouchement ; celles qui accompagnent les écoulements génitaux se fanent et tombent après la guérison causale.

Elles sont essentiellement bénignes par elles-mêmes et ne sont en aucune façon de nature syphilitique, ainsi qu'on le croyait autrefois.

*Bénignes*, elles peuvent être traitées par la cautérisation ; on touche leur sommet à la teinture d'iode, au nitrate d'argent, ou mieux au nitrate acide de mercure, deux fois par semaine, et on les fait recouvrir matin et soir d'une poudre astringente (tanin, alun).

*Confluentes*, elles ne seront guéries que par l'ablation ; la malade étant endormie, on les racle et enlève avec une curette tranchante, qui les détache sans difficulté ; puis on cautérise au thermocautère leur point d'implantation. — On a considéré ce traitement comme inutile et dangereux pendant la grossesse, et la plupart des accoucheurs préfèrent attendre la délivrance normale, en faisant simplement usage de palliatifs, considérant le traitement comme inutile à cause de leur guérison spontanée pendant le postpartum, et dangereux parce que l'opération peut provoquer le travail. — Si le développement des tumeurs est peu considérable, et la gêne peu accentuée, l'expectation sera en effet préférable ; mais quand les tumeurs sont volumineuses, quand elles constituent une gêne réelle pour la femme, on aurait tort de ne pas intervenir. — Par une intervention faite au septième ou huitième mois, on peut remettre la vulve en état pour le moment de l'accouchement, et les chances de provoquer l'accouchement sont faibles, surtout avec la ressource des opiacés en cas de besoin.

### 4° Cancer de la vulve.

Le cancer vulvo-vaginal est tantôt primitif, tantôt secondaire.

Toutes les formes histologiques ont pu y être observées ; toutefois l'épithélioma est de beaucoup le plus fréquent.

Le cancer secondaire succède le plus ordinairement à celui de l'utérus ; le néoplasme envahit de proche en proche, descendant le vagin et venant s'épanouir à la vulve.

Le cancer primitif tantôt succède au psoriasis, tantôt débute d'emblée par une nodosité qui grossit progressivement, bientôt s'ulcère, prenant à partir de ce moment tantôt la forme ulcéreuse qui creuse de plus en plus les tissus, tantôt la forme végétante, l'ulcération est cachée par un bourgeonnement actif.

Ce sont les deux formes cliniques qu'on rencontre également au col utérin.

Le traitement sera simplement palliatif dans le cancer secondaire ; on se contentera d'injections désinfectantes et désodorantes, ainsi que de pansements pulvérulents. Dans le cancer primitif, quand la tumeur est circonscrite et peut être enlevée en totalité, l'ablation au bistouri sera indiquée.

### 5° Kystes du vagin.

Les kystes du vagin, dont l'origine est encore discutée et problématique, sont tantôt isolés, tantôt au nombre de plusieurs.

Le volume varie de celui d'une noisette à celui d'une pomme.

Ils siègent tantôt à l'entrée du vagin, placés alors le plus souvent sur la paroi antérieure ou sur la postérieure, tantôt dans la profondeur du conduit vaginal, et sont alors de préférence latéraux.

Ils ne causent le plus ordinairement aucun trouble pathologique, et c'est accidentellement en examinant le système génital pour une autre raison que l'on constate leur existence.

Le plus souvent ils ne nécessitent aucun traitement, et je connais nombre de femmes qui vivent avec des kystes du vagin sans en être le moins du monde incommodées.

Toutefois, quand par leur volume leur ablation deviendra indiquée, on les ouvrira largement au bistouri, on cautérisera toute la surface du kyste, et on laissera la plaie ainsi créée se cicatriser en surface.

### 6° Polypes muqueux de l'utérus.

Les polypes muqueux, essentiellement distincts des polypes fibreux, avec lesquels il ne faut pas les confondre, sont à la muqueuse utérine ce que sont les fibreux à la paroi musculaire; les uns sont les polypes de la muqueuse, les autres, ceux de la musculaire.

Ils sont constitués par une prolifération et une hypertrophie des glandes de la muqueuse utérine; ils peuvent siéger au niveau du corps comme au niveau du col.

Leur volume varie de celui d'une lentille à celui d'une noix, exceptionnellement ils deviennent plus gros.

Tantôt enfermés dans la cavité utérine, tantôt s'échappant par l'orifice externe (fig. 83) :

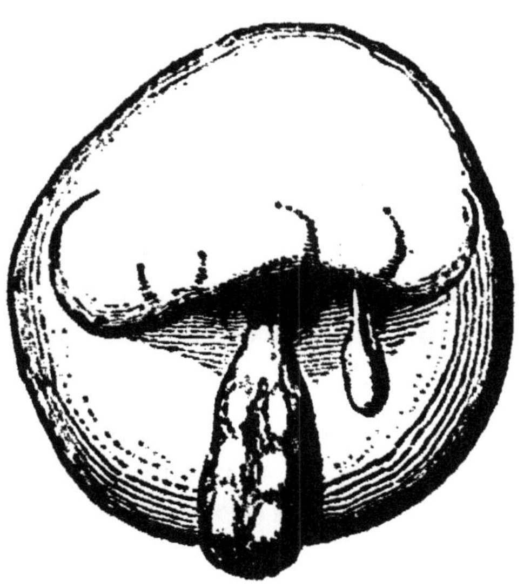

Fig. 83. — Polypes muqueux pointant à l'orifice utérin.

Les différentes formes qu'ils peuvent affecter sont au nombre de deux principales : tantôt ils sont isolés, tantôt confluents.

La consistance et le faible volume de ces polypes muqueux empêchent de les confondre avec les polypes fibreux.

Le microscope seul permettra de les distinguer de certaines productions malignes pédiculées et des restes de placenta désignés sous le nom de *polypes placentaires*; dans ce dernier cas, la méprise est d'ailleurs de faible importance, car le traitement et le pronostic sont identiques.

Les polypes muqueux sont ordinairement la conséquence de l'endométrite chronique, avec laquelle ils se confondent au point de vue des symptômes subjectifs.

Le traitement est essentiellement chirurgical et consiste dans le curage complet et soigné de la cavité utérine.

Ces polypes tombent sans difficulté sous l'action de la curette.

Ils récidivent rarement, quand ils ont été bien complètement enlevés.

### 7· Fibromes utérins.

Eu égard à leur siège, les fibromes peuvent être divisés en trois grandes catégories :

Les interstitiels,

Les sous-séreux,

Les sous-muqueux.

Les *interstitiels* siègent dans la paroi même de l'utérus au niveau du corps, du col ou de l'isthme; en effet, le fibrome peut se développer indistinctement dans toute région de l'utérus.

A sa naissance simple point, il grossit jusqu'au volume d'une tête d'adulte et même davantage.

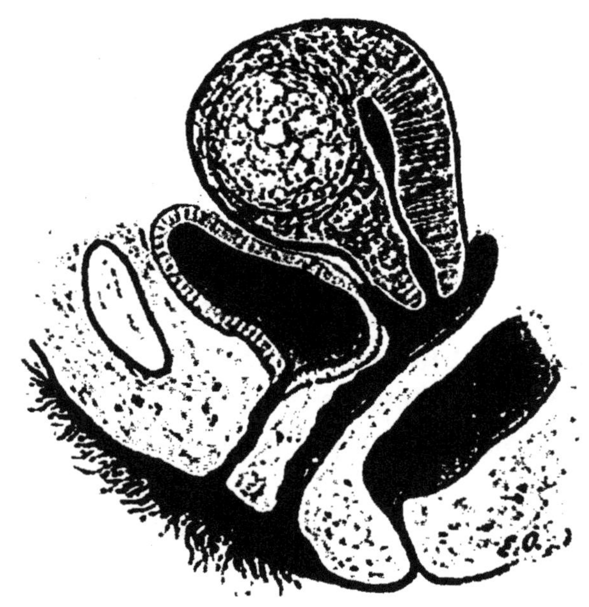

Fig. 81. — Fibrome interstitiel.

A mesure qu'il se développe il se dirige soit vers la séreuse, soit vers la muqueuse; il cesse alors d'être interstitiel, pour se ranger dans l'une des deux formes suivantes :

Les *sous-séreux* forment sous la séreuse péritonéale une saillie plus ou moins prononcée. Sessiles au début, c'est-à-dire réunis à l'utérus par une large base, ils ne tardent pas à se pédiculiser et à revêtir la conformation indiquée par la figure 85.

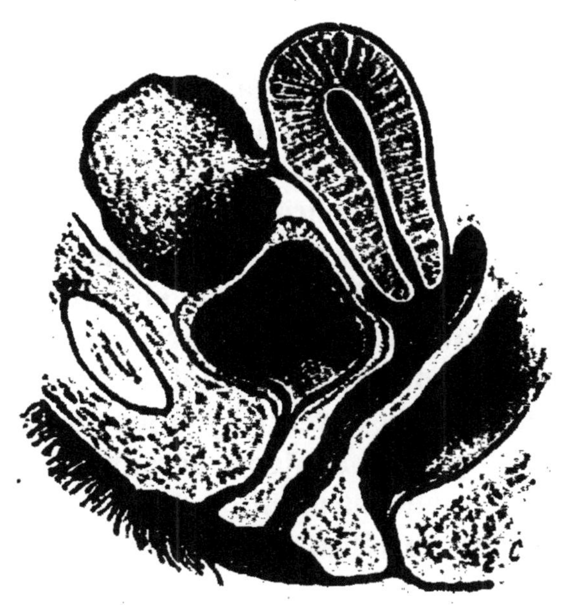

Fig. 85. — Fibrome pédiculisé sous-péritonéal.

Les *sous-muqueux* se dirigent vers la cavité utérine, et arrivent au contact de la muqueuse, de même que les précédents arrivaient à celui de la séreuse.

Le fibrome, d'abord sessile, se pédiculise avec le temps ; cette pédiculisation constitue ce qu'on appelle le *polype*, polype voulant en effet dire tumeur pédiculée.

Le polype sous-muqueux se développe tantôt dans

la cavité corporéale, tantôt dans la cervicale, tantôt dans le vagin lui-même.

Quel que soit le point de départ, la tumeur finit par être intra-vaginale, car l'utérus accouche petit à petit de la tumeur qui s'est développée dans son intérieur.

Il existe enfin une dernière forme assez particulière de fibrome ; c'est le fibrome *en masse* de l'utérus, sorte de sclérose de tout l'organe avec hypertrophie, grossesse fibreuse ou *gigantisme utérin*. Il n'y a plus tumeur distincte, tout l'organe devient tumeur lui-même. C'est là une forme assez rare de fibrome, mais forme bien particulière, et dont il ne faut pas ignorer l'existence.

Enfin le fibrome, qui constitue ordinairement une tumeur solide et pleine, dont la structure rappelle exactement celle de l'utérus avec prédominance tantôt de l'élément fibreux, tantôt de l'élément musculaire, peut parfois devenir kystique ; on a alors le fibrome kystique, à contenu séreux, sanguin ou exceptionnellement purulent.

Ces diverses variétés de fibromes peuvent par leur multiplicité, par leur siège, par leur nombre, arriver à constituer des tumeurs complexes dont la variation est infinie.

Aussi peut-on dire que, malgré leur fréquence, il n'est pas deux cas de fibrome qui se ressemblent : c'est la tumeur kaléidoscope par excellence.

Cette variabilité est parfois gênante pour le diagnostic et aussi pour le traitement : car le chirurgien, se heurtant constamment à des nouveautés, peut être parfois embarrassé, mais au fond elle ne modifie pas d'une façon essentielle les indications thérapeutiques, qui reposent davantage sur les symptômes, conséquence de ces tumeurs, que sur leur forme même.

Les deux symptômes principaux auxquels ces tumeurs donnent naissance sont :

Les douleurs;

Les hémorragies.

Les *douleurs* sont très variables, nulles ou très atténuées dans certains cas, elles arrivent dans d'autres à une grande acuité.

Les phénomènes douloureux ne sont pas proportionnés au volume, car souvent des petits fibromes sont très douloureux, alors que des volumineux ne font nullement souffrir.

Ils sont en rapport plus direct avec le siège, et l'on peut dire à cet égard que les fibromes sous-séreux sont plutôt douloureux, et les sous-muqueux plutôt hémorragiques. Toutefois cette règle souffre de nombreuses exceptions.

*L'hémorragie* consiste habituellement en une simple accentuation des règles, c'est-à-dire en ménorragies, puis surviennent des métrorragies plus ou moins irrégulières et abondantes.

Outre les hémorragies il y a des pertes muqueuses plus ou moins abondantes, et souvent aussi des pertes hydrorréiques qui ne sont en somme autre chose que des hémorragies blanches, des hémorragies séreuses, l'écoulement ne portant que sur le sérum du sang qui transsude des vaisseaux utérins.

Le fibrome altère la santé par les hémorragies et la douleur qu'il cause, et aussi par son volume qui entrave plus ou moins les fonctions des organes abdominaux.

La mort, quand elle survient, est la conséquence

des hémorragies et de l'augmentation progressive du volume de la tumeur.

Elle peut aussi résulter d'une complication, inflammation, suppuration ou gangrène de la tumeur, ou encore d'une complication éloignée : phlébite, maladie cardio-pulmonaire ou autre.

Le diagnostic est surtout embarrassant avec les kystes de l'ovaire ; facile dans les cas simples, le diagnostic peut devenir ardu, parfois impossible dans les cas difficiles.

Il est cependant d'une grande importance au point de vue thérapeutique : car pour ne parler que d'un moyen de traitement, l'électricité, avec le fibrome, elle peut être très salutaire, tandis qu'elle est complètement inutile parfois nuisible avec le kyste de l'ovaire.

Je renvoie pour les éléments de ce diagnostic très complet à mon traité de gynécologie : car c'est là un chapitre qu'on ne saurait ni écourter ni résumer.

Au point de vue du traitement nous examinerons d'abord les ressources thérapeutiques dont nous disposons contre ces tumeurs ; puis, connaissant les moyens en notre possession, nous verrons quel est l'usage que nous pourrons en faire en clinique.

### A. Ressources thérapeutiques.

*a Traitement médical. b Électricité. c) Traitement chirurgical.*

a) **Traitement médical.** — Parmi les médicaments préconisés contre les fibromes, nous citerons : l'hydrastis canadensis, l'hamamelis virginica, le phosphore, le cannabis indica, l'antipyrine, le bromure de potassium, l'iodure de potassium, tout récemment les tablettes thyroïdiennes associées ou non au repos horizontal.

Parmi ces diverses médications, il en est trois qui méritent une mention particulière.

La première est le *repos horizontal* longtemps prolongé. Cette position de la femme facilite la circulation en retour, et de la sorte arrête ou diminue les pertes sanguines. Le repos joue, d'ailleurs, un rôle important et trop souvent négligé dans un grand nombre d'affections génitales.

La seconde est l'*arsenic*, qui agit surtout comme reconstituant.

La troisième est l'*ergot de seigle*, administré suivant l'habitude actuelle, sous forme d'injections sous-cutanées d'ergotine ou d'ergotinine. L'usage doit en être continué régulièrement et longtemps ; les injections se comptent par centaines ; une femme, au dire de *Winckel*, en aurait subi jusqu'à quinze cents. L'ergot de seigle agit tantôt comme hémostatique, en favorisant la rétraction de l'utérus, tantôt en facilitant l'élimination d'un polype sous-muqueux dont la femme se trouve ainsi plus promptement débarrassée.

Toutefois, ces trois médications ne sauraient être considérées que comme des palliatifs, qui échoueront d'ailleurs dans nombre de cas, de telle sorte que les femmes, plus fatiguées en quelque sorte du traitement que de la maladie même, préféreront cesser toute thérapeutique.

Comme moyens locaux on a fait les tentatives thérapeutiques les plus variées ; c'est ainsi qu'on a eu recours aux injections vaginales ou intra-utérines chaudes ; les résultats sont momentanément bons, mais en général ne se prolongent pas longtemps.

Avant la connaissance ou l'application du curettage on a cautérisé la muqueuse utérine avec la teinture d'iode, le perchlorure de fer, la solution de chlorure de zinc dans son poids d'eau, l'acide phénique, l'acide nitrique, etc. ; je n'insiste pas sur ces différents moyens, qui ont été détrônés par le curage, moyen bien plus sûr et inoffensif.

Parmi les *eaux minérales*, il en est trois qui semblent avoir une heureuse influence sur les fibromes ; ce sont : Salies-de-Béarn (Basses-Pyrénées), et les analogues (Briscous, etc.., Salins (Jura), Kreuznach (Allemagne).

b) **Électricité.** — L'électricité est appliquée sous forme de courant galvanique.

Le pôle négatif est, en général placé sur l'abdomen, et le positif au contact de l'utérus.

L'intensité peut être portée jusqu'à 250 milli-ampères, mais les faibles intensités de 50 à 100 milli-ampères sont préférables.

La séance dure dix minutes environ, et doit être répétée deux ou trois fois par semaine.

Pour les autres détails de l'application je renvoie page 28, où ils sont longuement exposés.

Cette méthode, sauf rares exceptions, n'est pas dangereuse, à la condition qu'il n'y ait pas de collection purulente dans la sphère génitale ; elle est peu douloureuse, car on peut régler à volonté l'intensité du courant et la proportionner à la tolérance de la malade.

Elle n'est que palliative : car un fibrome, s'il peut diminuer, ne saurait disparaître sous l'influence de l'électricité, à moins d'expulsion par les voies naturelles ; son action s'exercera donc sur les phénomènes douloureux et hémorragiques causés par la tumeur fibreuse.

L'électricité, bien maniée, produit un réel soulagement dans un cas sur trois environ, à la condition d'être faite pendant longtemps et avec régularité. Un tiers des femmes atteintes de fibromes, grâce à son influence, est donc amélioré et perd beaucoup moins de sang; les deux autres tiers n'obtiennent de cet agent thérapeutique qu'un bénéfice illusoire ou nul.

L'électricité vaut donc la peine d'être employée dans le traitement des fibromes, et elle rend de grands services dans les tumeurs inopérables ou dans les cas où la femme ne veut à tout prix d'aucune intervention chirurgicale; ces bistouriphobes sont d'ailleurs loin d'être rares.

c) **Ressources chirurgicales.** — Les diverses opérations dirigées contre les fibromes et dont les unes sont palliatives, les autres curatives, se divisent en deux catégories, suivant qu'elles sont pratiquées par la voie vaginale ou abdominale :

*Voie vaginale :*

| | |
|---|---|
| Dilatation du col...................... | 1 |
| Incision du col...................... | 2 |
| Curage...................... | 3 |
| Myomectomie ...................... | 4 |

*Voie abdominale :*

| | |
|---|---|
| Castration...................... | 5 |
| Myomectomie...................... | 6 |
| Hystérectomie partielle...................... | 7 |
| Hystérectomie totale...................... | 8 |

1. *Dilatation du col.* — La dilatation du col avec la laminaire, les bougies de Hégar, ou un instrument à branches mobiles, peut être faite dans un double but, tantôt pour permettre l'accès dans la cavité utérine en vue d'une intervention plus complète, tantôt

comme unique but thérapeutique pour exciter la contraction et la rétraction utérines.

C'est ainsi que l'application d'une simple tige de laminaire est capable d'arrêter pendant plusieurs mois les hémorragies.

Toutefois, cette intervention est rarement employée à l'état isolé, car sa puissance hémostatique est ordinairement faible, et son action très incertaine.

2. *Incision du col.* — La section bilatérale du col, qui a eu parfois une action hémostatique, n'agit probablement que si on sectionne des branches utérines importantes : on coupe ainsi la source du sang.

Une simple mention suffit pour ce procédé délaissé.

3. *Curage.* — Le curage, pratiqué suivant la même méthode que dans l'endométrite et suivi d'une cautérisation intra-utérine à la créosote au 1/3, peut, dans les cas de fibromes interstitiels, amener une cessation durable ou prolongée des hémorragies, qui très souvent sont dues, en pareil cas, à l'endométrite causée par la présence même des tumeurs fibreuses.

Il sera bon de le faire précéder d'une dilatation assez complète à la laminaire, afin que l'accès de la cavité utérine devienne plus facile ; cette dilatation aura en outre l'avantage d'ajouter son action hémostatique à celle du curage même.

Le curage ne présentant aucun danger, quand il est fait avec toutes les précautions voulues, sera d'un heureux secours dans un assez grand nombre de cas de fibromes interstitiels avec tendance hémorragique, causée par leur rapprochement de la muqueuse.

Les deux complications à redouter alors qu'on pratique le curage de l'utérus myomateux sont la perforation de l'organe, très aminci en quelques points, et l'hémorragie consécutive ; — la perforation se produit rarement si on procède avec la douceur voulue, et sa gravité n'est que relative alors qu'on a observé toutes les règles de l'antisepsie ; — quant à l'hémorragie, on pourra toujours la combattre efficacement à l'aide du tamponnement intra-utérin à la gaze iodoformée.

1. *Myomectomie vaginale.* — Myomectomie signifie ablation du myome ; nous ne nous occupons ici que de la voie vaginale ; il sera ultérieurement question de la myomectomie par la voie abdominale.

Le myome sera facile à enlever s'il est inséré sur le museau de tanche ; bistouri et sutures suffisent à l'opération.

L'ablation n'est guère plus difficile en général quand le polype est inséré dans la cavité cervicale, le pédicule peut être atteint facilement avec les doigts, sectionné ou tordu, et lié s'il y a lieu de faire l'hémostase, rarement nécessaire quand on enlève la tumeur par torsion.

Ces fibromes à implantation cervicale sont d'ailleurs relativement rares.

C'est, la plupart du temps, des fibromes à implantation corporéale qu'on aura à enlever ; trois méthodes peuvent être employées dans ce but : la *torsion*, l'*énucléation*, le *morcellement*.

*Torsion.* — La torsion est facile à pratiquer, quand le pédicule est aminci ; il suffit alors de quelques tours imprimés à la tumeur saisie avec une pince à griffes, pour la détacher complètement. Ce procédé nécessite d'ailleurs la dilatation préalable du col, telle qu'elle va être décrite pour l'énucléation.

*Énucléation.* — Contrairement à la torsion, cette méthode s'adresse à des tumeurs encore unies par une large base d'implantation à la paroi utérine. Elle nécessite la dilatation préalable du col, de manière que l'opérateur ait une voie largement ouverte pour arriver jusqu'à la tumeur à extraire.

Pour pratiquer l'énucléation, après avoir nettement délimité la tumeur par le toucher, on pratiquera à sa surface une incision correspondant à peu près à son diamètre antéro-postérieur ; avec les doigts introduits dans cette brèche on décortiquera la tumeur ; les instruments inventés et préconisés pour cette décortication sont inutiles. — La tumeur, pendant la décortication, aura été saisie avec des pinces, qui serviront ensuite à l'entraîner au dehors. L'hémorragie est, en général, faible après la décortication : si elle se produisait, le meilleur moyen de la combattre serait le tamponnement intra-utérin à la gaze iodoformée.

*Morcellement.* — Le morcellement s'adressera aux tumeurs volumineuses, dont les dimensions dépassent par exemple celles du poing. Sous la conduite des doigts, la partie la plus saillante de la tumeur est saisie avec une pince, et le fragment ainsi fixé est morcelé à l'aide de longs ciseaux courbes ou avec un bistouri. On enlève ainsi, morceau par morceau, toute la tumeur, et, contrairement à ce qu'on pourrait théoriquement penser, l'hémorragie est faible. Le principal danger de cette opération, rare d'après les faits, est la perforation de l'utérus; si cet accident survenait, il serait prudent de terminer en pratiquant l'extirpation totale de l'utérus par la voie vaginale.

Le morcellement s'exécute d'ailleurs de la même façon et d'après les mêmes principes, qu'il s'agisse d'enlever une tumeur intra-utérine, ou l'utérus lui-même devenu pathologique et formant tumeur; actuellement on pratique le plus souvent le morcellement simultané de l'utérus et de la tumeur: car l'opération exécutée de la sorte présente une sécurité bien plus grande. Toutefois, le morcellement isolé de la tumeur pourra s'appliquer avec avantage à la tumeur isolée, alors que cette tumeur peut être nettement séparée de la paroi utérine.

5. *Castration*. — La castration consiste dans l'extirpation des ovaires, à laquelle on joint d'habitude celle des trompes.

Elle comprend trois temps : ouverture de l'abdomen, extraction des annexes, toilette et fermeture de la plaie abdominale.

La castration a pour effet de décongestionner rapidement les organes génitaux, en produisant une ménopause anticipée.

Les fibromes diminuent parfois très promptement, mais le principal résultat recherché est la cessation des hémorragies; or, à cet égard, la castration fournit à peu près les résultats suivants :

Dans la moitié des cas, les hémorragies cessent de suite et complètement.

Dans un quart des cas, elles persistent pendant quelques jours, puis cessent ensuite.

Dans le dernier quart, elles persistent parfois sans modifications, mais le plus souvent atténuées.

6. *Myomectomie abdominale*. — La myomectomie abdominale a pour but l'extirpation par la laparotomie des fibromes sous-séreux, tout en laissant l'utérus en place.

La meilleure et plus sûre méthode pour l'opérer est *l'énucléation*.

L'abdomen étant ouvert sur la ligne médiane dans une étendue suffisante pour donner facile accès jusqu'à l'utérus pathologique, on prend successivement chaque fibrome saillant à la face séreuse de l'organe et on lui fait subir l'opération suivante :

Incision circulaire distante d'un ou deux centimètres de la base d'implantation sur le pourtour de la tumeur et à une distance suffisante de l'utérus pour qu'après l'éloignement du fibrome les deux lèvres de la plaie puissent arriver au contact l'une de l'autre. L'incision opérée, on énuclée la tumeur avec les doigts, ce qui est en général facile ; après quoi, à l'aide d'une suture continue à la soie, on ferme la brèche créée par la disparition de la tumeur. Si cette suture ne suffit pas à l'hémostase, on la complète par quelques points séparés aux endroits qui fournissent du sang.

On peut facilement enlever par ce procédé toutes les tumeurs, quel que soit leur volume, pourvu que la base d'implantation sur l'utérus ne dépasse pas 5 centimètres de diamètre.

L'utérus, ainsi débarrassé de ses tumeurs parasites, est laissé en place, ou rentré, si exceptionnellement on avait dû l'attirer au dehors pour atteindre un fibrome peu accessible, puis la paroi abdominale est fermée suivant les règles habituelles.

7. *Hystérectomie abdominale partielle.* — Cette opération consiste à enlever fibromes et utérus par la voie abdominale, en laissant un pédicule formé par le col utérin.

Ce pédicule peut subir trois sortes de traitements : soit extra-péritonéal, soit intra-péritonéal,

soit mixte.

Je n'insisterai pas ici sur ces divers traitements du pédicule, qui cependant ont été très étudiés dans ces dernières années, et le motif en est qu'avec le progrès de la chirurgie on en arrive à supprimer ce pédicule, c'est-à-dire à pratiquer l'hystérectomie totale.

Si cette dernière opération n'en est pas encore à sa période de triomphe, elle est certainement à la veille de ce triomphe, et il est certain que, sous peu, elle sera l'opération de choix: le pédicule avec son traitement n'aura donc plus qu'un intérêt historique, ou cette méthode sera réservée à certains cas spéciaux et exceptionnels.

L'abdomen étant ouvert, la tumeur étant énucléée, on place un lien de caoutchouc au niveau correspondant à l'isthme utérin. Deux broches passées en croix ferment le caoutchouc et l'empêchent de glisser.

Toute la partie de la tumeur sous-jacente au caoutchouc est alors sectionnée, puis enlevée; on rest à la sorte en présence d'un pédicule qu'on traite par une des trois méthodes susdites.

*Traitement extra-péritonéal.* — Broches et caoutchouc laissés en place. — Pas de suture, on fixe les bords du pédicule à la plaie abdominale, dans l'angle inférieur de cette plaie, dont la partie supérieure est refermée par des sutures suivant la méthode qu'on préfère. — Ce pédicule se mortifie, il tombe vers la troisième ou quatrième semaine, et, à partir de ce moment, s'opère la cicatrisation de la petite cavité laissée par le départ du pédicule. — Pour hâter la chose on peut, dès le huitième ou dixième jour après l'opération, enlever avec les ciseaux toute la partie nécrosée du pédicule; on évite ainsi la lenteur de la chute spontanée du pédicule. La cicatrisation ultérieure se fait d'ailleurs de même.

*Traitement intra-péritonéal.* — Le caoutchouc qui opère la constriction du pédicule est laissé en place, puis fixé à l'aide de sutures qui rattachent le caoutchouc au tissu du pédicule. On enlève la broche, et l'on rentre le pédicule dans l'abdomen, en l'y laissant libre comme un pédicule d'ovariotomie. Fermeture de la plaie abdominale, comme après toute laparotomie.

Ce traitement intra-péritonéal, dont les suites sont plus rapides que celles du traitement extra-péritonéal, a l'inconvénient de prédisposer davantage à l'hémorragie et à la septicémie.

*Traitement mixte.* — Le péritoine pariétal est suturé au pourtour du moignon, de telle sorte que le dôme du moignon reste en quelque sorte extra-péritonéal.

Après quoi, deux fils de soie solide traversent successivement la paroi abdominale d'un côté, le moignon utérin, puis la paroi abdominale du côté opposé.

Les deux fils sont liés l'un à l'autre du même côté de la paroi abdominale, et l'arc qu'ils constituent maintenu par un coussinet de gaze iodoformée.

Ces deux fils forment une sorte d'escarpolette qui maintient le pédicule et le fixe au contact de la paroi abdominale.

A l'aide de sutures on ferme la plaie abdominale suivant les principes ordinaires, mais en conservant béant un petit intervalle dans lequel on glisse un drain, dont l'extrémité vient au contact du pédicule.

De ces trois modes de traiter le pédicule on préférera le traitement intra-péritonéal pour les petits pédicules, l'extra-péritonéal pour les gros, exposant à l'hémorragie et à la septicémie. Le traitement mixte n'a pas encore fait ses preuves.

8. *Hystérectomie abdominale totale.* — C'est le véritable traitement chirurgical des gros fibromes utérins, par la voie vaginale pour les petits fibromes ne dépassant pas l'ombilic, et par la voie abdominale pour les gros fibromes dépassant l'ombilic.

Tel est actuellement le dernier mot de la chirurgie du fibrome : tout enlever soit par la voie vaginale quand cela est possible, soit par la voie abdominale quand l'autre voie est insuffisante.

Il existe de très nombreux procédés pour l'exécution de cette hystérectomie abdominale totale, qu'on exécute soit par les deux voies combinées, en faisant usage tantôt de pinces, tantôt des sutures pour l'hémostase. Je ne puis entrer ici dans l'exposé de ces divers procédés. Je vais simplement tracer les grandes lignes du procédé d'hystérectomie abdominale totale, qui me semble le meilleur :

L'abdomen étant ouvert, extérioriser la tumeur, et pendant qu'un aide la maintient à l'aide de fortes pinces, lier le ligament large et le sectionner de manière à enlever avec la tumeur la trompe et l'ovaire.

Ensuite décoller en avant la vessie et pénétrer par cette voie dans le cul-de-sac vaginal antérieur. Quand ce cul-de-sac est ouvert, bien agrandir et élargir l'ouverture à l'aide des doigts, et procéder alors à la ligature de la base du ligament large. Pour cela, avec une pince assez pointue, faire passer un fil par le vagin sur la limite latérale du cul-de-sac postérieur, et quand la pince a pénétré dans le péritoine, avec l'extrémité du fil, retirer la pince, et avec son extrémité faire passer l'autre extrémité du même fil dans le cul-de-sac antérieur déjà ouvert. Lier le fil ainsi passé, et sectionner le ligament large entre la ligature et le tissu utérin en rasant de très près le tissu utérin.

Procéder de même pour le ligament large du côté opposé. Le sectionner.

Il ne reste plus pour terminer l'opération qu'à sectionner l'insertion vaginale en arrière, ce qui est facile à faire.

La masse de la tumeur alors détachée est enlevée, et la femme étant dans la position de Trendelenburg, on termine l'hémostase locale à l'aide de ligatures.

Tamponnement vaginal à la gaze iodoformée, de manière à ce que la gaze pénètre un peu dans l'espace occupé autrefois par le col.

Fermeture de la plaie abdominale.

Soins consécutifs comme après toute laparotomie.

Telles sont les diverses ressources thérapeutiques que le médecin aura à sa disposition pour traiter les fibromes utérins. Examinons maintenant l'usage qu'il doit en faire en clinique.

### B. Traitement clinique.

Au point de vue du traitement, les fibromes se divisent en trois grandes catégories : les *indifférents*, les *hémorragiques*, les *douloureux*.

Les premiers sont en général interstitiels, les seconds sous-muqueux et les troisièmes sous-séreux.

Chacune de ces variétés ne saurait être traitée par les mêmes moyens.

1° *Fibromes indifférents.* — Les fibromes indifférents, c'est-à-dire ceux par lesquels la santé se trouve peu ou pas troublée, ne sont pas très rares.

Un assez grand nombre de femmes sont atteintes de ces tumeurs sans le savoir, et une circonstance quelconque provoquant l'examen, le plus souvent une grossesse, révèle l'existence de tumeurs non soupçonnées.

Mieux vaut laisser sans traitement ces fibromes indifférents ; il sera toujours temps de les traiter le jour où ils troubleront la santé.

2° *Fibromes hémorragiques.* — Les fibromes hémorragiques sont habituellement les sous-muqueux ; la chirurgie peut en général les extirper par les voies naturelles.

Toutes les fois que l'extirpation est possible par les voies naturelles et que la tumeur fait dans l'utérus une saillie suffisante pour être enlevée par torsion, énucléation ou morcellement, l'intervention radicale est à conseiller : car, bien faite, elle est peu grave et donne une guérison complète.

Mais si la tumeur n'est pas encore suffisamment détachée de la paroi utérine, si elle est encore trop interstitielle ou si les tumeurs sont multiples et ne permettent pas à l'opérateur d'espérer une énucléation complète, mieux vaudra tenter une intervention palliative, soit le curage, soit la castration.

Je préfère, en pareil cas, faire le curage à cause de sa bénignité absolue, et je n'ai recours à la castration que si cette première intervention échoue, ou si elle ne donne qu'un succès temporaire.

Mais certaines malades ne veulent à tout prix d'aucune intervention chirurgicale.

Chez ces pusillanimes, l'électricité fait souvent merveille et doit être immédiatement conseillée.

Si l'électricité échoue, on aura recours à l'un quelconque des moyens médicaux précédemment indi-

qués, mais de préférence à l'ergotine et à l'arsenic,
sans oublier les eaux minérales, quand la malade
peut s'offrir ce luxe.

3° *Fibromes douloureux.* — Les fibromes douloureux
appartiennent le plus souvent à la variété sous-
séreuse.

Si la gêne apportée par les tumeurs est tolérable
et ne rend pas la vie trop pénible à la femme, mieux
vaudra déconseiller l'intervention chirurgicale et s'en
tenir soit à l'électricité, soit aux ressources médicales.

Mais si la femme, trop gênée par ses tumeurs, préfère courir le risque d'une opération que de continuer à souffrir de la sorte, le chirurgien fera la laparotomie, et suivant la disposition des tumeurs, il
aura recours soit à la castration, soit à l'énucléation,
soit à l'hystérectomie partielle, réservant l'hystérectomie totale pour des cas très exceptionnels.

L'énucléation est préférable, quand les tumeurs
sont franchement pédiculées et faciles à cueillir; si,
outre la tumeur qu'on enlève, il en reste un certain
nombre d'interstitielles, il sera bon de compléter
l'énucléation par la castration, qui agira secondairement sur les tumeurs restant en place.

Quand l'énucléation est impossible à cause du volume des tumeurs et de leur base d'implantation, on
aura recours à l'hystérectomie partielle, c'est-à-dire
sus-vaginale, à la condition que tout le corps de l'utérus soit facilement mobilisable et qu'il n'y ait pas
d'adhérences étendues.

Si les adhérences sont étendues, et si l'extirpation
du corps de l'utérus ne peut être obtenue qu'au prix
de délabrements importants et par conséquent dangereux, mieux vaut ne pas tenter et se borner à pratiquer la castration.

En résumé :

1° *Fibromes indifférents* :

Simple expectation.

2° *Fibromes hémorragiques* :

Enlever le ou les fibromes, si l'extirpation est possible et si la femme y consent. Sinon avoir recours soit au curage, soit à l'électricité, soit au traitement médical.

3° *Fibromes douloureux* :

Troubles tolérables : Électricité ou traitement médical.

Troubles intolérables : Faire la laparatomie, et, suivant la disposition des fibromes, pratiquer l'énucléation, l'hystérectomie totale ou la castration.

Dans ce chapitre de traitement je ne m'occupe pas des fibromes pendant la grossesse et l'accouchement, car cette question appartient à l'obstétrique.

### 8° Cancer utérin.

Le cancer utérin, dénomination sous laquelle j'englobe toutes les tumeurs malignes, c'est-à-dire l'épithélioma, le carcinome et le sarcome, doit être divisé au point de vue clinique ainsi qu'il suit :

1° *Cancer du corps.*

    *a*) forme exubérante,

    *b*) forme insidieuse.

2° *Cancer du col.*

    *a*) forme végétante,

    *b*) forme ulcéreuse.

Quelques mots sur chacune de ces divers formes.

1° *Cancer exubérant du corps.* — L'utérus se développe rapidement, presque aussi vite que sous l'influence d'une grossesse, sorte de *grossesse cancéreuse.*

La cavité utérine atteint 15 centimètres de profondeur et même davantage.

L'utérus arrive à peser 18-20 kilogrammes.

La tumeur est constituée — tantôt par du tissu cancéreux (ordinairement sarcome) uniformément réparti dans toute la paroi utérine et ne tardant pas à envahir le col, de telle sorte que tout l'utérus ne forme plus qu'un *bloc cancéreux,* — tantôt ce tissu est parsemé de véritables kystes ou de pseudo-kystes, ces derniers n'étant en réalité que le résultat du ramollissement néoplasique dans un espace limité.

La tumeur reste ordinairement confinée à l'utérus : car, entraînant assez rapidement la mort des malades, elle n'a pas le temps d'envahir les organes voisins.

Le cancer exubérant de l'utérus se montre de préférence à un âge peu avancé, vers trente ans.

Comme anatomie pathologique il répond au type sarcome ; l'opposition est intéressante avec le cancer insidieux du corps, qui survient plus tard à la ménopause ou après elle, et dont la forme anatomo-pathologique est l'épithélioma ou le carcinome.

*2° Cancer insidieux du corps.*

Dans cette forme la tumeur est tantôt circonscrite ainsi que l'indique la figure 86, tantôt et plus rarement diffuse.

Il y a faible augmentation du volume utérin.

Comme pour le cancer du col, il y a tantôt tendance à l'ulcération, tantôt à la végétation.

A côté de cette forme le plus souvent sarcomateuse, il convient de mentionner le sarcome kystique ; dans la masse de la tumeur sarcomateuse on trouve tantôt de véritables kystes, tantôt des pseudo-kystes, constitués par une exagération du ramollissement du tissu sarcomateux.

La tumeur est tantôt franchement cancéreuse au début, tantôt elle succède à une tumeur bénigne telle qu'un fibrome, qu'il soit interstitiel, sous-muqueux ou sous-séreux.

L'envahissement du col, des organes et tissus voi-

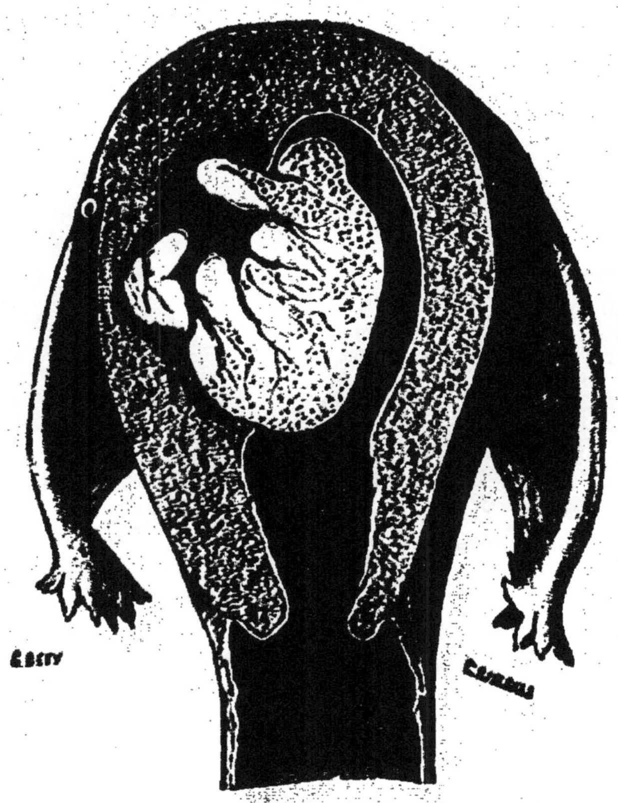

Fig. 86. — Cancer insidieux du corps.

sins se fait comme dans le cancer du col précédemment étudié.

3° *Cancer végétant du col.* — Au début, une petite nodosité, une simple végétation sur le museau de tanche. La végétation grandit, d'autres se développent autour d'elle.

Ces végétations arrivent à former un véritable

*chou-fleur* qui remplace le col utérin et remplit plus ou moins le vagin (fig. 87).

Cette forme végétante a peu de tendance à envahir les tissus en profondeur, elle est toute en surface ; aussi est-elle favorable à la thérapeutique chirurgicale ; ce n'est qu'après un temps assez long, deux ou

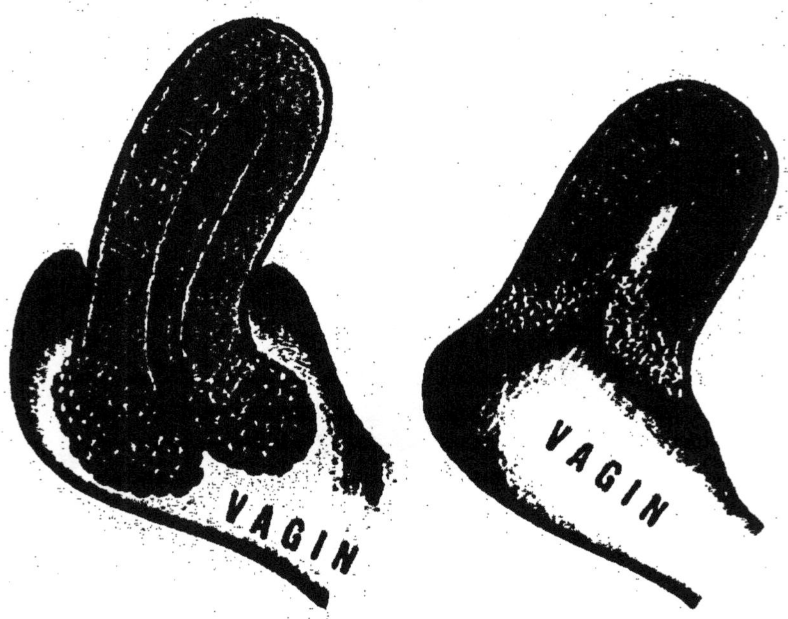


Fig. 87. — Cancer végétant du col.   Fig. 88. — Cancer ulcéreux du col.

trois ans, qu'elle se propage vers la profondeur, comme nous allons le voir pour la forme ulcéreuse.

4° *Cancer ulcéreux du col.* — Au commencement, on ne voit qu'une petite ulcération indurée, d'aspect insignifiant, au voisinage de l'origine externe.

Puis l'ulcération progresse et creuse les tissus, elle ronge le col et le fait en quelque sorte disparaître de la superficie vers la profondeur (fig. 88).

L'action destructive, au lieu de s'exercer en profondeur comme précédemment, peut ramper tout le long de la muqueuse, envahir ainsi la cavité utérine, et de là suivre une marche excentrique en dévorant progressivement la paroi utérine jusqu'à son revêtement péritonéal.

Dans cette action destructive, les organes voisins sont nécessairement atteints à un moment donné, d'où la création de fistules vésico-utérines et recto-utérines.

Tous les organes en continuité ou contiguïté avec l'utérus peuvent être envahis, tels le vagin, la vessie, l'urètre, le rectum, le péritoine, les trompes, les ovaires, le ligament large, les ganglions pelviens, voire même les ganglions lombaires.

Le traitement variera avec la forme du cancer; examinons donc successivement les quatre variétés dont il vient d'être question.

### 1. Cancer exubérant du corps.

Dans cette forme la marche est rapide, la cachexie survient promptement, et la malade est emportée en quelques semaines.

La thérapeutique peut être hésitante entre la double alternative suivante :

*a.* Ou expectation, en calmant la douleur, et adoucissant les derniers moments de la malade par l'usage généreux de la morphine, la grande consolatrice des désespérés ;

*b.* Ou l'hystérectomie vaginale totale, pratiquée suivant le volume de la tumeur, soit par la voie vaginale, soit par la voie abdominale.

Bien que l'hystérectomie fournisse en pareil cas de mauvais résultats, qu'elle soit dangereuse pour les cachectiques, et que même dans les cas opérés de bonne heure elle ne mette pas à l'abri des récidives, j'estime qu'il vaut mieux opérer.

Car mieux vaut s'exposer à abréger de quelques jours la vie des malades pour leur faire courir la chance d'un répit de quelques mois, que de les abandonner à elles-mêmes aux prises morales et physiques avec cette triste maladie.

Je serais femme et je me saurais atteinte de cette maladie, je demanderais qu'on me fasse, coûte que coûte, l'ablation totale de l'utérus. Nous devons donc opérer en pareille circonstance malgré les résultats peu satisfaisants que nous donne cette chirurgie, en nous inspirant de ce principe que les opérations ne sont pas faites pour établir la réputation d'un chirurgien, mais pour soulager le plus possible les malades.

L'*hystérectomie vaginal. totale* se fera par la méthode aujourd'hui classique des pinces :

Incision circulaire du vagin,

ouverture si possible des 2 culs-de-sac péritonéaux,

écarteurs placés dans ces deux ouvertures.

Section aux ciseaux de la paroi utérine antérieure sur la ligne médiane, en saisissant avec des pinces à crochets la partie la plus élevée des bords de l'incision.

On arrive ainsi à faire basculer l'utérus en avant.

Ceci fait, appliquer des pinces hémostatiques sur le ligament large, une ou deux de chaque côté,

détacher et enlever l'utérus,

pincer les quelques points hémorragipares qu'on constate à l'inspection,

bourrer à la gaze iodoformée,

retirer les pinces après 48 heures, la gaze iodoformée après 4 jours et commencer les injections au bout de 6 jours.

Pour l'*hystérectomie abdominale totale*, qu'on réservera au cas où l'utérus dépasse l'ombilic, ou quand il arrive à son niveau, on opérera en se conformant aux principes opératoires qui ont été énoncés à propos des fibromes (voir page 294).

### 2. Cancer insidieux du col.

La principale difficulté gît ici dans le diagnostic de l'affection maligne.

Alors que l'état général, la persistance des hémorragies fait soupçonner un néoplasme malin, il sera bon, pour compléter le diagnostic, de faire un curage qui sera à la fois explorateur et palliatif.

Les débris enlevés avec la curette seront examinés au microscope par une personne compétente.

Si l'examen confirme le diagnostic de tumeur maligne, l'indication thérapeutique est nette,

*il faut faire l'hystérectomie* et la pratiquer le plus tôt possible.

L'utérus étant en pareil cas peu développé, on choisira la voie vaginale en se conformant au manuel opératoire qui a été exposé tout à l'heure.

### 3. Cancer végétant du col.

Toutes les fois que le cancer est limité à l'utérus, l'indication est nette, indiscutable : il faut enlever cet utérus malade.

*Pratiquer l'hystérectomie vaginale totale.*

Aujourd'hui il n'y a plus de discussion à cet égard : avec les progrès de la chirurgie gynécologique l'amputation partielle de l'utérus ne saurait être opposée à l'hystérectomie totale : c'est elle qu'il faut pratiquer sans hésitation et sans temporisation.

Mais il est des cas où le diagnostic est hésitant, et l'on se demande s'il s'agit de métrite simple ou d'un néoplasme malin.

Dans ces cas douteux l'examen microscopique peut seul lever les doutes.

C'est dans ces cas qu'on peut, avec tout avantage, pratiquer l'amputation du col, pour confier la pièce à l'examen histologique.

S'il ne s'agit que de métrite simple, l'intervention qu'on aura pratiquée sera curative et suffira à elle seule à guérir la malade.

Si, au contraire, il y a néoplasme, on devra attentivement surveiller et suivre la malade et se décider à l'hystérectomie totale aussitôt qu'il semblera y avoir récidive. Je crois que cette conduite est plus sage que celle qui consiste à faire l'hystérectomie totale aussitôt que le diagnostic cancer est confirmé.

Quand le cancer a franchi les limites de l'utérus, qu'il a envahi le vagin et les ligaments larges, ce qu'on soupçonnera quand on sentira des tissus indurés à leur niveau, quand l'utérus aura perdu sa mobilité, ou quand la malade accusera des douleurs sur les parties latérales du pelvis, alors il faudra se contenter du traitement palliatif.

Ce traitement palliatif consiste à détruire aussi complètement que possible les végétations cancéreuses.

La destruction des végétations cancéreuses a pour avantage de tarir momentanément l'écoulement et de procurer ainsi pendant quelque temps une amélioration subjective.

Cette destruction sera indiquée dans la forme végétante du cancer cervical et dans certains cas de cancer insidieux du corps, alors que le processus est encore limité, c'est-à-dire dans les premiers stades de l'affection.

Cette intervention palliative peut être faite, soit avec des caustiques, soit avec des injections interstitielles, soit avec des instruments coupants.

Parmi les nombreux caustiques préconisés à cet effet le meilleur est la *pâte de Canquoin*, préparée, comme on le sait, avec une partie de chlorure de zinc et deux de farine de blé ou de seigle.

Cette pâte est semi-rigide et peut être placée dans l'utérus sous forme de flèche ou de crayon cylindrique, ainsi que cela a été vu à propos de la métrite.

Cette pâte est tantôt appliquée à la surface des végétations cancéreuses, tantôt, quand il s'agit d'une masse en chou-fleur, piquée dans leur intérieur, comme on larde certaines pièces de viande avant de les faire rôtir.

Le caustique mortifie les tissus dans l'épaisseur de plusieurs millimètres, et l'escarre en tombant déterge la surface cancéreuse.

Ce mode de traitement n'est autre que celui employé avec grand luxe de réclame par certains charlatans, prétendant *guérir le cancer sans opération.*

Cette méthode, vivement critiquée par certains gynécologues, qui l'accusent d'activer le développement du néoplasme par l'irritation qu'elle cause, est cependant susceptible de donner, en quelques cas, de bons résultats; mais, d'une façon générale, on lui préfère l'intervention instrumentale.

*Schulz* a imaginé dernièrement un traitement

palliatif au moyen d'injections intra-parenchymateuses d'alcool; il injecte de *l'alcool absolu* dans l'épaisseur de la tumeur cancéreuse, au moyen d'une seringue de la capacité de 5 grammes et armée d'une aiguille suffisamment longue et résistante.

La malade étant placée dans le décubitus latéral, on introduit le spéculum de Sims; puis ayant recouvert d'ouate l'orifice de l'utérus, afin de le protéger contre l'action caustique de l'alcool, on injecte une ou deux fois dans la tumeur, à une profondeur variable suivant l'épaisseur des tissus, une quantité de 5 grammes environ d'alcool absolu.

L'injection est parfois douloureuse, mais la douleur n'est que de courte durée.

La plus grande partie du liquide injecté s'écoule de la tumeur au dehors en entraînant une grande quantité de détritus et des lambeaux de tissus mortifiés.

Les injections d'alcool sont pratiquées d'abord tous les deux jours, puis quotidiennement.

Après chaque injection, on introduit dans le vagin un peu de gaze iodoformée que la malade garde jusqu'au lendemain.

Ces injections d'alcool ont été employées dans huit cas avec des succès encourageants.

Il faut ajouter aussi que, dans ce procédé d'une application des plus faciles, il survient parfois au début des hémorragies que le tamponnement arrête rapidement. Une fois cependant, Schulz dut recourir à l'acupressure.

*Curer, cautériser au thermocautère, tamponner à la gaze iodoformée,* tels sont les trois stades de l'intervention chirurgicale palliative. L'anesthésie générale est nécessaire.

Dans le cancer du col, on coupera aux ciseaux les parties exubérantes, et on grattera avec une curette ordinaire toutes les parties friables; il sera bon de curer en même temps la cavité utérine, à cause de l'endométrite concomitante, qui existe habituellement.

Les surfaces saignantes seront touchées au thermocautère, de manière à pratiquer l'hémostase.

L'opération sera terminée par un tamponnement intra-vaginal à la gaze iodoformée.

Si quelques vaisseaux importants ont été dilacérés, les saisir avec une pince hémostatique qu'on laissera en place pendant vingt-quatre heures, ou les lier au catgut en comprenant dans la ligature une certaine épaisseur du tissu utérin.

Avec un cancer du corps, la dilatation préalable à la laminaire sera nécessaire, afin de permettre l'exploration digitale; l'intervention, en effet, ne saurait être faite sans ce contrôle, afin que l'opérateur connaisse exactement l'état interne de l'utérus et sache la partie sur laquelle il doit agir.

Le curage terminé, on fera une cautérisation, non avec le fer rouge, mais avec de la créosote, comme dans l'endométrite.

On complétera par un tamponnement utérin à la gaze iodoformée.

Cette opération, pratiquée avec les précautions et la douceur voulues, est d'habitude sans dangers et donne une amélioration réelle pendant quelques mois.

Alors que, par le traitement palliatif, on a détruit les végétations cancéreuses, on aura recours aux *pansements désinfectants*.

Quand le spéculum est bien supporté, on fera avec

avantage des pansements avec de la poudre de salol ou de tanin, et on laissera pendant vingt-quatre heures un tampon d'ouate hydrophile au contact du col.

*Lucas-Championnière* conseille des pansements absorbants constitués par le mélange à parties égales des trois poudres suivantes :

> poudre de benjoin,
> poudre d'iodoforme,
> carbonate de magnésie.

Ces pansements ne conviennent naturellement qu'au cancer du col et plutôt à la forme ulcéreuse qu'à la végétante.

Les injections constituent le meilleur mode de pansement, à la condition d'être faites avec douceur et dextérité, de manière à ne pas provoquer d'hémorragie par un traumatisme maladroit.

Elles seront pratiquées quotidiennement ou bi-quotidiennement avec l'un des liquides suivants :

1° Liqueur de Labarraque, une cuillerée à soupe par litre;

Formule de la liqueur de Labarraque (Codex français) :

> Chlorure de chaux...... ..................... 1
> Carbonate de soude cristallisé................ 2
> Eau commune........ .. .................... 45

2° Solution :

> Acide phénique..................... .. 245 gr.
> Glycérine...................................... 245 —
> Essence de thym.............................. 10 —

Une cuillerée à soupe par litre ou par deux litres d'eau;

3° Solution :

| | |
|---|---|
| Acide salicylique...................... | 1 gr. |
| Essence de géranium rosat.............. | 5 — |
| Alcool à 90°.......................... | 300 gr. |

Une cuillerée à soupe par litre d'eau ;

4° Coaltar saponiné, trois cuillerées à soupe par litre d'eau ;

5° Infusion de verveine mélangée à partie égale d'eau ;

6° Teinture de benjoin, une ou deux cuillerées à soupe par litre d'eau.

Il sera bon aussi de désinfecter l'air de la pièce par des aérations fréquentes et avec des pulvérisations d'un mélange d'acide phénique et d'essence de thym.

### 4. Cancer ulcéreux du col.

La conduite à tenir est ici la même que dans la forme végétante ; toutefois, au point de vue du traitement palliatif, on n'aura pas à détruire les végétations qui existent dans l'autre forme et qui s'y développent avec facilité et promptitude.

Quand, dans cette forme ulcéreuse, il faudra qu'on ait recours à une opération palliative ou à une opération curative, se méfier de l'envahissement possible de la paroi rectale et de la paroi vésicale et des fistules qui peuvent suivre l'acte opératoire, fistules dont on pourrait accuser le chirurgien, alors qu'il n'a fait qu'enfoncer une porte ouverte.

Pareille mésaventure m'est arrivée en curettant une de ces formes ulcéreuses ; sous l'action de la curette s'est créée une fistule vésico-utérine, qui naturellement a persisté jusqu'à la mort. Aussi dans les cas avancés, j'ai l'habitude d'être fort prudent dans mes tentatives opératoires.

### 9° Hypertrophie des trompes.

Sous cette désignation je comprends la masse qui résulte de la salpingite chronique et qui comprend non seulement la trompe malade et hypertrophiée, mais les tissus voisins également malades et toutes les adhérences qui se sont formées.

L'ovaire est presque constamment englobé dans ce noyau pathologique, formant avec la trompe une seule et même tumeur plus ou moins irrégulière.

Le traitement à opposer à cette masse inflammatoire a été examiné à propos de la salpingite (voir page 161); je n'y reviens pas ici.

### 10° Kystes de la trompe.

Le kyste tubaire peut être :
Séreux. — Hydrosalpinx;
Sanguin. — Hématosalpinx;
Purulent. — Pyosalpinx.

Le traitement de l'hématosalpinx, dont il a déjà été question dans la section VII, est exclusivement chirurgical, alors que l'expectation ne peut amener la résolution de la tumeur sanguine et sa résorption. Il consistera dans l'ouverture de l'abdomen par la laparotomie et l'ablation de la trompe malade.

L'hydrosalpinx pourra dans certains cas être guéri par la simple ponction, qui aurait toutefois le désavantage de ne pas mettre à l'abri des récidives. Toutefois actuellement en présence d'un hydrosalpinx la règle thérapeutique est de pratiquer l'ablation de la trompe malade, comme s'il s'agissait d'un pyosalpinx.

En cas de pyosalpinx l'ablation totale de la poche purulente est le seul mode sérieux de guérison. La ponction, l'incision, l'évacuation par la dilatation utérine prolongée, sont des traitements insuffisants qui ne mettent pas à l'abri des récidives.

Cependant, en présence d'un cas aigu, il sera nécessaire de ne pas procéder de suite à une opération radicale, à cause de la virulence du pus et des dangers de l'infection qui en résultent. Il vaudra mieux en pareil cas ponctionner ou inciser, et, alors que les phénomènes aigus seront amendés, recourir à l'opération radicale, c'est-à-dire l'ablation de la trompe malade.

A l'égard de cette ablation, la question se pose de savoir s'il est préférable d'intervenir par la voie abdominale ou par la voie vaginale.

Quand les deux côtés sont malades, la voie vaginale est préférable ; on enlève l'utérus en même temps que les annexes.

Quand un seul côté est malade et qu'on devra, si possible, conserver les annexes d'un côté avec l'utérus pour permettre la procréation, il faudra s'adresser à la voie abdominale, qui seule permet cette intervention relativement conservatrice.

On voit d'après ce qui précède que, quel que soit le kyste tubaire, la règle est l'intervention radicale, l'ablation soit par la voie vaginale, soit par la voie abdominale. Toutefois si le pyosalpinx exige toujours cette intervention à brève échéance, l'hydrosalpinx et l'hématosalpinx permettent la temporisation : car ces tumeurs peuvent se résorber spontanément alors qu'elles sont peu volumineuses.

### 11° Hypertrophie simple de l'ovaire.

L'inflammation chronique de l'ovaire conduit soit à l'atrophie, soit à l'hypertrophie de l'organe.

Cette hypertrophie est caractérisée soit par la présence des kystes séreux qui forment ce qu'on appelle l'ovaire séro-ou scléro-kystique, ce qui est tout un.

Les considérations thérapeutiques sont les mêmes que pour la salpingite chronique, ces deux affections s'accompagnent d'ailleurs souvent. Le traitement exclusivement chirurgical a été déjà exposé à la section VI sur la génitalité (voir page 181).

### 12° Grands kystes de l'ovaire et du parovarium.

Les kystes de l'ovaire, auxquels il convient de rattacher cliniquement les *kystes du parovarium*, forment une classe de tumeurs bénignes, intermédiaires au cancer qui est essentiellement malin, et au fibrome qui est la tumeur bénigne par excellence.

Ils peuvent parfois dégénérer en cancer, nouvelle source de confusion au point de vue clinique.

Les kystes de l'ovaire se répartissent en deux grandes classes, suivant qu'ils peuvent acquérir un grand développement ou qu'ils sont condamnés à conserver de petites dimensions.

Par abréviation le terme de *géants* convient aux premiers et de *nains* aux seconds.

Les *kystes nains* comprennent l'*ovaire scléro-* ou *séro-kystique*, les *kystes des corps jaunes* et les *kystes résiduaux*; ces deux derniers sont toujours de volume minime et ne nécessitent aucun traitement; quant au précédent, il vient d'en être question.

Les *kystes géants* répondent à quatre types :

1° *Les kystes fermés ou glandulaires;*

2° *Les kystes ouverts ou papillaires;*

3° *Les kystes dermoïdes;*

4° *Les kystes mixtes.*

Quelle que soit la variété, le seul traitement consiste à faire l'ablation par la laparotomie, c'est-à-dire l'ovariotomie.

L'ovariotomie se fait en quatre temps :

1° Ouverture de l'abdomen ; 2° extraction du kyste ; 3° ligature et section du pédicule ; 4° toilette et sutures de l'abdomen.

1° *Ouverture de l'abdomen.* — Incision médiane sur la ligne ombilico-pubienne, de quatre travers de doigts.

2° *Extraction du kyste.* — Pour extraire le kyste, il faut d'abord en vider le contenu à l'aide d'un trocart évacuateur.

A mesure que le kyste se vide, les parois, attirées par de fortes pinces, sont amenées au dehors.

Aussitôt que la diminution du volume du kyste permettra l'introduction facile de la main dans la cavité péritonéale, on s'assurera par l'exploration manuelle qu'il n'existe pas d'adhérences.

S'il s'en trouvait, on les détacherait et on ferait, au besoin, l'hémostase avec des ligatures à la soie fine.

Quand le kyste est multiloculaire, on ponctionnera successivement les diverses poches jusqu'à ce que la tumeur soit assez réduite pour franchir la plaie abdominale, à travers laquelle on opère un véritable accouchement tumoral.

Si on craint avec le trocart de franchir les limites de la tumeur et de blesser les organes voisins, on fera pénétrer la main même dans l'intérieur de la tumeur et avec les doigts on ouvrira les poches kystiques, de manière à amener l'évacuation de leur contenu.

3° *Ligature et section du pédicule*. — Quand la tumeur est extraite hors de la cavité abdominale et maintenue à l'extérieur par un aide, on pince le pédicule et on le sectionne à deux bons centimètres au-dessus du pincement ; après quoi, au-dessous de la pince, on lie le pédicule en bloc ou en deux parties à l'aide d'une soie solide.

Après s'être assuré que l'hémostase est suffisante, on nettoie la surface du pédicule avec une solution phéniquée au 1/20 ou au sublimé au 1/1000, et on le laisse retomber dans la cavité péritonéale.

Si l'ovaire du côté opposé est également le siège d'une tumeur, on l'opère suivant la même méthode.

4° *Toilette et sutures de l'abdomen*. — Les tumeurs enlevées, l'opérateur nettoie le petit bassin et surtout le cul-de-sac de Douglas avec des éponges montées, puis referme la plaie abdominale comme après toute laparotomie.

Pansement : gaze iodoformée, coton hydrophile, ceinture de flanelle.

Les sutures seront enlevées au dixième jour.

Lever au quinzième jour, à moins de complications.

Telle est l'ovariotomie dans les cas simples, quand il s'agit de kystes à large insertion, ou encore de kystes ouverts, avec végétations développées sur le péritoine, l'ovariotomie peut devenir beaucoup plus difficile et nécessite une autre technique opératoire.

Qu'il me suffise ici d'indiquer l'ovariotomie simple ; le détail des autres ovariotomies n'est utile qu'aux opérateurs et n'intéresse pas, par conséquent, les lecteurs de cet ouvrage.

### 13° Cancer de l'ovaire

Le cancer de l'ovaire est, quoique à un moindre degré que celui de la trompe, une tumeur rare, qui se présente sous forme de *sarcome*, de *carcinome* ou d'*épithélioma*. On a décrit, sous le nom d'*endothéliome*, une variété de sarcome.

Les tumeurs malignes de l'ovaire, dont l'histologie n'est pas encore parfaitement connue, sont parfois difficiles à distinguer au microscope des kystes de l'ovaire; mais au point de vue clinique, la distinction est relativement facile : car à un faible degré de développement *l'ascite* survient, révélant la malignité.

Donc en clinique une tumeur solide de l'ovaire ne prenant pas un grand développement, mais s'accompagnant promptement d'ascite, est un cancer.

Malgré la récidive possible et fréquente, l'extirpation de la tumeur par la laparotomie est conseillée par la plupart des auteurs.

Au cas où, après l'ouverture de l'abdomen, on tomberait sur une tumeur non énucléable, on refermerait la plaie abdominale après évacuation du liquide ascitique.

Cette laparotomie exploratrice amène quelquefois une amélioration subjective de quelques semaines.

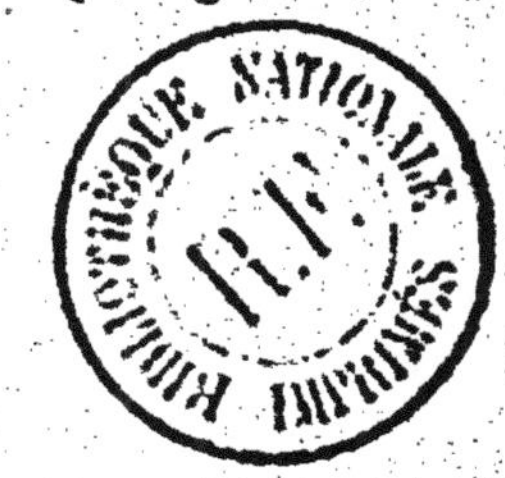

FIN

# TABLE ANALYTIQUE

## DES MATIÈRES

## Huitième section. — Troubles nerveux.



## Neuvième section. — Déviations utérines.

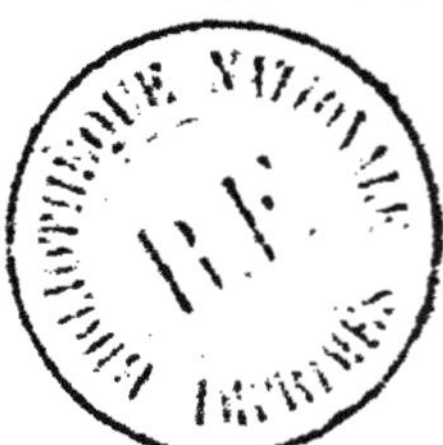

# TABLE ALPHABÉTIQUE

## DES MATIÈRES

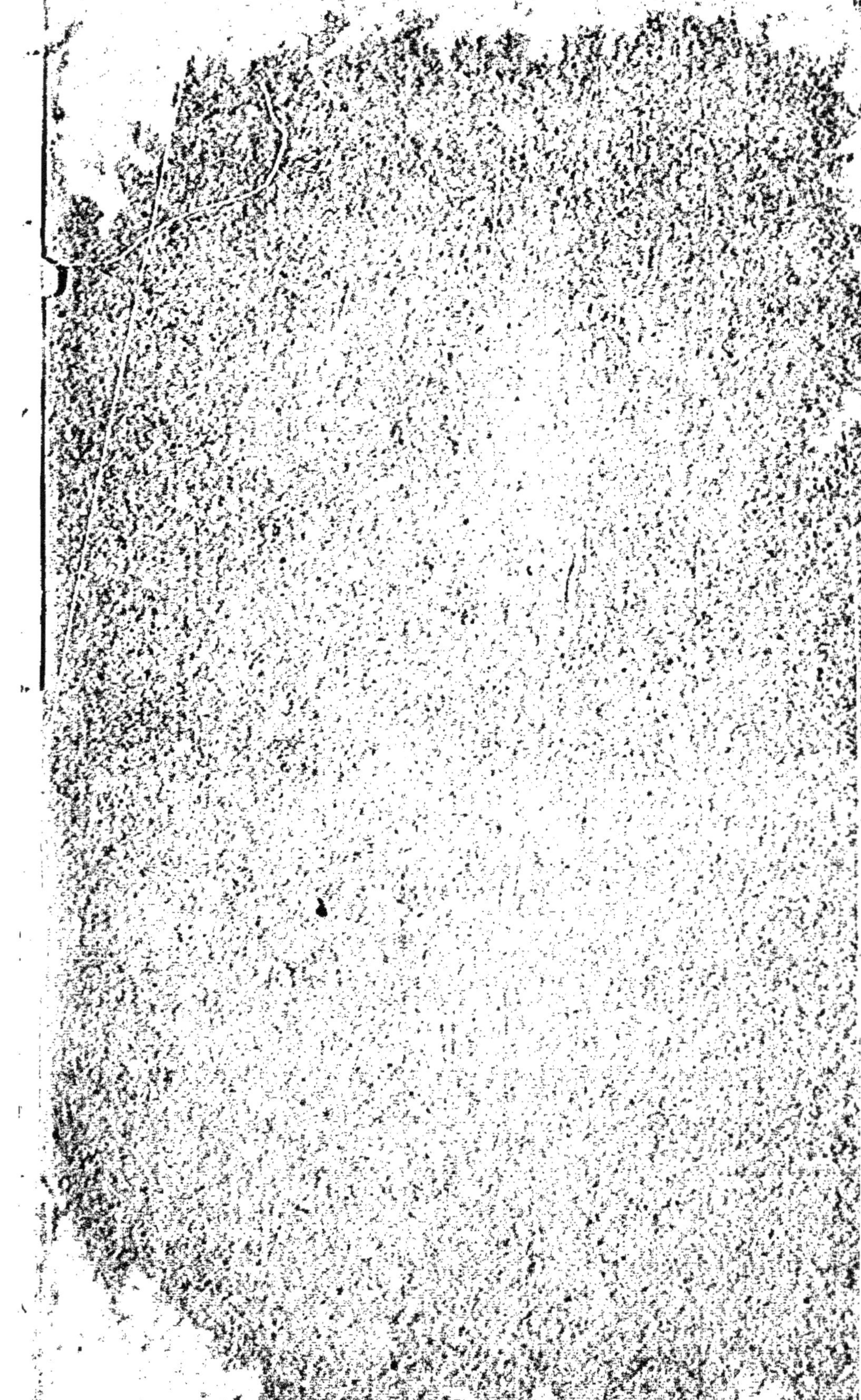

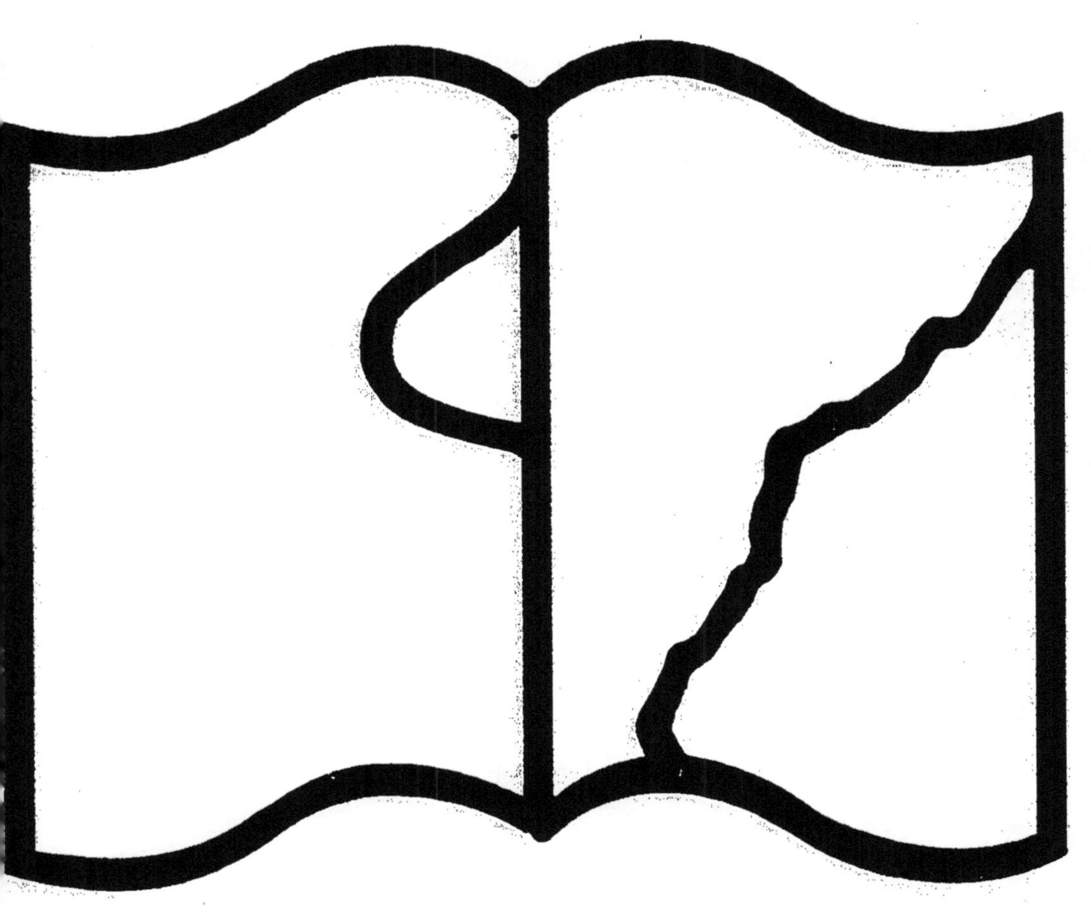

Texte détérioré — reliure défectueuse

NF Z 43-120-11

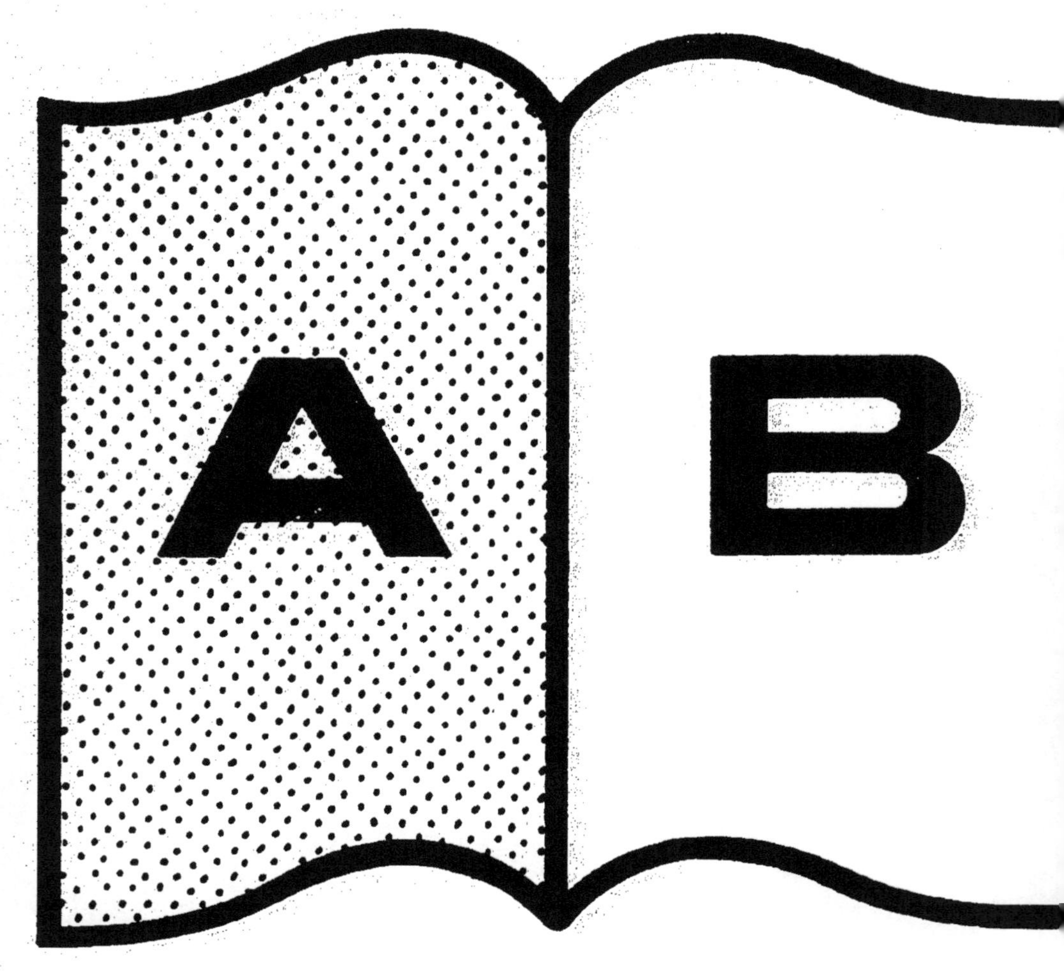



Contraste insuffisant

**NF Z** 43-120-14

www.ingramcontent.com/pod-product-compliance
Ingram Content Group UK Ltd.
Pitfield, Milton Keynes, MK11 3LW, UK
UKHW020123130726
13696UKWH00001B/176